二甲双胍的基础与临床

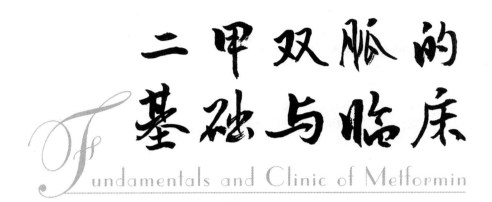

Fundamentals and Clinic of Metformin

叶山东　主编

中国科学技术大学出版社

内 容 简 介

二甲双胍在临床上被广泛使用60余年,现已被世界卫生组织和多国药物指南推荐为治疗2型糖尿病首选的基础降血糖药物,近年来不少基础和临床研究显示二甲双胍尚可能存在很多降血糖之外的效果。本书作者在广泛查阅国内外文献的基础上,就二甲双胍的基础和临床研究内容进行了比较详细的阐述。本书的主要内容包括二甲双胍概述、二甲双胍的降血糖作用、二甲双胍和心血管疾病、二甲双胍和肿瘤、二甲双胍和糖尿病肾脏疾病、二甲双胍和非酒精性脂肪肝、二甲双胍和体重、二甲双胍和多囊卵巢综合征、二甲双胍和肠道菌群、二甲双胍和风湿性疾病、二甲双胍和衰老的关系、二甲双胍和痴呆、二甲双胍和甲状腺疾病、二甲双胍和骨质疏松症、二甲双胍和糖尿病的预防、二甲双胍和乳酸酸中毒以及二甲双胍和维生素 B_{12} 缺乏。

希望本书的出版能够为临床医师,尤其是从事糖尿病临床工作的医师合理使用二甲双胍提供帮助,同时对开展有关二甲双胍的深入研究有所启迪。

图书在版编目(CIP)数据

二甲双胍的基础与临床/叶山东主编. —合肥:中国科学技术大学出版社,2020.1
ISBN 978-7-312-04807-4

Ⅰ. 二… Ⅱ. 叶… Ⅲ. 降血糖药—临床应用—研究 Ⅳ. R977.1

中国版本图书馆 CIP 数据核字(2019)第 242891 号

出版	中国科学技术大学出版社
	安徽省合肥市金寨路 96 号,230026
	http://press.ustc.edu.cn
	https://zgkxjsdxcbs.tmall.com
印刷	合肥华苑印刷包装有限公司
发行	中国科学技术大学出版社
经销	全国新华书店
开本	787 mm×1092 mm 1/16
印张	12
字数	307 千
版次	2020 年 1 月第 1 版
印次	2020 年 1 月第 1 次印刷
定价	88.00 元

编　委　会

前　　言

糖尿病是一种常见的非传染性疾病,随着社会的发展,由于人们生活方式改变和人口老龄化等多种因素的共同作用,糖尿病患病率在全球呈逐年增高的趋势。2017 年,国际糖尿病联盟(IDF)估计全球约有糖尿病患者 4.25 亿人,预计到 2045 年将增长到 6.29 亿人。我国流行病学调查报告显示:成人糖尿病患病率 2010 年为 9.7%、2013 年为 11.6%、2017 年为 10.9%,估计全国糖尿病患者总数在 1 亿人左右。糖尿病及各种急性和慢性并发症已成为威胁人们生命和健康的主要疾病。

糖尿病的治疗原则是全面控制(降糖、降压、调脂、控制体重和抗血小板等)、综合治疗和个体化方案,其中血糖的控制很关键。在采取综合手段(糖尿病教育、科学饮食计划、合理运动、药物、血糖监测、代谢手术和调节肠道菌群等)控制血糖的过程中,选择合适的抗糖尿病药物和治疗方案非常重要。虽然近年来抗糖尿病药物的种类在不断增加,新型抗糖尿病药物也不断被研发出来并应用于临床,但是二甲双胍仍是世界卫生组织(WHO)和多国药物指南推荐的治疗 2 型糖尿病的首选药物,并强调在无禁忌证的前提下,应一直保留在治疗方案中。

自 1957 年以来,二甲双胍被应用于临床治疗糖尿病已 60 余年,早期大家关注的是其降血糖的有效性和安全性。近年来大量的基础和临床研究显示:二甲双胍不仅有良好的降血糖效果和安全性,其降血糖之外的一些效果也被逐渐发现并成为大家关注的热点。本书的作者们怀着学习的心态、求实的原则,广泛参考国内外相关文献,就二甲双胍的基础和临床研究内容进行了比较详细的阐述。本书的主要内容包括二甲双胍概述、二甲双胍的降血糖作用、二甲双胍和心血管疾病、二甲双胍和肿瘤、二甲双胍和糖尿病肾脏疾病、二甲双胍和非酒精性脂肪肝、二甲双胍和体重、二甲双胍和多囊卵巢综合征、二甲双胍和肠道菌群、二甲双胍和风湿性疾病、二甲双胍和衰老的关系、二甲双胍和痴呆、二甲双胍和甲状腺疾病、二甲双胍和骨质疏松症、二甲双胍和糖尿病的预防、二甲双胍和乳酸酸中毒以及二甲双胍和维生素 B_{12} 缺乏。希望本书的出版能够为临床医师,尤其是从事糖尿病临床工作的医师合理使用二甲双胍提供帮助,同时对开展有关二甲双胍的深入研究有所启迪。

由于作者水平有限,书中不妥之处在所难免,敬请读者指正。

叶山东

2019 年 5 月

目　　录

第一章 二甲双胍概述

二甲双胍(metformin)是世界范围内使用最广泛的用于治疗 2 型糖尿病的口服抗糖尿病药物,它已被多国药物指南和世界卫生组织(WHO)列为治疗糖尿病的首选药物。近些年来,越来越多的研究发现,二甲双胍除了具有降血糖的作用外,还具有保护心血管、预防糖尿病、减重、抗肿瘤、延长寿命与预防痴呆等作用,被大家称为"神药",那么二甲双胍真的有这么"神"吗? 下面,让我们简要回顾一下二甲双胍的历史和发展过程。

第一节 山 羊 豆

二甲双胍虽然是一种西药,但它是来源于欧洲的一种植物药。早在中世纪,就有"民间偏方"在欧洲大陆流传:一种名叫"山羊豆"的牧草,可以改善糖尿病患者的多尿症状。中世纪的欧洲人发现此牧草具有一定的治病功效,很多人希望它可以治疗席卷欧洲的瘟疫,还专门给它起了一个名字,叫法国丁香。但是,随着进一步研究,人们发现山羊豆并没有表现出对瘟疫的治疗效果,而是出现了相反的作用。

山羊豆(*Galega officinalis*)是一种夏季开花的多年生草本植物,起源于南欧和西亚,现已遍布世界各地,如图 1.1 所示。山羊豆在某些国家被作为一种园林植物栽培并具有很高的药用价值。19 世纪,山羊豆作为备用饲料被引进到美国。据观察,牲畜食用山羊豆后产乳量会显著增加,山羊豆素的命名也来自希腊语奶(gala)和山羊(aigos)。然而,不幸的是,一户牧民发现他家的牲口吃了这种植物后死了,很快山羊豆便被定为有毒植物,大有希望作为药物的山羊豆存在被永远埋没的风险。

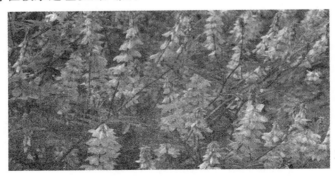

图 1.1 山羊豆

然而,山羊豆注定是一种不平凡的植物。早在 1656 年,英国植物学家兼医生 Culpeper 就说过:"山羊豆具有降糖作用和治疗糖尿病的作用。"在山羊豆被定性为毒草之后又过了几十年,科学家们进行了大量的实验,开始认识并合成出了胍类物质。渐渐地人们发现,原来山羊豆中富含胍类物质,而其中的山羊豆碱,又叫异戊烯胍,正是导致牲口死亡的罪魁祸首,它具有显著的降血糖作用,大量食用可导致严重低血糖而致死。当时有科学家进一步使用山羊豆碱对糖尿病进行治疗,但由于当时人们对糖尿病的理解有限,再加上山羊豆碱的毒性比较大,这些实验都以失败而告终。

第二节　胍类化合物

20 世纪前半叶,科学家们发现山羊豆所富含的胍类及其相关分子是其发挥生物学作用和降血糖的基础,然而胍类的毒性妨碍了其在临床上的应用。第一个被发现的毒性较低的胍类生物碱,即异戊烯胍(山羊豆素),大量临床前期的研究显示其降血糖效果呈剂量依赖性,其剂量在 150 mg/kg 时,无明显的降血糖效果(实验对象为兔子);当剂量增加至 300 mg/kg 时,可导致某些动物出现低血糖;进一步增加剂量可导致动物出现严重低血糖而致死,而且发现将其应用在胰腺被切除的动物中也可引发低血糖。

20 世纪早期,Muller 和 Reinwein 等开始了硫酸山羊豆素的临床试验,起初他们是在自己身上进行实验的,受试者服用 109 mg 山羊豆素,观察其后 15 h 的血糖变化。然后,他们进一步在血糖正常者和糖尿病患者中进行观察,研究发现山羊豆素能使糖尿病患者的血糖明显降低,但其对血糖正常者的效果较小。随后,不少学者进一步观察山羊豆提取物的降血糖作用,并在一定程度上获得了成功,但由于当时对糖尿病的病理生理了解有限,山羊豆素的降血糖效果个体反应不一且降血糖效果持续时间短等因素,限制了其临床应用。同期,学者们还就许多其他胍类衍生物进行了生物学研究,其中包括十甲烯基双胍(葵烷双胍 A)和十二甲烯基双胍(葵烷双胍 B)等,也发现了其明确的降血糖效果,并获得一定程度的临床应用。

第三节　二甲双胍的地位

1922 年,Werner 和 Bell 教授首次合成了二甲基双胍,随后有研究报道表明,在伴有发热的动物模型中使用这种化合物具有明显的降血糖效果,有一些学者进一步对烷基取代的多种双胍类化合物进行了比较全面的药理学研究,结果发现二甲双胍具有最强的降血糖效果。由于 1922 年同期胰岛素的发现和临床应用,二甲双胍作为降血糖药物的"光环"和研究被大大削弱。正如 1927 年 Joslin 教授在美国临床研究学会年会上报告所说:"随着饮食治疗和胰岛素的问世,现今糖尿病的治疗得到明显的改观,在这种情况下,想要评价任何一种其他新的治疗手段的价值都极其困难。"同时他也强调了:"更为重要的是,对双胍类化合物降血糖效果的研究为今后可能发现更多的降血糖药物奠定了基础。在今后,口服降血糖药物在某种程度上可能取代胰岛素。"

在前期对有关山羊豆素类化合物合成和药理学大量研究的基础上以及胰岛素问世并广泛用于治疗糖尿病一段时间后,人们再次对胍类药物的降血糖作用的研究产生了兴趣。尤其是 Jean Sterne 教授及其同事在法国所做的大量工作,为二甲双胍最终用于治疗糖尿病起到了巨大的推动作用。

Jean Sterne(图 1.2)是法国巴黎的一位临床医师,他和他的同事(尤其是 Aron 实验室的同事)在 20 世纪 50 年代就二甲双胍进行了比较全面的基础和临床研究。首先,他重复了前期学者们已中断的工作中的关键性内容,对一系列双胍类药物进行了严格而系统的研究,并最终得出结论:二甲双胍在降血糖效果和低毒性反应方面达到了最佳的平衡点,并确认了二甲双胍的疗效和毒性与剂量之间存在剂量-效应关系。同时他们还研究和探讨了二甲双胍的降血糖机制,发现其降血糖的前提是动物或人的胰腺需具备一定的功能,二甲双胍联合胰岛素治疗糖尿病患者具有更好的降血糖效果。此外,他们还在人体内进行了研究,确定了二甲双胍降血糖作用的有效剂量范围。

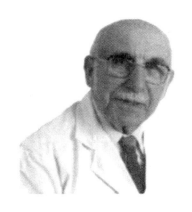

图 1.2　Jean Sterne(1909～1997)

最初的二甲双胍命名为格华止(Jean Sterne 教授给二甲双胍取名为"glucophage(葡萄糖吞噬者)",每片 500 mg),其开始的临床推广是在政府的补贴之下进行的,同时,不少患者还可以免费试用该药。与如今高度市场化和信息化的推销相比较,当时的 Jean Sterne 和 Aron 实验室的同事用充满激情的语言向可能使用二甲双胍治疗糖尿病的临床医师进行了面对面的宣传:"该药对所有糖尿病类型有效,长期使用无副作用,安全无血管损伤风险等。"由于大家不懈的努力及医师们对使用该药后效果的肯定,二甲双胍在医院的使用量迅速增加。与此同时,他们还鼓励医师们收集患者的资料、总结经验、发表文章和参加学术交流,推广过程中一些有关药物信息的局限和难以解释的问题均提交到 Aron 实验室,然后由该实验室提供比较确切的答案。日复一日,年复一年,二甲双胍作为一种安全有效的降血糖药物逐渐被医学界认可。当时的宣传"口号"如今已得到大量的循证证据的证实。

在二甲双胍的发展过程中,曾面临过许多临床方面的挑战。首先是在欧洲的"反应停"事件,它使人们意识到所有的新药在临床应用之前(尤其用于妊娠期女性)应做致畸性试验。

Jean Sterne 和 Aron 实验室也开展了此方面的研究。他们通过问卷调查,记录了 10 万次分娩的详细资料,其中 42 位产妇在妊娠期间服用了一种降血糖药物(二甲双胍和磺酰脲类),但未发现这些产妇的新生儿存在缺陷或围产期死亡率增加的情况,该结果与近期的一些临床报道一致。但鉴于二甲双胍可通过胎盘,故目前国内外的指南均推荐妊娠期间应首选胰岛素用于控制血糖。其次,20 世纪 60 年代,随着双胍类药物的使用逐渐增加,临床发现了一些患者出现与药物使用有关的乳酸酸中毒,且死亡率很高。进一步分析显示苯乙双胍是导致乳酸酸中毒的主要原因,而二甲双胍的使用人群中乳酸酸中毒的发生率与其他降血糖的发生率无明显差异,因此许多国家自 20 世纪 70 年代开始逐渐淘汰了苯乙双胍的使用,而二甲双胍则在临床上继续使用。另外,美国大学糖尿病研究(UGDP)的结果也给二甲双胍的临床应用带来了很大威胁,该研究结果显示在前瞻性随访观察 7 年之后,与安慰剂组比较,使用甲苯磺丁脲片和苯乙双胍组患者的死亡例数明显增加。进一步分析表明,该研究存在一些设计上的缺陷,安慰剂组死亡率出人意料地低,而甲苯磺丁脲组过高的死亡率均出现在血糖控制不佳组。该研究加速了苯乙双胍在临床上的淘汰。但人们仍对双胍类药物在心血管方面的安全担忧,直到 1998 年,英国前瞻性糖尿病研究(UKPDS)证实,长期使用二甲双胍对心血管方面具有一定的保护作用,人们这才完全消除了对二甲双胍临床应用的顾虑。在美国,因担心双胍类药物相关的乳酸酸中毒,直到 1994 年二甲双胍才被批准进入临床。

随着临床应用经验和大量循证医学证据的积累,二甲双胍逐渐成为抗糖尿病的首选药物之一,但早期(2005 年之前),绝大多数指南一般推荐二甲双胍作为治疗超重或肥胖 2 型糖尿病的首选药物,对非肥胖的糖尿病一般推荐选择胰岛素促泌剂。但这种观念后来逐渐得到纠正,尤其是 UKPDS 发现二甲双胍对心血管疾病有保护作用。2005 年,国际糖尿病联盟(IDF)推出的《全球糖尿病指南》提出,2 型糖尿病患者选择二甲双胍治疗是不需要考虑体重的,它对非肥胖的糖尿病患者同样有良好的降血糖效果。随后各国指南(包括 ADA/EASD、AACE、NICE 和 CDS 等)和 WHO 等推荐,所有 2 型糖尿病患者一旦诊断明确,在对生活方式干预的基础上,均可联合二甲双胍治疗,然后再根据患者的具体情况联合使用其他抗糖尿病药物,且二甲双胍在整个治疗的过程中应始终保留在治疗方案中,除非有禁忌证或患者不能耐受。目前,二甲双胍已被各国指南列为糖尿病(尤其是 2 型糖尿病)治疗的首选一线用药。以下列举的是有关组织制定 2 型糖尿病控糖治疗流程。

2019 年 ADA/EASD 联合推荐的 2 型糖尿病降糖药物的治疗路径如图 1.3 所示,2018 年 AACE 指南推荐的 2 型糖尿病控糖流程图如图 1.4 所示,2017 年中国 2 型糖尿病指南推荐的控糖流程图如图 1.5 所示,2014 年中国老年 2 型糖尿病指南推荐的控糖流程图如图 1.6 所示。

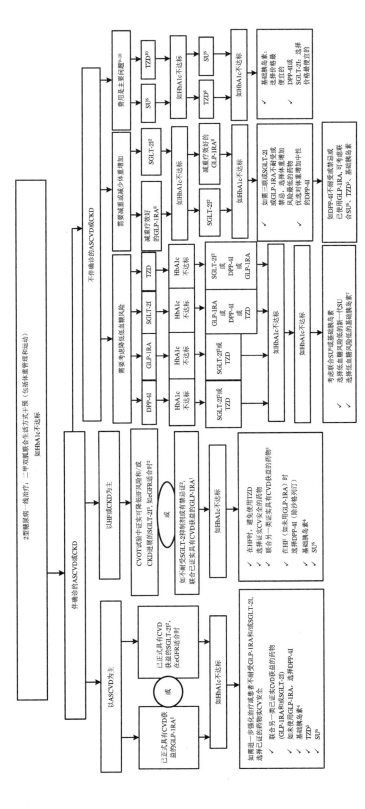

图 1.3　2019 年 ADA/EASD 联合推荐的 2 型糖尿病降糖药物的治疗路径

1：已证实具有 CVD 获益是指说明书中有减少 CVD 事件的适应证。对于 GLP-1RA，证据级别较高的药物依次是利拉鲁肽＞索马鲁肽＞艾塞那肽周制剂。对于 SGLT-2i，证据强度相似的药物为恩格列净、卡格列净和达格列净，因为每个药物的 eGFR 适用区间不同；3：恩格列净、卡格列净和达格列净在 CVOT 中均显示能降低 HF 风险，延缓 CKD 进展；4：德谷胰岛素 U100 均证实具有 CV 安全性；5：尽管对 CVD 作用的研究较少，但低剂量时耐受性更好；6：选择低血糖风险低的新一代 SU；7：低血糖风险低的 U100＜甘精胰岛素 U300＜甘精胰岛素 U100/地特胰岛素＜NPH 胰岛素；8：减重疗效依次是索马鲁肽＞利拉鲁肽＞度拉糖肽＞艾塞那肽；9：如无特殊合并症（如不伴确诊的 CVD、低血糖风险低，对避免体重增加的需求不高或无体重相关合并症）；10：需参考患到药物花费具有国家和地区差异性。在一些国家，TZDs 相对更贵而 DPP-4i 相对更便宜。

CVOT：心血管结局试验；ASCVD：动脉粥样硬化性心血管疾病；HF：心衰；CKD：慢性肾脏病；GLP-1-RA：胰高糖素样肽-1 受体激动剂；SU：磺酰脲类药物；eGFR：估算的肾小球滤过率；SGLT-2I：钠-葡萄糖共转运体抑制剂；TZD：噻唑烷二酮类药物；DPP-4I：二肽基肽酶-4 抑制剂。

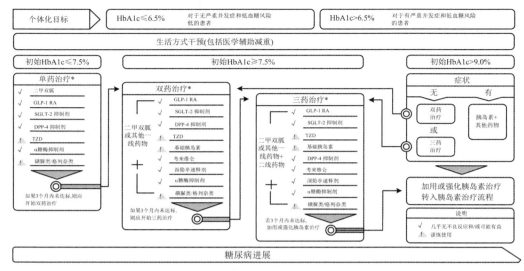

图 1.4　2018 年 AACE 指南推荐的 2 型糖尿病控糖流程图

　　2 型糖尿病患者在生活方式干预的基础上,结合患者 HbA1c 进行分层选择,单药治疗首选二甲双胍(其他根据情况可选择 GLP-1RA、SGLT2 抑制剂和 DPP-4 抑制剂),二联或三联药物应在二甲双胍(或其他一线药物的基础上)的基础上合理选择其他药物。

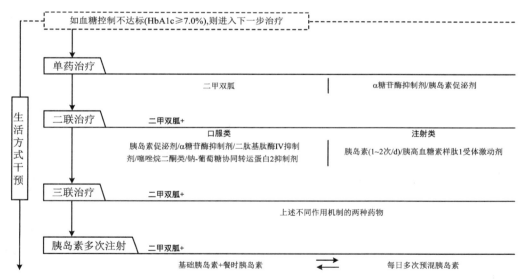

图 1.5　2017 年中国 2 型糖尿病指南推荐的控糖流程图

　　生活方式干预贯彻整个 2 型糖尿病的治疗过程,在无禁忌证的情况下,单药首选二甲双胍,二甲双胍可与所有其他抗糖尿病药物联合使用,并始终保留在治疗方案中。

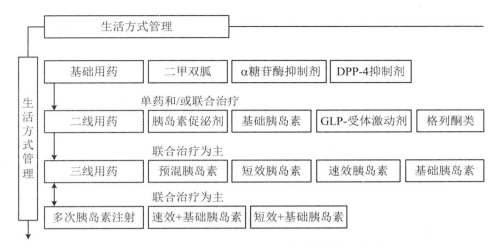

图 1.6　2014 年中国老年 2 型糖尿病指南推荐的控糖流程图

生活方式干预贯彻整个老年 2 型糖尿病患者的治疗过程,二甲双胍仍是基础用药,可作为首选单药治疗药物,在不能耐受或存在二甲双胍禁忌证的情况下可选择阿卡波糖或 DPP-4 抑制剂等。

第四节　二甲双胍记事

19 世纪,科学家们发现山羊豆中富含可以降低血糖的胍类,鉴定并合成了胍类制剂。

1918 年,通过动物实验发现胍类可以降低血糖。

1922 年,Werner 和 Bell 教授合成二甲双胍,同年,加拿大 Banting 教授(1891~1941)发现了胰岛素。

1926~1929 年,动物和人体实验证明山羊豆碱和十烷双胍可以降低血糖。动物实验证明二甲双胍和其他双胍类可以降低血糖。

1930 年,胍类衍生物开始用于糖尿病治疗,但因为其毒性和胰岛素的使用,所以胍类衍生物的临床应用前景受到影响。

1944~1947 年,通过动物实验发现抗疟药氯胍可以降低血糖。

1949~1956 年,二甲双胍作为抗疟药并用于流感治疗,同时发现其潜在的降糖作用,学者们开始大量研究胍类降糖药物。

1957 年,法国 Jean Sterne 教授首次将二甲双胍应用于糖尿病的临床治疗。

1958 年,二甲双胍在英国及其他欧洲国家用于糖尿病治疗。

1977~1980 年,苯乙双胍和丁双胍因乳酸性酸中毒风险在大多数国家退市。

1994~1995 年,美国批准二甲双胍的临床应用。

2004 年,欧盟批准二甲双胍用于 10 岁以上儿童 2 型糖尿病的治疗。

2005 年,IDF 推荐二甲双胍为 2 型糖尿病的基础用药,其他指南也指出二甲双胍作为降糖药物的基石地位。

2006~2008 年,ADA 和 EASD 明确了 2 型糖尿病患者在生活方式干预的同时,应使用二甲双胍作为起始治疗,二甲双胍作为一线用药并贯穿治疗全程。

2008 年,UKPDS 随访结果显示二甲双胍可以持续降低心血管风险。

2011 年,二甲双胍被纳入 WHO 基本药物示范目录。

2010 年至今,CDS 确定二甲双胍为所有中国 2 型糖尿病患者的首选用药。ADA 和 ACP 向全美内分泌医师和临床医师推荐二甲双胍作为糖尿病治疗的首选用药。

参 考 文 献

[1] Bailey C J, Day C. Traditional plant medicines as treatments for diabetes[J]. Diabetes Care, 1989, 12: 553-564.

[2] Werner E A, Bell J. The preparation of methylguanidine and β-dimethylguanidine by the interaction of dicyanodiamide and methylammonium chlorides respectively[J]. J Chem Society Transact, 1922, 121: 1790-1794.

[3] Merck L. Serving diabetology for 40 years[J]. Glucophage, 1997, 21: 29.

[4] Sterne J. Aspects of pharmacology and mechanisms of action[J]. Research Clinical Forums, 1979, 1: 13-20.

[5] Sterne J. The present state of knowledge on the mode of action of the antidaibeticdiguanides[J]. Metabolism, 1964, 13: 791-798.

[6] Sterne J. Report on 5-years' experience with N, N-dimethylguanide (metformin, glucophage) in diabetic therapy[J]. Wiener Medizinische Wochenschrift, 1963, 113: 599-602.

[7] Sterne J. Blood sugar-lowering effect of 1,1-dimethylguanide[J]. Thérapie, 1958, 13: 650-659.

[8] Sharma S B, Prabhu K M, Murthy P S. Medicinal plants for treatment of diabetes mellitus[J]. Indian J Clin Biochem, 2000, 15(1): 169-177.

[9] White J R, Campbell R K. Overview of the medications used to treat type 2 diabetes[J]. American Diabetes Association, 2008: 5-15.

[10] Frank E, Nothnamm M, Wagner A. Übersynthetischedargestellte korpermit insulinartiger wirkung auf den normallen und diabetisched organismus[J]. Klin Wchnschr, 2011, 5: 1926.

[11] White J R. A brief History of the development of diabetes medications[J]. Diabetes Spectr, 2014, 27(2): 82-86.

[12] Bailey C J, Day C. Metformin: its botanical background[J]. Pract Diab Int, 2004, 21(3): 115-117.

[13] Brunton L, Lazon J, Parker K. Goodman and Gilman's the pharmacological basis of therapeutics [M]. 11th ed. New York: McGraw-Hill, 2005.

[14] Witters L A. The blooming of the French lilac[J]. J Clin Invest, 2001, 108: 1105-1179.

[15] Quianzon C C L, Cheikh I E. History of current non-insulin medications for diabetes mellitus[J]. J Community Hosp Intern Med Perspect, 2012, 2(3): 1-4.

[16] Shen M. A second look at the ancient drug: new insights into metformin[J]. Ann Transl Med, 2014, 2(6): 51.

[17] Hundal R S, Inzucchi S E. Metformin: new understandings, new uses[J]. Drugs, 2003, 63: 1879-1894.

[18] Garbar A J, Duncan T G, Goodman A M, et al. Efficacy of metformin in type II diabetes: results of a double-blind, placebo-controlled, dose response trail[J]. Am J Med, 1997, 103: 491-497.

［19］UKPDS. Effect of intensive blood glucose control with metformin on complica-tions in overweight patients with type 2 diabetes(UKPDS 34)［J］. Lancet，1998，352：854-865.

［20］中华医学会糖尿病学分会. 中国 2 型糖尿病防治指南：2007 年版［J］. 中华医学杂志，2008，88(18)：1227-1245.

［21］中国老年医学学会内分泌代谢分会. 中国老年 2 型糖尿病诊疗措施专家共识：2018 年版［J］. 中华内科杂志，2018，57：626-641.

［22］AACE/ACE(American Association of Clinical Endocrinologists). Consensus statement by the American association of clinical endocrinologists and American college of endocrinology on the comprehensive type 2 diabetes management algorithm-2019 executive summary［J］. Endocr Pract，2019，25(1)：69-100.

第二章　二甲双胍的降血糖作用

据文献记载,双胍类最早见于 18 世纪后半叶的《植物界》中有关山羊豆的记载。山羊豆是一种夏季开花的多年生木本植物,发源于南欧和西亚,如今已遍布世界各地。山羊豆有许多不同的名称,如山羊芸香、西班牙三叶草、紫蕙槐、意大利艾鼬、法国紫丁香和教授杂草。从中世纪开始,其就被用于治疗糖尿病所致的多尿,并在鼠疫中用来发汗,此后科学家从其中提取出了双胍类的成分,并进行了广泛的动物实验和临床研究。双胍类药物于 1957 年用于临床治疗糖尿病,至今已有 60 余年。临床曾用的双胍类药物有正丁双胍(buformin)、苯乙双胍(phenformin)和二甲双胍。正丁双胍早已被淘汰。苯乙双胍亦因其常致乳酸酸中毒而在 20 世纪 70 年代后在西方国家渐被淘汰,但在一些国家如中国仍被小心地使用,因其价格低且效果肯定,只要严格注意掌握适应证,仍是一可选择的药物。二甲双胍因其不良反应少,降糖效果明确,低血糖少,不增加体重或降低体重,并可在一定程度上保护心血管,且价格比较低廉,近年来在国内外被广泛使用,现已被各国糖尿病指南(如 ADA、EASD、IDF 和 CDS 等)推荐为治疗 2 型糖尿病的首选药物,并认为二甲双胍在没有禁忌证的情况下,应一直保留在糖尿病患者的治疗方案中。

第一节　双胍类的化学结构

所有双胍类化合物均呈强碱性,pH 为 11～12,在生理状态下完全质子化。双胍类的化学结构如图 2.1 所示。

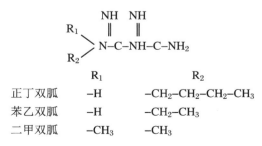

图 2.1　双胍类药物的结构式

第二节 二甲双胍的药代动力学和药效学

二甲双胍近年来在国内外被广泛使用,不同生产厂家的剂量和剂型可能不一样,但同等剂量的二甲双胍的降血糖效果基本相同。二甲双胍是一种极亲水的小分子药物,在生理情况下通常以带正电荷的质子化形式存在。同位素示踪技术发现,^{14}C 标记的二甲双胍口服给药后主要被胃肠道、肝脏和肾脏等器官特异性摄取。随后研究证实,肠道上皮细胞对二甲双胍的摄取主要是通过其肠腔侧的血浆单胺转运体,而肝脏对二甲双胍的摄取主要是通过肝细胞基底侧的有机阳离子转运体 1(organic cation transporter 1,OCT1)。二甲双胍口服生物利用度为 50%~60%,不与血浆蛋白结合,$t_{1/2}$ 为 1.5~5 h,高峰浓度是服药后 2~3 h,作用持续时间为 4~6 h,不被肝脏代谢,80% 从肾小管排泄,原形从尿中排出,20% 从粪便中排出。二甲双胍的肾脏清除率是肌酐清除率的 3 倍,这提示肾小管排泌是二甲双胍清除的主要途径。肝肾功能正常时,二甲双胍不增加血液中的乳酸浓度。与食物同时服用可以轻微降低和延缓二甲双胍的吸收。

二甲双胍在肠道上皮细胞内的浓度高,从消化道吸收的碳水化合物在上皮细胞中可产生乳酸,但可被肝脏有效地摄取和代谢。二甲双胍不增加由外周组织产生的乳酸,肾功能正常时,二甲双胍的吸收较清除慢,不致在体内堆积,故二甲双胍很少致乳酸酸中毒;但肝功能不全(影响乳酸在肝脏中的代谢)及肾功能不全(影响二甲双胍的排泄)时应禁用,亦不应用于慢性缺氧性疾病者、孕妇及哺乳期女性。老年无禁忌证者亦可使用。

二甲双胍的日常用剂量为 500~2 000 mg,降血糖效果具有剂量依赖性,其降低 HbA1c 的幅度在 1%~2%,降糖幅度与患者的病情和程度等有关,一般 HbA1c 水平越高降糖幅度越大,其降糖效果与体重和 BMI 无明显关系。日最大量不超过 3 000 mg。有临床研究报告显示,二甲双胍在 2 型糖尿病患者中的疗效具有个体异质性,这一现象可能与 OCT1 基因的多态性有关。

第三节 二甲双胍的降血糖作用机制

双胍类药物在有效降低血糖的同时,不刺激胰岛素,其确切的降血糖的机理尚未完全阐明,主要可能有下列机制发挥降血糖作用。

一、改善胰岛素抵抗

近年来,研究报告显示,二甲双胍可增强胰岛素与其受体的亲和力,活化胰岛素受体酪氨酸激酶、增强肌肉和脂肪组织葡萄糖运载体 4 由细胞内向细胞膜转位和增强细胞内糖原合成酶的活性等,进而促进组织细胞对葡萄糖的摄取和利用,尤其是肝脏和肌肉。

近年来,研究认为,二甲双胍促进葡萄糖利用与 AMP 活化的蛋白激酶(AMP-activated

protein kinase,AMPK)信号转导系统有关。AMPK 是异源三聚体的丝氨酸/苏氨酸蛋白激酶,由催化亚单位 α 和调节亚单位 β、γ 组成,调节系统和细胞内的能量平衡。细胞内腺嘌呤核苷三磷酸/腺嘌呤核苷二磷酸(ATP/AMP)的下降诱导 AMPK 的激活,通过 AMP 与 γ 亚单位结合,成为磷酸化的 AMPK。同时,AMPK 的上游激酶丝氨酸/苏氨酸激酶(serine/threonine kinase 11, STK11)和钙调蛋白依赖性蛋白激酶(Ca^{2+}/calmodulin-dependent protein kinase β,CaMPK β)也依赖变构激活剂 AMP 激活。激活态的 AMPK 通过磷酸化代谢过程中的关键酶和调节相关转录因子的基因表达,促进脂肪酸氧化和糖的摄取利用。

二、抑制肝脏糖的异生、生成和输出

内源性肝脏葡萄糖的产生、增加导致空腹血糖升高是 2 型糖尿病的重要特征,而肝脏糖异生过程是内源性葡萄糖的主要来源。肝脏通过糖异生过程,将多种非碳水化合物前体(如乳酸、甘油、生糖氨基酸和丙酮酸等)转化为葡萄糖,其主要生理意义在于维持长期饥饿情况下机体血糖的相对稳定,但在糖尿病状态下,肝脏糖异生是促进空腹血糖升高的重要因素。糖异生过程中存在几个关键的酶,如磷酸烯醇式丙酮酸羧激酶(phosphoenolpyruvate carboxykinase,PEPCK)和葡萄糖 6 磷酸酶(glucose-6-phosphatase,G6Pase)等,对这些关键酶表达水平的调控已成为调节糖异生的重要手段。

二甲双胍治疗 2 型糖尿病的重要作用之一是抑制肝糖异生和肝糖输出,然而其确切的分子机制目前尚不明确。2001 年,有研究提出:二甲双胍通过 AMPK 依赖的机制抑制肝脏糖异生,二甲双胍可以显著激活 AMPK 信号通路,进而抑制肝细胞葡萄糖输出。随后,Shaw 等的研究进一步证实 LKB1/AMPK 信号通路的激活是二甲双胍抑制糖异生的重要分子机制。LKB1 是一种苏氨酸蛋白激酶,可以使 AMPK α 亚单位的 172 位苏氨酸磷酸化,从而激活 AMPK。将小鼠肝脏 LKB1 特异性敲除后,二甲双胍就无法激活肝脏 AMPK 信号通路,也不能发挥降低血糖的作用,这表明二甲双胍抑制肝脏糖异生的作用依赖于 LKB1/AMPK 信号通路的激活。

近年来,有研究者认为二甲双胍抑制肝糖产生与其对抗胰高血糖素信号系统发挥改善血糖的作用有关。胰高血糖素是生理状态下维持空腹血糖的主要激素,但其异常分泌也是造成 2 型糖尿病患者空腹血糖升高的重要因素。胰高血糖素通过与肝细胞膜表面的特异性受体结合激活腺苷酸环化酶(adenylate cyclase,AC),促进胞内第二信使 cAMP 的生成,进而激活蛋白激酶 A(protein kinase A,PKA),促进下游靶基因的磷酸化激活,最终导致肝脏糖异生增加。研究发现,二甲双胍所引起的细胞内 AMP 水平的升高,可以抑制 AC 的活性,使细胞内 cAMP 水平降低,从而抑制 PKA 信号通路的激活和糖异生的增加。另外,有研究报告显示糖尿病患者使用二甲双胍后,血清 GLP-1 水平明显升高,胰岛 α 细胞 GLP-1 受体表达增强,进而抑制胰高血糖素分泌,间接减少肝糖异生。

二甲双胍抑制肝糖异生和肝糖输出,进而降低空腹血糖,但同时肝脏可摄取来自门静脉的乳酸作为糖原异生的产物,从而避免低血糖症的发生。

三、抑制肠道葡萄糖的吸收

双胍类药物在肠道积聚的高浓度,可使小肠上皮细胞葡萄糖利用增加 20% 左右,同时促进无糖酵解。肠道黏膜可以通过糖酵解方式吸收和利用葡萄糖,产生乳酸,增加糖异生过程,二甲双胍可抑制小肠微绒毛细胞上的钠-葡萄糖共转运体,降低细胞内外的 Na^+ 浓度梯度,从而抑制肠道对葡萄糖的吸收,研究发现肠道黏膜内二甲双胍的浓度比血液和其他组织中的浓度高。

四、促进外周组织无氧酵解

二甲双胍可以促进外周组织无氧酵解,但一般报告显示,二甲双胍并不增加血循环中的乳酸水平。

五、增强 GLP-1 的作用

胰高血糖素样肽-1(GLP-1)是一种肠源性激素,与其受体结合,导致 cAMP 增加,促进胰腺 β 细胞葡萄糖浓度依赖性分泌胰岛素,同时能够以葡萄糖浓度依赖的模式降低过高的胰高血糖素的分泌。因此,当血糖升高时,GLP-1 刺激胰岛素分泌增加,同时抑制胰高血糖素分泌;相反,低血糖时,GLP-1 能够减少胰岛素分泌,且不影响胰高血糖素分泌。另外,GLP-1 还能够轻微延长胃排空时间,通过抑制摄食中枢,减少饥饿感及能量的摄入,降低体重和体脂量。动物研究显示,二甲双胍能够升高小鼠及糖尿病患者的 GLP-1 水平,并且通过促进过氧化物酶体增殖物激活受体-γ(PPAR-γ)途径增加胰岛 β 细胞 GLP-1 受体的表达,从而增加 GLP-1 介导的调节作用。但截至目前,二甲双胍增加体内 GLP-1 水平的机制尚不明确。在体外培养中,二甲双胍并不能增加 L 细胞的 GLP-1 分泌。服用二甲双胍的小鼠及人体内,可以观察到 DPP-4(二肽基肽酶 4)水平下降,但是二甲双胍并不能直接抑制 DPP-4 的活性。将小鼠 DPP-4 基因敲除后,二甲双胍仍然能够使 GLP-1 水平升高,并且在二甲双胍基础上加用 DPP-4 抑制剂后,GLP-1 水平将进一步升高。最近的临床研究也显示,服用二甲双胍可提高糖尿病患者的血 GLP-1 水平,增加胰岛 α 细胞的 GLP-1 受体表达,从而对胰岛发挥双重调节作用,对改善血糖也起到一定作用。此外,尚有临床研究结果报告,二甲双胍与 DPP-4 抑制剂或阿卡波糖联合使用可更加明显地升高体内 GLP-1 水平,协调增强降血糖效果。

六、改善肠道菌群

近年来,越来越多的研究表明,多种人类慢性疾病(如肥胖和糖尿病)与肠道微生物组成变化存在关联。人体内拥有 1~1.5 kg 的肠道细菌,它们对营养物质代谢、人体自身发育、免疫和疾病有着重要影响。

最近发表于《Diabetes Care》的一篇论文中探讨了二甲双胍对糖尿病患者肠道菌群的影响,研究结果显示服用二甲双胍的糖尿病患者具有较高的 Akkermansia muciniphila(某种肠道细菌,一种因黏蛋白降解而闻名的微生物)和一些已知的可以产生短链脂肪酸(short-chain fatty acids,SCFAs)的肠道菌群(包括丁酸弧菌属、两歧双歧杆菌、巨球型菌属、普雷沃菌属操作分类单位)的相对丰度。相反,没有服用二甲双胍的糖尿病患者具有较高的梭菌科 02d06 和独特的普氏菌属不同操作分类单位的相对丰度,以及较低的铅黄肠球菌丰度。该结果提示二甲双胍会通过富集黏蛋白降解的 Akkermansia muciniphila 以及一些 SCFAs 产菌群而改变肠道菌群组成。最近发表在《Nature》的一项研究也发现,二甲双胍能引发 2 型糖尿病患者机体肠道微生物比例向有利方向转变,增强细菌产生丁酸和丙酸等对健康有利的短链脂肪酸的能力,这些脂肪酸不仅具有降血糖的作用,而且给患者的免疫系统带来了正面的调节作用。目前的研究还发现,肠道菌群与糖尿病密切相关,在同等饮食条件下,使用二甲双胍的小鼠肠道内黏液素降解菌明显增多,并且产生黏液素的杯状细胞也明显增多。二甲双胍调节肠道菌群可能是其降糖的又一新机制,但目前尚未完全明确。

七、二甲双胍与炎症反应

免疫炎症是代谢疾病的典型特征之一,由多种类型细胞激活并产生可溶性细胞因子介导。中性粒细胞是免疫炎症反应的主要参与者,它们在代谢炎症中的作用越来越被重视。中性粒细胞激活后,释放出 NETs(中性粒细胞胞外诱捕网),NETs 使用网状陷阱诱捕细菌,这种网状结构载有杀菌蛋白,从而产生抗感染的自然反应,介导中性粒细胞外陷阱可致细胞凋亡(NETosis)。但过量或失调的 NETosis 可导致组织损害,增加氧化应激水平。

二甲双胍能够通过减少 NETosis 减轻患者的炎症反应,从而达到抗氧化应激作用。在接受二甲双胍治疗的糖尿病前期患者中,糖基化终末产物(AGEs)和炎症参数明显减少,与安慰剂组比较,使用二甲双胍治疗 2 个月后,患者的 NETosis 生物标志物浓度显著下降 45.6%。

综上所述,二甲双胍降血糖的主要机制如图 2.2 所示。

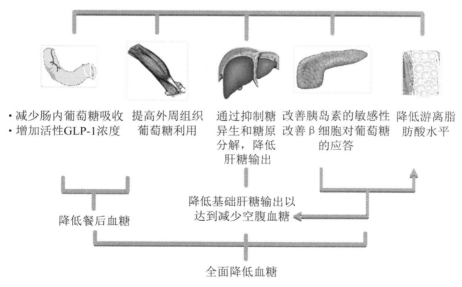

图 2.2　二甲双胍降血糖的主要机制

此外,最近不少临床研究报告显示,二甲双胍可以改善脂质代谢异常,降低血 VLDL、LDL、TG 及 TC,同时升高高密度脂蛋白(high density lipoprotein,HDL);降低缺氧所致的人上皮细胞的增生;降低血小板聚集;升高组织型纤溶酶原激活物(tPA)的活性,降低纤溶酶原激活物抑制物 1(PAI-1)的活性,改善纤溶系统等。

　　总之,抗糖尿病药物的研发之路在不断进展中,抗糖尿病的新药在不断涌现,然而在糖尿病治疗药物的广阔天空中,二甲双胍仍无疑是一颗最耀眼的明星,它作为降血糖的基石作用仍没有其他药物可以撼动。然而,二甲双胍虽已在临床广泛使用60余年,但它的确切降血糖机制仍未完全阐明,它仍将引导我们不断深入思考和探索,以期真正阐明这一经典降糖药物的作用靶点和分子机制。这将为我们的临床实践提供有益的指导,也必将为靶向抗糖尿病药物的研发提供宝贵的线索。

第四节　二甲双胍的剂型和用法

一、二甲双胍的剂型

　　目前临床应用的二甲双胍,根据其制剂不同可分为普通片、缓释片和肠溶片。实际上,普通片、缓释片和肠溶片的主要成分都是盐酸二甲双胍,口服后均可在胃肠道小肠上端吸收,在相同剂量的情况下,其降糖作用相似,但三者之间仍存在一些差别。

　　(1)普通片因在胃部溶出速度较快,在胃肠道上端吸收也较快,餐中或餐后服用可在一定程度上减少胃部不适,也可在餐前服用或与第一口饭一同服用,血药浓度的最大值出现在餐后,对控制餐后血糖相对较好,也可降低空腹血糖。

　　(2)缓释片(一般使用的是双层亲水聚合物基质系统或半透明包裹联合激光打孔技术,可使二甲双胍按一定时间间隔定量释放)的溶出速度较慢,可减少普通片引起的胃肠道不适,同时,在较长时间内保持有效的、稳定的血药浓度,对控制空腹血糖相对较好,对餐后血糖也有效,且其胃肠道副作用的发生率和严重程度更低、更轻。

　　(3)肠溶片在小肠崩解,溶出药物由小肠吸收。给药后血药浓度上升缓慢,应在餐前服用,但肠溶片因在肠道崩解,可能致药物吸收"时间窗"缩短,因而在相同剂量的情况下,疗效有轻微降低。

　　因此,糖尿病患者在选择二甲双胍时可根据血糖谱和胃肠道的耐受性等进行适当考虑,餐后血糖不理想时可选择普通片,以空腹血糖升高为主的可选择缓释片,肠胃对二甲双胍不适应或不耐受的可改用缓释片或肠溶片。

　　二甲双胍剂型除了上述单一的二甲双胍之外,还有二甲双胍复方制剂。在二甲双胍临床应用之初,Aron等人便意识到二甲双胍-磺酰脲药物复方制剂的临床需求。早在1965年Glucosulfa(400 mg二甲双胍 + 125 mg甲苯磺丁脲)问世之际,一系列围绕二甲双胍复方制剂的临床前期研究和临床研究就不断涌现,并逐渐成为新药研发的热点和趋势。目前人们已研发出多种二甲双胍的复方制剂并在临床使用,提高了患者的依从性,它们包括:二甲双胍 + 促泌剂、二甲双胍 + 噻唑二酮衍生物、二甲双胍 + DPP-4抑制剂、二甲双胍 + SGLT2抑制剂和二甲双胍联合阿卡波糖等。

二、二甲双胍的用法

服用二甲双胍时应从低剂量(500 mg)开始,每日 1 次(晚餐)或 2 次,餐前、餐时服用(根据剂型和胃肠道副作用情况),普通片或肠溶片一般每天 2～3 次,缓释片每天 1～2 次;5～7 天后,如果无明显的胃肠道反应,则可增加剂量;提高剂量后如果发生胃肠道反应,可以将剂量降至之前较低的水平,过一段时间再尝试增大剂量。二甲双胍最大有效降糖剂量为 2 000 mg(2 000 mg 之内,二甲双胍的降血糖作用存在量-效关系),必要时可增加到每天 2 500～3 000 mg。目前在欧洲的处方说明书中,二甲双胍的最大推荐为 3 000 mg/d,而在其他一些国家,如美国等,最大推荐剂量为 2 550 mg/d。

药物相互作用:甲氢咪胍可能会竞争性抑制二甲双胍从肾小管分泌而升高其血浓度;琼脂类可降低其在肠道的吸收,联合应用时须注意;二甲双胍与华法林合用时,可增强华法林的抗凝效果,增加出血风险,应适当减量。酒精可增加二甲双胍对乳酸的代谢,增加乳酸酸中毒的风险,服用二甲双胍期间应避免饮酒。二甲双胍原发性失效率约为 10%,继发性年失效率为 5%～10%。

第五节　二甲双胍的适应证

二甲双胍的适应证主要有以下几点:

(1) 经饮食控制和运动疗法仍未控制的 2 型糖尿病患者,尤其是肥胖者,二甲双胍可作为首选药物,其降低血糖的幅度与基础时空腹血糖水平和 HbA1c 高度相关,空腹血糖和 HbA1c 越高,其降低血糖的幅度越大。

(2) 二甲双胍可与 SU 药物联合治疗 2 型糖尿病患者,尤其是非肥胖 2 型糖尿病。二甲双胍联合促泌剂(如磺酰脲类或格列奈类),有降低血糖的作用,且具有较好的性价比,但需注意低血糖。

(3) 二甲双胍可与胰岛素联合治疗 1 型和 2 型糖尿病患者,加强胰岛素的作用,减少胰岛素用量(20%～25%)。在不稳定型的糖尿病中,可使血糖平稳,减少波动,有利于对血糖的控制。

(4) 二甲双胍可与阿卡波糖联合治疗 2 型糖尿病,尤其适合超重或肥胖者,二者联合在控制血糖方面有互补作用,二甲双胍以控制空腹血糖为主,而阿卡波糖可以更好地降低餐后血糖。但二者联合使用,胃肠道副作用的发生率可能会增加。

(5) 二甲双胍可与噻唑烷二酮衍生物联合治疗 2 型糖尿病患者,尤其是对肥胖或超重者或伴有脂肪肝者或多囊卵巢综合征者,可作为首选,二者联合可发挥协同作用,且一般不发生低血糖。

(6) 二甲双胍与 DPP-4 抑制剂联合可更好地协同降低血糖,且低血糖风险发生率低,不增加胃肠道反应的发生率,不增加体重。

(7) 二甲双胍与 SGLT-2 抑制剂联合协同降糖且伴有一定程度的利尿、降血压、降体重和降尿酸的效果,对伴动脉粥样硬化性心血管病(ASCVD)或心衰或慢性肾脏疾病者(eGFR

适当的情况下），可以优先选择该联合。二者联合也不会增加低血糖的风险。

（8）二甲双胍与 GLP-1 受体激动剂二者联合使用协同降糖且伴有比较明显的降体重效果，对伴有动脉粥样硬化性心血管病（ASCVD）或心衰或慢性肾脏疾病者（eGFR 适当的情况下），可以优先选择该联合，尤其比较适合超重或肥胖的糖尿病患者。二者联合低血糖风险低。

（9）糖耐量受损（IGT）的干预治疗，已有多个大样本前瞻临床研究证实二甲双胍可预防或延缓 IGT 向显性糖尿病进展，二甲双胍可用于糖尿病的预防。

（10）胰岛素抵抗综合征常表现为高胰岛素血症、高血糖、高血脂、高尿酸血症和脂肪肝等。二甲双胍可明显改善胰岛素敏感性，因而除降低血糖外，对胰岛素抵抗综合征中的其他代谢异常同样具有一定的治疗作用。多囊卵巢综合征亦与胰岛素抵抗有关，有不少文献报告指出二甲双胍可降低多囊卵巢综合征女性的胰岛素抵抗和高雄激素血症，恢复其正常的月经并可正常受孕。

第六节　二甲双胍的禁忌证

二甲双胍的禁忌证主要有以下几点：

（1）肾功能减退：因二甲双胍在体内不经代谢主要以原形从肾脏由尿排出，糖尿病患者伴肾功能减退时（如女性肌酐＞124 μmol/L，男性肌酐＜133 μmol/L）或 eGFR＜45 mL/(min·1.73 m^2)时慎用，eGFR＜30 mL/(min·1.73 m^2)时禁用，因为此时的二甲双胍可能会在血中蓄积，增加乳酸酸中毒的发生风险。

（2）肝功能损害：二甲双胍在小肠内促进无氧糖酵解，致肠道产生的乳酸增加，肝功能损害时会影响肝脏对乳酸的代谢，增加乳酸酸中毒的发生风险，尤其在肝酶（谷丙转氨酶和谷草转氨酶）超过正常值的 2.5 倍时。

（3）缺血缺氧状态明显：脱水、间歇性跛行、贫血、消瘦、营养不良、感染休克和外科大手术时。

（4）心绞痛、心肌梗死急性期，需要药物治疗的充血性心衰和其他严重的心、肺疾患。

（5）合并糖尿病急性并发症及严重的慢性并发症时。

（6）酗酒者。

（7）使用碘造影剂：对肾功能正常的患者，使用造影剂前可不必停用二甲双胍，但使用造影剂后应停用 48 h 或观察血肌酐和肾功能恢复到正常值时，恢复二甲双胍的使用；对肾功能不正常者，使用造影剂前应停用二甲双胍 48 h，且在使用造影剂后继续停用 48 h，观察血肌酐和肾功能稳定后可恢复对二甲双胍的使用；对有些肾功能未知的急救病例，医生必须评估使用造影剂检查的利弊，并采取预防措施，如停用二甲双胍，给患者充足的水分，密切监测肾功能。

（8）维生素 B$_{12}$、叶酸缺乏未纠正者。

（9）已知对二甲双胍过敏者。

第七节　二甲双胍的副作用

二甲双胍的副作用主要有：

（1）胃肠道反应：最常见的副作用来自胃肠道，如恶心、呕吐、腹胀、腹泻，甚至腹痛，与剂量有关，患者常可耐受，随时间的延长，上述症状常逐渐减轻，患者可以从小剂量开始服用，缓慢调整后逐渐增加，有助于减少副作用的发生，约5%的患者因不良反应而停药。

（2）低血糖：二甲双胍单独应用一般不产生低血糖症，但与SU药物或胰岛素联合可增强降血糖作用而诱发低血糖发生，须注意。

（3）乳酸酸中毒：双胍类药物最严重的副作用为乳酸酸中毒，多见于苯乙双胍，因其具有脂溶性芳香基团，易与脂肪组织结合，促进无氧酵解，同时抑制乳酸氧化及氧化磷酸化反应，致肌肉和脂肪组织乳酸产生增加，易致乳酸酸中毒，尤其在大剂量时，其发生率约为0.64‰人/年，死亡率为0.3‰～0.5‰人/年；而二甲双胍因在结构上无芳香基团，为水溶性，不增加外周组织产生乳酸，有报告称其可以促进外周组织对乳酸的氧化，因而乳酸酸中毒的机会大大减少。文献报告显示每年服用二甲双胍的患者乳酸酸中毒的发生率为0.03‰～0.08‰，用药期间乳酸酸中毒的发生风险与使用其他抗糖尿病药物无显著差异。因此，只要掌握好适应证，二甲双胍确实是一种安全有效的抗高血糖药物。

（4）偶尔可抑制维生素 B_{12} 及某些氨基酸的吸收，可导致维生素 B_{12} 缺乏症。

第八节　二甲双胍和特殊人群

一、青少年

青少年（10～20岁）2型糖尿病核心的管理是生活方式干预，在生活方式干预后血糖仍不达标的情况下可联合二甲双胍或胰岛素；一些初诊断显著高血糖（甚至酮症起病）的青少年在给予胰岛素强化治疗、病情缓解后也可以序贯二甲双胍的治疗。毒理学研究显示二甲双胍无致癌和致突变作用，对生育能力无影响，是目前被美国食品药品监督管理局（FDA）批准的唯一可安全用于治疗儿童（10岁以上）和青少年2型糖尿病的首选口服抗糖尿病药物，尤其适合超重或肥胖的2型糖尿病患者，其用法和成年人2型糖尿病相同，且具有较好的依从性。此外，还有研究报告，肥胖青少年（10～20岁）1型糖尿病患者在胰岛素治疗的基础上联合二甲双胍可进一步改善血糖控制情况。由于缺乏相关研究，目前不推荐二甲双胍用于10岁以下儿童。

二、妊娠期

妊娠糖尿病（GDM）是妊娠期间新发或首次被诊断的葡萄糖不耐受疾病，它可导致母亲和婴儿的围产期并发症增加,如果孕妇经生活方式和饮食干预1~2周后仍不能达到血糖控制目标,则应启动药物干预治疗。二甲双胍是被证实的安全有效的抗糖尿病药物,无致癌和致突变作用,但二甲双胍很容易通过胎盘,使胎儿暴露于相似与母亲血浓度的二甲双胍浓度之下,但一些文献报告显示,在妊娠期间使用二甲双胍未增加胎儿畸形的发生。早期和近期的一些随机对照试验(RCT)显示:与使用胰岛素组比较,二甲双胍未增加GDM患者和新生儿的不良结局;进一步有RCT研究显示:与胰岛素治疗组比较,二甲双胍可提供适当的血糖控制、较低的平均血糖水平、较低的孕期高血压发生以及较低的新生儿低血糖发生风险等,且二甲双胍可有效控制母亲的体重增加、早产、新生儿黄疸和呼吸窘迫(RDS)。但是,综合药物疗效和安全性(药物安全性和医疗安全性),以及口服抗糖尿病药物的使用经验有限,缺乏大样本的随机对照研究等因素,目前多国指南包括ADA/EASD和CDS等均推荐妊娠期间糖尿病首选联合胰岛素治疗。然而,胰岛素治疗也存在一些缺点:需要皮下注射、低血糖风险增加、食欲增加和体重增加等。NICE建议:对血糖控制不达标的糖尿病孕妇可以提供二甲双胍的治疗,苏格兰大学间校际间指南网络(Scottish Intercollegiate guidelines network,SIGN)也建议可以启动二甲双胍作为GDM患者的降血糖治疗,加拿大糖尿病指南建议二甲双胍可作为妊娠期糖尿病患者胰岛素的替代治疗方案,但应告知孕妇并获得知情同意。总之,今后仍需大样本的RCT研究来进一步证实二甲双胍在妊娠期糖尿病患者中使用的有效性和安全性。

三、哺乳期

哺乳期糖尿病女性血糖的良好控制对母婴健康很重要。虽然动物实验和临床研究证明长期服用盐酸二甲双胍无明显的毒副作用,但目前药品说明书均提醒患者二甲双胍为哺乳期慎用药物,不推荐哺乳期女性使用二甲双胍。但有临床研究报道,哺乳期女性服用二甲双胍,进入乳汁的小剂量二甲双胍对婴儿无害,哺乳期女性(二甲双胍,500 mg BID)平均乳汁/血清二甲双胍浓度比值为0.63(0.36~1.00),且其乳汁中的二甲双胍含量在整个服药期间是平稳的,在服药间期校正母亲体重后,乳儿摄入二甲双胍的量为母体的0.65%(0.43%~1.08%)。Gardiner等亦发现,婴儿摄入二甲双胍的量为母体的0.11%~0.25%。校正体重后,婴儿从乳汁中摄入的二甲双胍的量少于母亲服药剂量的0.4%,远远低于哺乳期禁止应用药物的10%的界线。虽然目前认为二甲双胍进入乳汁的量很少,但尚无确切证据证明二甲双胍对新生儿的远期安全性。所以,当母亲决定不用或拒绝应用胰岛素控制产后高血糖时,二甲双胍的潜在风险和不能预测的副作用应在使用前被告知,在获得母亲的知情同意后,可以用于哺乳期血糖控制,其服药时间和哺乳间隔时间无特殊要求。有关哺乳期二甲双胍使用的安全性,尤其是对接受哺乳的婴儿的远期安全性的影响,尚需进一步进行大样本的临床研究。

四、高龄老人

二甲双胍是成人2型糖尿病首选的口服抗糖尿病药物,但老年人,尤其是高龄老年(大于80岁)可能会存在肾功能不全的发生风险和消化道功能的障碍,应用二甲双胍治疗应密切注意观察肾功能的变化和消化道的症状。但鉴于循证证据和二甲双胍长期使用的安全,目前各国指南推荐在无禁忌证的情况下,二甲双胍仍可作为老年 2 型糖尿病患者(包括高龄老人)的首选口服抗糖尿病药物,针对老年人,目前无确切的年龄限制。该药单一使用一般不出现低血糖是其适合老年人使用的优点之一,且最近有文献报告显示,二甲双胍可降低老年糖尿病患者痴呆的发生率,并可能具有延长寿命的作用。

参 考 文 献

[1] Wróbel M P, Marek B, Kajdaniuk D, et al. Metformin-a new old drug[J]. Endokrynol Pol, 2017, 68(4): 482-496.

[2] Adeva-Andany M M, Ranal-Muino E, Fernandez-Fernandez C, et al. Metabolic effects of Metformin in Humans[J]. Curr Diabetes Rev, 2019, 5(4): 328-339.

[3] Rena G, Hardie D G, Pearson E R. The mechanisms of action of metformin[J]. Diabetologia, 2017, 60(9): 1577-1585.

[4] Chamberlain J J, Herman W H, Leal S, et al. Pharmacologic therapy for type 2 diabetes: synopsis of the 2017 American Diabetes Association Standards of Medical Care in diabetes[J]. Ann Intern Med, 2017, 166(8): 572-578.

[5] Cornell S. Comparison of the diabetes guidelines from the ADA/EASD and the AACE/ACE[J]. J Am Pharm Assoc, 2017, 57(2): 261-265.

[6] Feig D S, Briggs G G, Koren G. Oral antidiabetic agents in pregnancy and lactation: a paradigm shift? [J]. Ann Pharmacother, 2007, 41(7): 1174-1180.

[7] Schäfer-Graf U M, Gembruch U, Kainer F, et al. Gestational Diabetes Mellitus(GDM)-diagnosis, treatment and follow-Up: guideline of the DDG and DGGG[J]. Geburtshilfe Frauenheilkunde, 2018, 78(12): 1219-1231.

[8] Glatstein M M, Djokanovic N, Garcia-Bournissen F, et al. Use of hypoglycemic drugs during lactation[J]. Can Fam Physician, 2009, 55(4): 371-373.

[9] Rodriguez J, Hiel S, Delzenne N M. Metformin: old friend, new ways of action-implication of the gut microbiome? [J]. Curr Opin Clin Nutr Metab Care, 2018, 21(4): 294-301.

[10] Greenhill C. Effects of metformin mediated by gut microbiota[J]. Nat Rev Endocrinol, 2018, 11(5): 254.

[11] Vallianou N G, Stratigou T, Tsagarakis S. Metformin and gut microbiota: their interactions and their impact on diabetes[J]. Hormones(Athens), 2019, 8(2): 141-144.

[12] Ejtahed H S, Tito R Y, Siadat S D, et al. Metformin induces weight loss associated with gut microbiota alteration in non-diabetic obese women: a randomized double-blind clinical trial[J]. Eur J Endocrinol, 2018. dio: 10.1530/ete-180826.

[13] Nwosu B U, Maranda L, Cullen K, et al. A randomized, double-blind, placebo-controlled trial of adjunctive metformin therapy in overweight/obese youth with Type 1 Diabetes[J]. PLoS One, 2015, 10(9). dio: 10.1371/journal. pone. 0137525.

[14] Thomas I, Gregg B. Metformin: a review of its history and future: from lilac to longevity[J]. Pediatric Diabetes, 2017, 18(1): 10-16.

[15] Hyer S, Balani J, Shehata H. Metformin in pregnancy: mechanisms and clinical Applications[J]. Int J Mol Sci, 2018, 19(7): 1954.

［16］ Feig D S，Murphy K，Asztalos E，et al. Metformin in women with type 2 diabetes in pregnancy (MiTy)：a multi-center randomized controlled trial［J］. BMC Pregnancy and Childbirth，2016，16：173.

［17］ Zhao L P，Sheng X Y，Zhou S，et al. Metformin versus insulin for gestational diabetes mellitus：a meta-analysis［J］. Br J Clin Pharmacol，2015，80(5)：1224-1234.

［18］ Priya G，Kalra S. Metformin in the management of diabetes during pregnancy and lactation［J］. Drugs in Context，2018，15(7). dio：10.7573/dic.212523.

［19］ Novelle M G，Ali A，Diéguez C，et al. Metformin：A Hopeful Promise in Aging Research［J］. Cold Spring Harb Perspect Med，2016，6(3). dio：10.1101/cshperspect.a025932.

［20］ Chin-Hsiao T. Metformin and the risk of dementia in type 2 diabetes patients［J］. Aging Dis，2019，10(1)：37-48.

［21］ Rena G，Hardie D G，Pearson E R. The mechanisms of action of metformin［J］. Diabetologia，2017，60(9)：1577-1585.

［22］ 中华医学会糖尿病学分会. 中国 2 型糖尿病防治指南：2007 年版［J］. 中华医学杂志，2008，88(18)：1227-1245.

第三章　二甲双胍和心血管疾病

第一节　糖尿病和心血管疾病

糖尿病心脏疾病是糖尿病患者致死的主要原因之一,其死亡率是非糖尿病患者一般人群的2～4倍,尤其在2型糖尿病患者中。有研究显示,糖尿病患者远期死亡率与冠心病患者死亡率相似,因此,糖尿病常被称为冠心病的等危症。广义的糖尿病心脏病包括ASCVD、糖尿病心肌病和糖尿病心脏植物神经病变等。糖尿病心脏病患者与非糖尿病患者相比,常起病比较早,糖尿病患者伴冠心病常表现为无痛性心肌梗死,梗死面积比较大,穿壁梗死多,病情多较重,预后较差,死亡率较高;如冠状动脉造影和临床排除冠状动脉病变,糖尿病患者出现严重的心律失常、心脏肥大、肺淤血和充血性心力衰竭,尤其是难治性心力衰竭,临床可考虑为糖尿病心肌病。

70%～80%糖尿病患者死于心血管并发症,与非糖尿病患者相比,男性心血管疾病死亡和充血性心衰发生的危险性增加2倍,女性增加3倍。Stoamler等报告在多因素干预试验的12年随访研究中,与非糖尿病男性相比,在年龄、种族、胆固醇、收缩压及吸烟等配对的情况下,男性糖尿病患者心血管疾病死亡率增高3倍,在低危险状态(收缩压为120 mmHg,胆固醇为200 mg/L,非吸烟)的患者中,心血管死亡的相对危险性增加5倍多。1999年,《新英格兰医学杂志》发表芬兰East-West的论文,揭示在为期7年的随访时间里,2型糖尿病患者的预后与非糖尿病心肌梗死患者预后相当,East-West研究对比了1 059例2型糖尿病患者的心梗死亡情况和1 378例有或没有心梗病史的非糖尿病患者的死亡情况。长期观察发现,有糖尿病而没有心梗病史和只有心梗病史而没有糖尿病的患者的死亡率非常接近。2001年,在美国胆固醇教育计划中,糖尿病被列为冠心病的等危病变,2004年的修订版仍支持将糖尿病患者列入高危范围。糖尿病患者罹患心血管疾病的危险是无糖尿病者的2～4倍。无心肌梗死病史的糖尿病患者未来8～10年发生心肌梗死的危险高达20%,约等同于已患心肌梗死患者再发心梗的危险,而患过心梗的糖尿病患者未来再发心梗的危险超过40%。这些数字提示,糖代谢紊乱的患者预后不良,尤其是冠心病合并高血糖的这些高危患者。2006年,中国心脏调查发现,52.9%的冠心病住院患者合并糖尿病。另一方面,在全国三甲医院住院的2型糖尿病患者中,17.1%合并心血管疾病;在我国大型城市住院的2型糖尿病患者中,25.1%合并冠心病。中国"3B"研究显示,门诊就诊的2型糖尿病患者中,14.6%合并心血管疾病。上述研究数据表明,我国2型糖尿病患者合并ASCVF的情况也非常普遍,值得临床医生高度重视。

　　糖尿病患者不仅 ASCVD 发生率高,其心衰的发生率也显著高于一般人群,心衰是糖尿病心血管疾病的第二死亡原因,但常常被"遗忘和忽视"。来自美国的 Framingham 心脏研究表明:罹患糖尿病能使男性和女性发生心力衰竭的风险分别增加 2.4 倍和 5 倍,糖尿病是心衰的一个独立危险因素(HR1.74)。UKPDS 研究结果提示,HbA1c 每增加 1%,患心衰的危险性就增加 10%～15%。与不伴有心衰的糖尿病患者相比,患者的临床预后更差。有报道称,糖尿病患者伴有心衰和不伴有心衰的 5 年死亡率分别是 45% 和 24%。发表于 2015 年的《糖代谢异常与动脉粥样硬化性心血管疾病临床诊断和治疗指南》中就强调:"心衰是降糖药物心血管安全性的重要考虑因素之一。"糖尿病患者心衰的高发生率与冠状动脉粥样硬化(伴随弥漫性的严重动脉血管狭窄,可直接导致心肌供血障碍——缺血性心肌病)有关。此外,还主要与长期高血糖导致的自主神经病变、微循环功能障碍、能量代谢改变等有关,一些患者即使冠状动脉病变轻微,也可能会发生心衰。

　　糖尿病患者除冠心病的发生率和死亡率增高之外,糖尿病患者冠状动脉的损害程度要明显严重,冠状动脉造影和尸检显示糖尿病患者 2～3 支血管同时受损的发生率明显高于非糖尿病对照组,且常呈弥漫性病变。但既往对糖尿病合并心脏病患者常仅注意冠心病,而近年来随着对糖尿病心脏病患者进行非创伤性检查和冠状动脉造影,发现部分糖尿病心脏病患者并未见到冠状动脉病变,甚至尸检亦未见冠状动脉阻塞和心肌梗死,而表现为心肌、小血管和微血管病变,这亦与糖尿病患者心脏病发生率和死亡率增高有关。

　　糖尿病患者加速的动脉粥样硬化性心脏病和心肌病的发生除高血糖之外,主要还与其常合并脂质代谢异常、高血压发生率增加、血液流变学异常及胰岛素抵抗或高胰岛素血症等有关。

　　糖尿病心脏病的发生机制如图 3.1 所示。

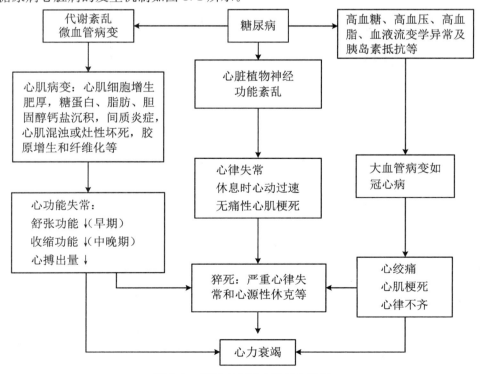

图 3.1　糖尿病心脏病的发生机制

第二节　二甲双胍和心血管并发症

　　缺血性心脏病(ischaemic heart disease, IHD)是 2 型糖尿病患者的首要死因。无心血管病史的 2 型糖尿病患者心肌梗死(myocardial infarction, MI)的发病风险与有 MI 病史的非 DM 患者相当。临床严格采取降糖治疗、糖尿病饮食、运动等措施对控制和减少 2 型糖尿病心血管并发症的效果仍待提高。UKPDS 的报告证明,二甲双胍可降低 2 型糖尿病患者 MI 的发病风险,具有心血管保护作用,而磺脲类药物和胰岛素具有与二甲双胍相似或更强的降糖作用,却未降低 DM 相关死亡率,这提示二甲双胍的心血管保护机制部分独立于降糖作用之外。

　　近期有不少试验进一步证明,二甲双胍对心血管系统具有有益的影响。Yin 模拟非糖尿病大鼠心肌梗死模型,在 MI 后 12 周持续口服二甲双胍的治疗组大鼠的心肌梗死面积和左室扩张程度低于对照组;Paiva 等给予糖尿病鼠模型心肌局部缺血 35 min, 120 min 后进行再灌注处理,实验组在灌注的前 15 min 注入二甲双胍,结果实验组平均梗死面积(19%)明显低于对照组(45%);Benes 等人为造成大鼠主动脉下腔静脉瘘模拟心脏容量超负荷致其心衰,发现二甲双胍组循环中非酯化脂肪酸低于未服用二甲双胍组,提示其可能会改善心衰后心肌细胞对脂肪酸的氧化利用。Holman 等按照 UKPDS 原先的随机分组在意向性治疗的基础上进行长期随访,研究了 UKPDS 报告中的 7 项次级临床终点集合数据,分析各组接受治疗措施 10 年对血管并发症有无长期影响,发现二甲双胍组血管并发症 MI 和 DM 相关死亡人数均低于其他治疗组,认为二甲双胍在肥胖 DM 患者中具有远期效益;Ronan 等对 19 691 名 DM 合并 AS 患者进行为期 2 年的随访,结果显示二甲双胍组病死率为 6.3%,显著低于对照组 9.8%;Johnson 等则在病例对照试验中观察到二甲双胍单药治疗或二甲双胍联合磺脲类治疗糖尿病患者,心血管相关病死率都低于磺脲类单药治疗。2008 年,加拿大糖尿病协会《临床实践指南》指出应该将二甲双胍作为糖尿病心衰患者的一线用药。2009年,日本一项动物实验的结果表明,二甲双胍通过激活 AMPK 来抑制氧化应激所致的心肌重塑,进而延缓心衰的发展过程,推测二甲双胍将会是糖尿病心衰患者的一种潜在的治疗药物。糖尿病心衰患者应用二甲双胍,尽管在某些情况下有发生乳酸酸中毒的可能性,但总体看来,患者的临床获益仍旧大于预期风险。

　　最近有研究观察了二甲双胍对射血分数正常的心力衰竭(heart failure with preserved ejection fraction, HFpEF)的治疗潜力,与射血分数降低的心力衰竭不同,目前这一疾病尚无相应的药物治疗。HFpEF 在 65 岁以上人群中的患病率可达 8%,心衰患者近半数属于 HFpEF。HFpEF 患者的心脏可以正常收缩,但由于左心室壁比较僵硬,心脏搏动过程中不能完全舒张,也不能充分接受血液,相应泵出的血液不足以满足身体的需要,于是就出现了运动能力受限等心衰症状。先前有研究证明二甲双胍可以增加左心室的扩张并降低心衰发生率,因此来自美国亚利桑那大学的研究人员进一步在 HFpEF 小鼠中进行了实验,结果显示二甲双胍能够让 HFpEF 小鼠的左心室"软"下来,改善其舒张功能和泵血功能,恢复身体的血液供应,使小鼠的运动能力得到明显改善。进一步研究表明,二甲双胍是通过改变心肌中肌联蛋白(titin)的顺应性来实现这一效果的。HFpEF 患者的肌联蛋白中磷酸基团不足,二甲双胍可通过 N2B 介导,使患者在肌联蛋白中增加这一基团,改善心肌顺应性。最后,研究人员指出二甲双胍可能为 HFpEF 患者提供了一种潜在的药物治疗手段。

上述研究提示二甲双胍可能对糖尿病心血管并发症有保护作用,并且部分独立于降糖之外。荟萃回归分析结果进一步显示:研究观察时间及入组时的年龄等因素可影响二甲双胍对心血管的获益,二甲双胍在年轻患者中通过更长的研究观察期限,可见其对心血管的有利影响。

第三节　二甲双胍心血管保护机制

一、抗高血糖及减轻体重

高血糖是 ASCVD 的独立危险因素,UKPDS 研究结果表明,HbA1c 的平均值是一个预测心血管事件的指标。二甲双胍应用于临床已有半个世纪,其降糖效果确切,可有效降低 HbA1c,减轻高糖毒性,减少心血管疾病的发生风险。

肥胖是指由遗传和环境因素共同作用引起体重增加、体内脂肪堆积和(或)分布异常。2 型糖尿病患者中,60%~80%伴超重或肥胖,尤其是中心性肥胖,且中心性肥胖和高胰岛素血症、胰岛素抵抗、脂代谢紊乱等各种心血管危险因素相关联。文献报告 BMI 每增加 1 kg/m^2,致死和非致死冠心病风险增加 13%。二甲双胍可在一定程度上抑制食欲,进而有助于患者控制体重,且可改善脂肪分布(降低内脏脂肪更加明显)。二甲双胍与胰岛素或磺酰脲类药物联合应用可减轻或抵消胰岛素或磺酰脲类药物治疗可能带来的体重增加。

二、改善胰岛素抵抗

在改善胰岛素抵抗(insulin resistance,IR)方面,二甲双胍主要是通过促进胰岛素与其受体结合,提高胰岛素受体酪氨酸激酶的活性。在骨骼肌,二甲双胍激活 AMPK,通过下调过量脂质诱导的核转录因子 NF-κB 抑制物激酶(nuclear factor-kappaB inhibitor kinase,IKKβ),提高肌肉对胰岛素的敏感性;在肝脏,二甲双胍通过激活 AMPK,生成小异源二聚配偶体(small heterodimer partner,SHP),调节依赖白介素-6(interleukin-6,IL-6)的信号传导子及转录激活子-3(signal transducer and activator of transcription 3,STAT-3)通路,抑制肝功能紊乱所致的 IR;在脂肪组织,二甲双胍通过促进游离脂肪酸再酯化并抑制脂解作用,减少脂毒性,间接改善 IR。

三、改善内皮功能

结构功能完好的血管内皮细胞在管壁形成连续性的物理保护层,并可产生一氧化氮(nitric oxide,NO)、前列环素(prostacyclin,PGI_2)等,可以调节血管舒张,阻止血小板黏附聚集和平滑肌细胞增殖,抑制炎症细胞的聚集和活化,防止和延缓 ASCVD 进展。2 型糖尿病中,高糖和炎症等所致过量产生的糖基化终末产物(advanced glycation end products, AGEs)、活性氧(reactive oxygen species,ROS)均可损伤内皮细胞,导致糖尿病患者早期内皮功能紊乱,可表现为:① 内皮细胞和循环血细胞异常接触;② 内皮依赖性血管舒张功能受损;③ NO 生物活性降低。二甲双胍通过抑制氧化呼吸链复合体 I 和 NADPH 氧化酶,抑制高糖诱导的内皮过量产生 ROS,改善内皮功能紊乱。Schulz 等在体外实验证明 AMPK 磷酸化可激活 eNOS,从而上调内皮 NO 合成,二甲双胍还可通过激活 AMPK 减少内皮生成细胞间黏附分子-1(intercellular adhesion molecule 1,ICAM-1)和血管细胞黏附分子-1(vascular cell adhesion)。Mather 等在临床中观察到二甲双胍可改善内皮依赖性扩管药乙酰胆碱所诱导的血液流动,认为二甲双胍可改善 2 型糖尿病患者受损的内皮功能。

四、对前血栓状态的影响

2 型糖尿病患者血液高凝状态可表现为:凝血系统活化(如循环中凝血酶原增加,凝血因子如 VII、FVIII、FXII 浓度升高),纤溶系统抑制(如纤维蛋白溶解活力降低,纤溶酶原活性抑制因子-1(plasminogen activator inhibitor type-1,PAI-1)升高)和血小板聚集功能增强。临床随机对照试验显示,二甲双胍可从凝血途径、纤溶系统和血小板功能等方面改善 2 型糖尿病患者的血流变平衡状态,抑制血栓形成:① 温和降低循环中纤维蛋白原水平,减少凝血因子Ⅶ、Ⅷ,以此抑制纤维蛋白交联和凝块形成;② 作用于脂肪细胞,减少 PAI-1 的产生,改善纤溶系统;③ 降低血小板对促聚集介质的敏感性,减少血小板激活标记物,如 β-血小板蛋白,抑制血小板的黏附聚集。

五、对前炎症状态的影响

2 型糖尿病动脉粥样硬化形成是慢性炎症的过程,炎症细胞和炎症因子贯穿始终。高糖和胰岛素抵抗等危险因素所致过量的 ROS 和 AGEs 可通过上调前炎症因子 NF-κB 的表达,损伤内皮细胞,加剧炎症反应。Isoda 等在体外培养人血管平滑肌细胞、巨噬细胞和内皮细胞发现二甲双胍可通过抑制 NF-κB 减少炎症因子释放,对抗血管炎症。临床研究中也观察到使用二甲双胍的 DM 患者循环中炎症标记物 C 反应蛋白(C-reactive protein,CRP)和白介素等均有降低。此外,二甲双胍可抑制巨噬细胞合成迁移抑制因子(migration inhibitor factor,MIF)。MIF 作为前炎症因子,通过参与巨噬细胞激活动脉粥样硬化斑块的过程,促进动脉粥样硬化的进展。人脐静脉内皮细胞试验证明,NF-κB 的激活在 AGEs 诱导的单核细胞黏附聚集作用中起关键作用,二甲双胍在激活 AMPK 信号通路后可下调或拮抗 NF-κB 的表达和作用:① 激活磷酸化沉默信息调节因子 1(silent information regulator 1, SIRT1),下调 NF-κB,抑制炎症基因表达;② 增强磷酸化 p53 活性,与 NF-κB 竞争转录共激活因子;③ 过氧化物酶体增殖物激活受体 γ 共激活因子-1α(peroxisome proliferator-activated receptor γ coactivator-1α,PGC-1α)是 NF-κB 的靶点之一,AMPK 可上调其表达而发挥抗炎作用。

六、抑制糖基化

AGEs抑制NO在内皮细胞的活性,促进ROS的产生,通过与其受体RAGE特异性结合提高内皮细胞对大分子的渗透性,改变内皮细胞表面结构,下调血栓调节蛋白(thrombo-modulin,TM),促进凝血,参与多种糖尿病大血管和微血管并发症的发生和发展。Ishibashi等通过试验证明二甲双胍可抑制组织细胞RAGEmRNA的表达,从而减少ROS生成和细胞凋亡。二甲双胍还可通过降糖和中和糖基化过程中间产物3-脱氧葡糖醛酮等,阻碍AGEs生成,改善内皮功能,减少ROS对内皮的损害。

七、改善脂代谢

糖尿病血脂异常与大血管并发症密切相关,有调查显示我国2型糖尿病患者脂代谢紊乱的发生率高达57.9%。高甘油三酯(TG)为冠心病的独立危险因素,TG升高可促进低密度脂蛋白(low density lipoprotein,LDL)从A型大颗粒向B型小颗粒转化,同时影响高密度脂蛋白(HDL)代谢,异常的HDL失去胆固醇逆向转运和抗炎功能,抗AS功能受损,导致脂质在动脉管壁沉积。一项荟萃分析显示:二甲双胍可通过轻度降低甘油三酯和总胆固醇来改善糖尿病患者的血脂谱。二甲双胍还能够改善IR,抑制脂肪组织的脂解作用,降低循环中和进入肝细胞的游离脂肪酸(free fatty acids,FFA)含量,导致极低密度脂蛋白(very low density lipoprotein,VLDL)合成原料缺乏。VLDL作为运输内源性TG的主要形式,其浓度的增加与ASCVD发病率升高有关。

八、降低血压

2型糖尿病患者常伴有血压升高和高血压(40%～60%),出现白蛋白尿和肾功能损害时,高血压的发生率进一步升高。高血压是ASCVD和心衰发生的主要危险因素。近年有研究发现降压药合并二甲双胍治疗组较单用降压药组血压下降得更明显,提出糖尿病合并高血压患者降压治疗的同时加用二甲双胍,在改善糖脂代谢的同时有协同降压效果。二甲双胍有一定降低血压的作用,其机制可能与减轻体重和改善胰岛素抵抗等有关。

九、改善心肌细胞能量代谢

健康心肌60%～90%的能量来源于脂肪酸氧化磷酸化,但心脏功能减退时需要更多地摄取和利用糖提供能量。在容量负荷过多的心衰小鼠模型中,二甲双胍可使血清中非酯化脂肪酸含量恢复正常,调节心肌糖脂氧化比例,由于利用脂肪酸产ATP时耗氧超过糖的耗氧,二甲双胍促进这一代谢转化或许改善了心室功能,延缓心脏功能紊乱的进程。缺血再灌注损伤可导致心肌细胞凋亡,二甲双胍可通过激活AMPK减少前凋亡蛋白的产生,增加抗凋亡蛋白生成,该作用可被AMPK的另一特异性激活剂AICAR所复制。二甲双胍心肌保护作用还体现在梗死后心肌重塑的过程中,二甲双胍可以有效降低心肌梗死面积,与其改变AMPK磷酸化状态和腺苷受体激活有关。

　　总之,二甲双胍现已作为经典的一线降糖药而被广泛使用,越来越多的证据显示二甲双胍可通过多种直接或间接的机制来降低糖尿病心血管并发症的发生和进程,进一步研究尚需大样本多中心临床试验予以证实并探讨其确切的机制。

参 考 文 献

[1] UK Prospective Diabetes Study Group. Effect of intensive blood-glucose control with metformin on complications in overweight patients with type 2 diabetes(UKPDS 34)[J]. Lancet, 1998, 352: 854-865.

[2] Anfossi G, Russo I, Bonomo K, et al. The cardiovascular effects of metformin: further reasons to consider an old drug as a cornerstone in the therapy of type 2 diabetes mellitus[J]. Curr Vasc Pharmacol, 2010, 8(3): 327-337.

[3] Bultot L, Guigas B, Von Wilamowitz-Moellendorff A, et al. AMP-activated protein kinase phosphorylates and inactivates liver glycogen synthase[J]. Biochem J, 2012, 443(1): 193-203.

[4] Tani S I, Ruderman N B, Schmieder F, et al. Lipid-induced insulin resistance in human muscle is associated with changes in diacylglycerol, protein kinase C, and IκB-α[J]. Diabetes, 2002, 51(7): 2005-2011.

[5] Kim Y D, Kim Y H, Cho Y M, et al. Metformin ameliorates IL-6-induced hepatic insulin resistance via induction of orphan nuclear receptor small heterodimer partner(SHP) in mouse models[J]. Diabetologia, 2012, 55(5): 1482-1494.

[6] Benoit V, Bruno G, Nieves S, et al. Cellular and molecular mechanisms of metformin: an overview [J]. Clin Sci, 2012, 122(6): 253-270.

[7] Yin M, van der Horst I C, van Melle J P, et al. Metformin improves cardiac function in a nondiabetic rat model of post-MI heart failure[J]. Am J Physiol Heart Circ Physiol, 2011, 301(2): 459-468.

[8] Paiva M, Riksen N P, Davidson S M, et al. Metformin prevents myocardial reperfusion injury by activating the adenosine receptor[J]. J Cardiovasc Pharmacol, 2009, 53(5): 373-378.

[9] Benes J, Kazdova L, Drahota Z, et al. Effect of metformin therapy on cardiac function and survival in a volume-overload model of heart failure in rats[J]. Clin Sci(Lond), 2011, 121(1): 29-41.

[10] Holman R R, Paul S K, Bethel M A. Long-term follow-up after tight control of blood pressure in type 2 diabetes[J]. N Engl J Med, 2008, 359(15): 1577-1589.

[11] Ronan R, Florence T, Blandine P, et al. Metformin use and mortality among patients with diabetes and atherothrombosis[J]. Arch Intern Med, 2010, 170(21): 1892-1899.

[12] Johnson J A, Majumdar S R, Simpson S H, et al. Decreased mortality associated with the use of metformin compared with sulfonylurea monotherapy in type 2 diabetes[J]. Diabetes Care, 2002, 25(12): 2244-2248.

[13] Canadian Diabetes Association Clinical Practice Guidelines Expert Committee. Canadian Diabetes Association 2008 clinical practice guidelines for the prevention and management of diabetes in Canada[J]. Can J Diabetes, 2008, 32(suppl L): S1-S201.

[14] Sasaki H, Asanuma H. Metformin in prevents progression of heart failure in dogs role of AMP-activated protein kinase[J]. Circulation, 2009, 119(19): 2568-2577.

[15] Khurana R, Malik I S. Metformin: safety in cardiac patients[J]. Heart, 2010, 96(2): 99-102.

[16] Slater R E, Strom J G, Methawasin M, et al. Metformin improves diastolic function in an HFpEF-like mouse model by increasing titin compliance[J]. J Gen Physiol, 2018, 19. doi: 10. 1085/jgp. 201812259.

[17] AAAS. Diabetes drug could be used to treat common heart failure syndrome, study suggests[EB/OL]. 2018-12-28. https://www. eurekalert. org/pubreleases/2018-12/rup-ddc121918. phpLast assessed on 2018-12-28.

[18] Golay A. Metformin and body weight[J]. Int J Obes, 2008, 32: 61-72.

[19] Ouslimani N, Peynet J, Bonnefont-Rousselot D, et al. Metformin decreases intracellular production of reactive oxygen species in aortic endothelial cells[J]. Metab Clin Exp, 2005, 54(6): 829-834.

[20] Schulz E, Anter E, Zou M H, et al. Estradiol-mediated endothelial nitric oxide synthase association with heat shock protein 90 requires adenosine monophosphate-dependent protein kinase[J]. Circulation, 2005, 111(25): 3473-3480.

[21] Mather K J, Verma S, Anderson T J. Improved endothelial function with metformin in type 2 diabetes mellitus[J]. J Am Coll Cardiol, 2001, 37(5): 1344-1350.

[22] Bladbjerg E M, Henriksen J E, Akram S, et al. Effects of mealtime insulin aspart and bedtime NPH insulin on postprandial inflammation and endothelial cell function in patients with type 2 diabetes[J]. Basic Clin Pharmacol Toxicol, 2011, 109(4): 266-273.

[23] Alessi M C, Juhan-Vague I. Metabolic syndrome, haemostasis and thrombosis[J]. Thromb Haemost, 2008, 99(6): 995-1000.

[24] Sobol A B, Watala C. The role of platelets in diabetes-related vascular complications[J]. Diabet Res Clin Pract, 2000, 50(1): 1-16.

[25] Grant P J. Beneficial effects of metformin on haemostasis and vascular function in man[J]. Diabetes Metab, 2003, 29(4): 44-52.

[26] Little P J, Chait A, Bobik A. Cellular and cytokine-based inflammatory processes as novel therapeutic targets for the prevention and treatment of atherosclerosis[J]. Pharmacol Ther, 2011, 131(3): 255-268.

[27] González-Chávez A, Elizondo-Argueta S, Gutiérrez-Reyes G, et al. Pathophysiological implications between chronic inflammation and the development of diabetes and obesity[J]. Cir Cir, 2011, 79(2): 209-216.

[28] Businaro R, Tagliani A, Buttari B, et al. Cellular and molecular players in the atherosclerotic plaque progression[J]. Ann N Y Acad Sci, 2012, 1262: 134-141.

[29] Isoda K, Young J L, Zirlik A, et al. Metformin inhibits proinflammatory responses and nuclear factor-kappaB in human vascular wall cells[J]. Arterioscler Thromb Vasc Biol, 2006, 26(3): 611-617.

[30] Orio F, Manguso F, Di B S, et al. Metformin administration improves leukocyte count in women with polycystic ovary syndrome: a 6-month prospective study[J]. Eur J Endocrinol, 2007, 157(1): 69-73.

[31] Lund S S, Tarnow L, Stehouwer C D, et al. Impact of metformin versus repaglinide on non-glycaemic cardiovascular risk markers related to inflammation and endothelial dysfunction in non-obese patients with type 2 diabetes[J]. Eur J Endocrinol, 2008, 158(5): 631-641.

[32] Dandona P, Aljada A, Ghanim H, et al. Increased plasma concentration of macrophage migration inhibitory factor(MIF) and MIF mRNA in mononuclear cells in the obese and the suppressive action of metformin[J]. J Clin Endocrinol Metab, 2004, 89(10): 5043-5047.

［33］Ishibashi Y，Matsui T，Takeuchi M，et al. Beneficial effects of metformin and irbesartan on advanced glycation end products(AGEs)-RAGE-induced proximal tubular cell injury［J］. Pharmacol Res，2012，65(3)：297-302.

［34］Beisswenger P，Ruggiero-Lopez D. Metformin inhibition of glycation processes［J］. Diabetes Metab，2003，29(4)：95-103.

［35］Morigi M，Angioletti S，Imberti B，et al. Leukocyte-endothelial interaction is augmented by high glucose concentrations and hyperglycemia in a NF-κB-dependent fashion［J］. J Clin Invest，1998，101(9)：1905-1915.

［36］UK Prospective Diabetes Study(UKPDS) Group. UK prospective diabetes study 27：plasma lipids and lipoproteins at diagnosis of NIDDM by age and sex［J］. Diabetes Care，1997，20(11)：1683-1687.

［37］Wulffelé M G，Kooy A，de Zeeuw D，et al. The effect of metformin on blood pressure，plasma cholesterol and triglycerides in type 2 diabetes mellitus：a systematic review［J］. J Intern Med，2004，256(1)：1-14.

［38］Wang C C L，Hess C N，Hiatt W R，et al. Atherosclerotic cardiovascular disease and heart failure in type 2 diabetes：mechanisms，management，and clinical considerations［J］. Circulation，2016，133(24)：2459-2502.

［39］洪天配，母义明，纪立农，等. 2型糖尿病合并动脉粥样硬化性心血管疾病患者降糖药物应用专家共识［J］. 中国糖尿病杂志，2017，25(6)：481-492.

第四章　二甲双胍和肿瘤

糖尿病与恶性肿瘤是现代社会的两大常见疾病。国际糖尿病联盟（IDF）发布的第八版全球糖尿病地图显示，目前全球有 4.25 亿糖尿病患者，预计到 2045 年，将会有近 7 亿糖尿病患者，且糖尿病的发病年龄在逐渐下降。流行病调查显示，中国糖尿病患病率为 10.9%。同时，恶性肿瘤以其高发病率和高死亡率已成为危害人类健康的头号杀手。国内外的研究已证实两者之间存在一定的关联，目前两者之间的关系已成为大家关注的热点，糖尿病患者恶性肿瘤发生率高于一般人群。抗糖尿病药物——二甲双胍是 2 型糖尿病患者一线首选的抗高血糖药物，最近很多研究结果显示，其在降血糖的同时可降低一些恶性肿瘤发生的风险，其抗肿瘤的机制也成为目前大家关注和研究的重点之一。

第一节　糖尿病和肿瘤的关系

一、流行病学

（一）胰腺癌

糖尿病与胰腺癌之间的关系复杂，糖尿病是胰腺癌的风险因素还是其导致的结果一直存有争议。中国 Ben 对 35 项队列研究的荟萃分析显示：糖尿病可以增加胰腺癌的发生风险，相对危险度（RR）为 1.94（95%CI 1.66～2.27），亚组分析调整了地域、性别、研究设计、饮酒、体重指数和吸烟状况的影响后，糖尿病仍是胰腺癌的独立影响因素。胰腺癌的发病风险与糖尿病的持续时间呈负相关，糖尿病诊断时间小于 1 年的患者，胰腺癌风险最高。血糖升高可作为胰腺癌的一个诊断线索，有学者的分析结果显示：从糖尿病中筛查出的胰腺癌患者比有症状后检查出的胰腺癌患者有更长的生存期和更好的预后。美国胃肠病学会（AGA）推荐对新发糖尿病患者进行胰腺癌的一级筛查。

（二）肝癌

早在 20 世纪初，人们便发现糖尿病是肝癌的危险因素，目前已有很多研究证实糖尿病与肝癌发病相关，且独立于病毒感染。Wang 的关于 25 项队列研究的荟萃分析显示：与非糖尿病人群相比，糖尿病患者患肝癌的风险增加达 2.06（95%CI 1.61～2.51）倍，亚组分析显示这种风险独立于地域、饮酒、肝硬化、乙型肝炎和丙型肝炎,且糖尿病也会增加肝癌的死亡率(RR 1.56,95%CI 1.30~1.87),此结果与一项随访 10~15 年的美国退伍军人队列研究相一致,其结果显示患者肝癌的发生风险增加 2.16(95%CI 1.86~2.52)倍,且发病风险的增加独立于慢性肝病和病毒性肝炎等其他危险因素。

(三)乳腺癌

乳腺癌作为女性发病率和致死率第一的肿瘤,早在 1885 年,就有研究发现乳腺癌患者的糖尿病发病率更高。Boyle 等的研究显示:2 型糖尿病患者乳腺癌的风险增加 27%(RR 1.27,95%CI 1.16~1.39),调整了 BMI 后,风险增加 16%。绝经前女性及 1 型糖尿病女性未见风险增加。

(四)结、直肠癌

Limburg 对 997 名男性和 978 名女性糖尿病患者随访 5~29 年,发现男性糖尿病患者患结、直肠癌的风险增加 1.67(95%CI 1.16~2.33)倍,以近端肠癌增加明显(RR 1.96,95%CI 0.82~2.32),而女性患者无明显增加。Ren 等研究得出的结论与此类似。

(五)子宫内膜癌

糖尿病可以显著增加子宫内膜癌的发病风险。1999 年,Parazzini 在意大利米兰医院将 752 名病理确诊子宫内膜癌女性和 2 606 名对照组中的糖尿病患者进行比较,发现糖尿病患者子宫内膜癌的风险增加 2.9(95%CI 2.2~3.9)倍,其中 40 岁以上的女性达 3.1(95%CI 2.3~4.2)倍。2007 年,Friberg 的一项包括 13 个病例对照研究和 3 个队列研究的荟萃分析也显示:糖尿病女性发生子宫内膜癌的风险较对照组显著增加 2.10(95%CI 1.75~2.53)倍。

(六)甲状腺癌

甲状腺癌是近年来发病率增长速度较快的恶性肿瘤之一。糖尿病与甲状腺癌发病关系的研究报道较少。Schmid 等的研究报告显示,糖尿病患者较非糖尿病者更易发生甲状腺癌。但 Wolin 等的研究显示,糖尿病并未增加甲状腺癌的发病风险。有 Meta 分析显示,与非糖尿病患者相比,糖尿病患者甲状腺癌的发病风险增高 1.18(95%CI 1.180~1.280)倍,$P=0.000$,但男性糖尿病患者甲状腺癌发病风险差异无统计学意义(RR 1.110,95%CI 0.800~1.530,$P=0.546$),而女性糖尿病患者甲状腺癌发病风险高(RR 1.400,95%CI 1.170~1.680,$P=0.000$),研究指出糖尿病患者甲状腺癌的发病风险相对无糖尿病患者增高,尤其女性糖尿病患者更易发病。

(七)肾癌

王玲莉等人通过对 14 篇文献包括 6 645 116 例研究对象的荟萃分析显示:糖尿病患者肾脏恶性肿瘤的发生率较对照组高 1.28(95%CI 1.10~1.48)倍,分层研究发现:队列研究中,这种风险较病例对照组高 1.32 倍和 1.21 倍。

（八）肺癌

肺癌与糖尿病关系的研究相对较少。近期 Lee 等对 10 项病例对照研究和 24 项队列研究的荟萃分析显示：调整了吸烟状况影响后，糖尿病仍与肺癌发生相关 RR 1.11，（95%CI 1.02～1.20），若未调整吸烟情况，这种相关性消失。亚组分析显示：肺癌在女性糖尿病中，风险增加 1.14（95%CI 1.09～1.20）倍，而糖尿病男性与肺癌无相关性（RR 1.07，95%CI 0.89～1.28）。

（九）膀胱癌

国内 Zhu 等做了一个包含 29 项队列研究的荟萃分析显示：糖尿病膀胱癌的发病风险增加 1.29（95%CI 1.08～1.54）倍，分层研究显示：男性糖尿病患者患膀胱癌的风险增加了 1.36（95%CI 1.05～1.77）倍，女性增加 1.28（95%CI 1.75～2.19）倍。糖尿病也会增加膀胱癌的死亡率（RR 1.33，95%CI 1.14～1.55），而 Yang 等的荟萃分析却显示糖尿病患者发生膀胱癌无明显性别差异。

（十）前列腺癌

糖尿病可以增加多种肿瘤的发病风险，但对前列腺癌是个特例。有很多证据显示糖尿病与前列腺癌呈负相关。Bansal 最近的一项包括 29 个队列研究和 16 项病例对照研究的分析显示：2 型糖尿病患前列腺癌的风险降低 14%（RR 0.86，95%CI 0.80～0.92）。

（十一）血液系统肿瘤

美国的一项关于 13 个个案报道和 13 个队列研究的荟萃分析显示：糖尿病患者的非霍奇金淋巴瘤的发病风险增加 22%（RR 1.22，95%CI 1.07～1.39），但未增加霍奇金淋巴瘤的发病风险。外周 T 细胞淋巴瘤发病风险增加 2.42（95%CI 1.24～4.72）倍，白血病和骨髓瘤的发病风险也有增加，RR 分别是 1.22（95%CI 1.03～1.44）和 1.22（95%CI 0.98～1.53）。尽管上述数据提示糖尿病可以增加血液系统多种肿瘤的发病风险，但报告中并没有提及调整肥胖、饮食习惯、运动和糖尿病药物等混杂因素的影响。

二、糖尿病诱发肿瘤的机制

（一）高血糖

有研究显示：HbA1c 在大于 6.5%时与癌症的风险呈线性关系。与 HbA1c 小于 8%的患者相比，HbA1c 大于 8%的糖尿病患者患肿瘤风险明显增加 3.160（95%CI 1.342～7.440，$P = 0.013$）倍，提示高血糖与肿瘤的发生有关。长期血糖增高可导致细胞线粒体呼吸酶受损、正常的氧化磷酸化供能障碍、有氧代谢障碍、无氧酵解增加，而大多数癌细胞主要通过糖酵解产能生存，部分正常细胞为适应这种状态而发生癌变。另外，无氧酵解增强可诱导内皮细胞通透性改变，导致基底膜结构改变，促进肿瘤细胞的浸润转移。

长期的高血糖促使机体氧化应激，并诱导 ROS 大量蓄积，促进或诱导机体细胞内 DNA 损伤和突变，从而诱发恶性肿瘤的发生。高血糖可破坏抗坏血酸维生素 C 在细胞内的代谢，降低免疫系统的有效性，参与肿瘤的发生。

（二）胰岛素抵抗和高胰岛素血症

胰岛素抵抗是 2 型糖尿病发病的重要机制，胰岛素抵抗或外源性胰岛素治疗可导致高胰岛素血症。高胰岛素血症诱导肿瘤发生的可能机制如下：

（1）激活了 IGF（胰岛素样生长因子）信号转导系统，IGF-1 受体和胰岛素受体有 80% 的同源性，它有更强的促有丝分裂活性，是恶性肿瘤重要的促发因子，高水平的胰岛素同 IGF-1 受体结合激活了 IGF 信号转导系统，促发了肿瘤细胞的发生和生长。而且增高的胰岛素可使 IGF-1 结合蛋白表达减少，游离 IGF-1 增加，IGF-1 的生物活性增加。

（2）胰岛素受体有两个异构体：IR-A 和 IR-B，结构不同使它们的功能不同。IR-A 过度表达在胎儿和肿瘤细胞中，有高强度的抗细胞凋亡和促有丝分裂作用。IR-B 表达在一些分化的组织如肝脏、肌肉、脂肪中，发挥胰岛素的代谢作用。肿瘤细胞的 A 型胰岛素受体表达增加，故胰岛素的促有丝分裂作用在肿瘤细胞中增强。

（3）胰岛素与受体结合后，受体底物磷酸化，通过 PI3K-AKT 信号转导通路调节细胞代谢，通过 ERK1/2-MAPK 信号转导通路调控细胞的生长分化。胰岛素抵抗时，PI3K-AKT 通路发生功能障碍，但 ERK1/2-MAPK 通路正常，高水平的胰岛素使促有丝分裂作用加强。

（三）炎症细胞因子

目前研究认为糖尿病可能是多种细胞因子介导的炎症性疾病。糖尿病患者中瘦素、脂联素、IL-6、CRP、TNF-α、血管内皮生长因子（VEGF）水平等异常，这些细胞因子可能在调控细胞恶变或肿瘤进展中发挥某些作用。

（四）性激素水平异常

高胰岛素血症降低了肝脏合成蛋白的能力，包括性激素结合蛋白，使有生物活性的游离雌激素水平升高，这可能是导致乳腺癌和子宫内膜癌发病增加的因素。前列腺癌与糖尿病呈负相关可能与老年糖尿病患者的睾酮水平降低有关。

（五）免疫系统

糖尿病患者存在细胞免疫调节功能紊乱，T 细胞亚群比例失调，免疫监视作用减弱的情况，导致肿瘤发生。

第二节　二甲双胍使用和肿瘤发生风险

一、动物实验

Anisimov 等使转基因小鼠的乳腺特异性表达肿瘤蛋白 HER2/NEU，该蛋白可导致局灶性乳腺癌并向肺部转移，实验组小鼠饲喂二甲双胍后与对照组相比：乳腺癌发生延迟，肿块尺寸缩小且寿命延长，与这一作用相伴随的是明显的血糖水平降低和缓和的胰岛素水平下降。Huang 等对消除了抑癌基因 PTEN 的小鼠喂饲二甲双胍 300 mg/（kg·d），发现其肿瘤发生延迟。而在缺乏肿瘤抑制基因 APC 的小鼠中，二甲双胍可有效抑制结肠息肉的生长。Memmott 等饲喂小鼠二甲双胍，使其血药浓度达到 2.7～10.3 μmol/L，发现致癌物 4-甲基亚硝胺-1-3-吡啶基-1-丁酮（NNK）诱导的肺癌发生率降低 53％，腹腔注射二甲双胍则使肺癌发生率降低 72％。除抑制自发性和致癌物诱导的肿瘤外，二甲双胍对异体移植的肿瘤也可发挥抑制作用。Phoenix 等将高糖高胰岛素环境培养的肿瘤细胞植入小鼠体内后，给予高于临床剂量 40 倍的二甲双胍，有效降低了小鼠体内肿瘤的生长速度。最近，Lee 等将人类的三阴乳腺癌组织移植到小鼠身上，然后用二甲双胍和血红素（特异性地降解 BACH1 蛋白，同时并不会影响其他信号通路）进行联合治疗。结果发现，单独使用二甲双胍治疗，或者单独抑制 BACH1 蛋白均无明显的抗癌效果。但是，当用血红素和二甲双胍联合治疗肿瘤小鼠时，小鼠体内肿瘤的生长被明显抑制。此外，研究还发现，当癌细胞本身的 BACH1 表达水平很低时，二甲双胍单独就能起到抗癌的效果。

二、临床研究

英国前瞻性糖尿病研究（UKPDS）结果显示，与饮食控制组相比，二甲双胍组随访 10 年后肿瘤发生风险降低 29％。Evans 等于 2005 年对 12 000 名 DM 患者进行队列研究，首次报道了服用二甲双胍的 DM 患者癌症发病率低于服用其他抗糖尿病药物治疗（如磺酰脲类和胰岛素）的患者，且发现肿瘤发病率降低与二甲双胍服用时间和剂量存在相关性。Bowker 等在 2006 年报告人群基础的队列研究显示，与胰岛素治疗组相比较，二甲双胍组肿瘤死亡率降低。Scottish 的队列研究也证实了二甲双胍对肿瘤总体的发生有保护作用。近期 Decensi 等对研究对象进行荟萃分析时发现，糖尿病患者中使用二甲双胍成人剂量为 1 500～2 250 mg/d，可使癌症发病率及死亡率降低 31％。继 Memmott 报道称二甲双胍可减少烟草致癌物引起的肺癌发生后，又有临床研究认为二甲双胍可改善肺癌的预后。Mazzone 等回顾性调查发现二甲双胍治疗的 2 型糖尿病患者发生肺癌的风险明显降低。Jiralerspong 等临床报道联合服用二甲双胍的糖尿病患者合并乳腺癌的病理完全缓解率为 24％，高于未使用二甲双胍的糖尿病患者 8％，也高于未服用二甲双胍的非糖尿病患者 16％，表明二甲双胍可能改善乳腺癌的预后。Chen 最近报告二甲双胍可以显著降低糖尿病人群肝癌发生的风险并具有剂量依赖性。Puntoni 等对研究对象进行荟萃分析时发现：服用二甲双胍者结肠癌的发生率明显降低，整体肿瘤的发生风险降低 10％。Lin Jie 等报告，与未服用二甲双胍的糖尿病患者相比，二甲双胍的使用与非小细胞肺癌随访期间的死亡率风险降低 24％（RR 0.76，95％CI 0.65～0.88）有关，且与诊断后使用的累积剂量有关，使用时间越长获益越明显（如超过两年者：RR 0.19，95％CI 0.09～0.40），并发现肺癌诊断前和诊断后早期使用二甲双胍者生存率改善更加明显。

第三节　二甲双胍降低肿瘤发生风险的机制

一、胰岛素依赖性作用

高胰岛素血症与肥胖和胰岛素抵抗（IR）有关。饮食诱导的高胰岛素血症动物模型试验中，Algire 等将二甲双胍阻碍肿瘤生长归因于降低循环胰岛素水平。由于高胰岛素血症与 IGF-1 升高有关，二甲双胍降低胰岛素和 IGF-1 水平可能部分解释该作用。Kalaany 等的一项研究验证了这一假设，该研究通过限制大鼠能量摄入，降低循环胰岛素和 IGF-1 水平，减少了癌症的发病率。IR 位于一系列促增殖信号通路，如磷脂酰肌醇 3-激酶/蛋白激酶 B/哺乳动物雷帕霉素靶蛋白（phosphatidylinositol 3 kinase（PI3K）/protein kinase B（PKB，又称 Akt）/mammalian target of rapamycin（mTOR），PI3K/Akt/mTOR）的上游。IGF1 受体（IGF1R）可与 IR-A 交联，绑定胰岛素刺激乳腺癌细胞增殖。Mulligan 等报告二甲双胍可以降低胰岛素水平，减少配体与 IR-A/IGF1R 的绑定，抑制肿瘤，改善乳腺癌预后。此外，二甲双胍可通过抑制肝糖异生和促进肌肉对糖的摄取，降低血糖和胰岛素水平，间接抑制肿瘤生长。

二、胰岛素非依赖性作用

（一）激活单磷酸腺苷活化的蛋白激酶（AMPK）

二甲双胍可以抑制 mTOR 信号通路。mTOR 是磷脂酰肌醇酯激酶相关性酶的家族成员之一，它在细胞生长和增殖的过程中发挥了关键作用。研究发现，多数肿瘤患者体内的 mTOR 表达增加、功能亢进，磷酸化的 mTOR 可促进肿瘤细胞增殖、分化，调节细胞周期、生长和血管新生，与恶性肿瘤进展的不利预后因素、对化疗和靶向治疗不敏感有关。二甲双胍可激活 AMPK，使磷酸化的结节性硬化抑癌基因（TSC2）抑制下游 mTOR 信号通路。mTOR 主要通过调节 mRNA 翻译过程中的关键酶磷酸化，促进蛋白合成和肿瘤生长等。体外试验显示二甲双胍对乳腺癌细胞的生长抑制作用与抑制 mTOR 通路相关。人表皮生长因子受体-2（HER-2）在超过大约 20% 的乳腺癌中过表达，是肿瘤细胞增殖的主要驱动因子。Vazquez-Martin A 等的研究显示，低浓度的二甲双胍通过抑制 mTOR，降低 HER-2 蛋白在乳腺癌细胞中的表达，抑制 HER-2 激酶活动，且二甲双胍也可以预防 HER-2 治疗中的耐药性，HER-2 靶向药物与二甲双胍联合治疗具有协同效应。最近的实验证明，小鼠纤维母细胞（MEFs）中的 AMPK 可在缺失 TSC2 的情况下直接抑制 mTOR。肿瘤抑制基因 LKB1 是 AMPK 上游的直接激活信号，对二甲双胍敏感，敲除了 LKB1 的细胞，其 AMPK 活性降低且 mTOR 通路有所上调。Huang 等分离出缺乏 LKB1 的人乳腺癌细胞、宫颈癌细胞、小鼠胚胎干细胞，发现二甲双胍抑制上述细胞增生的作用消失。Kalender 等在最近的体外实验中发现，二甲双胍在敲除 AMPK 和 TSC2 的细胞中，通过抑制重排活化基因鸟苷三磷酸酶(Rag GTPases)下调 mTOR,认为该作用可独立于 AMPK 和 TSC2 之外。

　　二甲双胍可活化 AMPK,使 p53 磷酸化,导致蛋白积聚,增加细胞周期相关蛋白激酶抑制剂 p21 的表达,阻滞肿瘤细胞周期。对胰岛素及胰岛素样生长因子(IGFs)系统下游相关蛋白的表达进行检测,发现二甲双胍能够下调磷酸化丝/苏氨酸蛋白激酶(p-AKT)的表达,其机制可能与二甲双胍活化 AMPK,使胰岛素受体底物-1 抑制性位点 Ser789 磷酸化有关。

　　此外,肿瘤的生长需要大量的 ATP 供给,这对缺氧和能量不足等的代谢适应对维持癌细胞的生存至关重要。二甲双胍激活 AMPK 后,可抑制脂肪酸合成酶的表达,降低乙酰辅酶 A 羧化酶的活性,减少乙酰辅酶 A 羧化酶产物丙二酸单酰-CoA 及脂肪的合成,从而降低体内低密度脂蛋白和甘油三酯的水平,而肿瘤细胞的存活需要高水平的脂肪酸,某些癌基因可通过乙酰辅酶 A 羧化酶及脂肪酸合酶等的激活和表达,促进脂肪酸从头合成。因此,二甲双胍可通过激活 AMPK,减少肿瘤组织脂肪的合成,降低肿瘤细胞的能量代谢,从而抑制肿瘤细胞增殖。

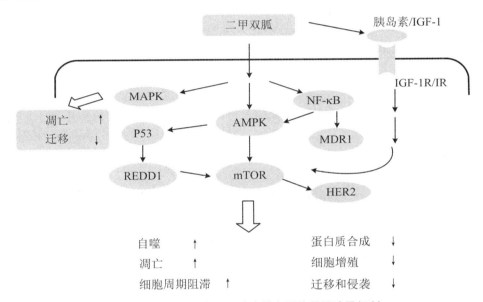

图 4.1　二甲双胍作用于肿瘤的主要信号通路及机制

IGF-1:insulin-like growth factor-1(胰岛素样生长因子-1);MAPK:mitogen-activated protein kinase(丝裂原活化蛋白激酶);REDD1:regulation in development and DNA damage responses-1(发育和 DNA 损伤反应调节);mTOR:mammalian target of rapamycin(雷帕霉素靶蛋白);NF-κB:nuclear factor-kappaB(核因子-κB);MDR1:multi-drug resistance-1(多药耐药性基因 1);HER2:human epidermal growth factor receptor-2(人上皮生长受体-2);IGF-1R:insulin-like growth factor-1 receptor(胰岛素样生长因子-1 受体);IR:insulin resistance(胰岛素抵抗)。

(二) 减轻氧化应激

　　糖尿病患者代谢异常,加重体内氧化应激和前炎症状态,细胞氧化还原能力受损,可诱发易感细胞癌变。另一可能的机制为糖尿病患者线粒体功能紊乱,DNA 修复供能不足,同时高水平活性氧(ROS)通过直接氧化或干扰 DNA 修复来破坏细胞 NDA,也可通过与蛋白质、脂质等反应干扰细胞自平衡,促进癌变过程。二甲双胍可修复线粒体的功能,抑制 ROS、糖基化终末产物(advanced glycation end products,AGEs)等的生成,改善细胞氧化应激。

（三）抑制炎症反应

慢性炎症与肿瘤发生密切相关。糖尿病患者脂肪组织的产生与胰岛素抵抗相关的前炎症因子如肿瘤坏死因子-α（tumor necrosis factor-α，TNF-α）等升高，在乳腺癌、结肠癌等的发生发展中可能起到重要的调节作用。TNF-α 激活 NF-κB（nuclear transcription factor-κ，NF-κB）通路，生成大量抗凋亡分子、趋化因子受体（chemokine receptor，CXCR）、单核细胞趋化蛋白-1（monocyte chemoattractant protein-1，MCP-1）、细胞间黏附分子-1（ICAM-1）等，通过影响肿瘤微环境中的炎症细胞和细胞基质，促进肿瘤细胞增殖、迁移和血管生成。Huang 等在人脐静脉内皮细胞试验中证明二甲双胍可抑制 TNF-α 诱导的活化 NF-κB，减轻炎症反应，该作用与 AMPK 磷酸化有关。此外，二甲双胍可直接下调 NF-κB，抑制下游的炎症反应。

（四）提高 T 细胞的记忆功能

Pearce 等指出，二甲双胍不仅能够增强 T 细胞对肿瘤细胞的记忆功能，加强免疫系统对肿瘤细胞和病毒感染的反应能力，还能保证对实验性抗癌疫苗的免疫保护。

总之，糖尿病患者的多种恶性肿瘤的发生风险增加，越来越多的动物实验和一些临床队列研究以及病例对照研究显示，二甲双胍的使用与肿瘤发生率降低有关，有一定的抗肿瘤作用和辅助化疗增敏作用，但仍需进一步探讨其确切机制，有待大样本、多中心随机对照明确其肿瘤的预防和治疗作用，尤其在非糖尿病人群中。为评估二甲双胍的安全性和有效性，目前已有多项注册的前瞻性临床试验正在进行中，研究对象以乳腺癌为主，研究目的除了观察二甲双胍是否在临床上对实体肿瘤有抑制作用外，还有研究将患者的最高耐受剂量作为研究目的，旨在观察二甲双胍能否降低化疗后的早期乳腺癌患者复发的风险。

参 考 文 献

［1］Ben Q，Xu M，Ning X，et al. Diabetes mellitus and risk of pancreatic cancer：amete-analysis of cohort studies［J］. Eur J Cancer，2011，47(13)：1928-1937.

［2］Mizuno S，Nakai Y，Isayama H，Diabetes is a useful diagnostic clue to improve the prognosis of pancreaticcancer［J］. Pancreatology，2013，13(3)：285-289.

［3］Wang C，Wang X，Gong G，et al. Increased risk of hepatocellular carcinoma in patients with diabetes mellitus：a systematic review and meta-analysis of cohort studies［J］. Int J Cancer，2012，130(7)：1639-1648.

［4］El-Serag H B，Tran T，Everhart J E. Diabetes increases the risk of chronic liver disease and hepatocellular carcinoma［J］. Gastroenterology，2004，126(20)：460-468.

［5］Boyle P，Boniol M，Koechlin A. Diabetes and breast cancer risk：a meta-analysis［J］. Br J Cancer，2012，107(9)：1608-1617.

［6］Limburg P J，Vierkant R A，Fredericksen Z S. Clinically confirmed type 2 diabetes mellitus and colorectal cancer risk：a population-based，retrospective cohort study［J］. Am J Gastroenterol，2006，101(8)：1872-1879.

［7］ Ren X，Zhang X，Zhang X. Type 2 diabetes mellitus associated with increased risk for colorectal cancer：evidence from an international ecological study and population-based risk analysis in China［J］. Public Health，2009，123(8)：540-544.

［8］ Schmid D，Behrens G，Jochem C，et al. Physical activity，diabetes，and risk of thyroid cancer：a systematic review and meta-analysis［J］. Eur J Epidemiol，2013，28(12)：945-958.

［9］ Wolink K Y，Carson K，Coldit G A. Obesity and cancer［J］. Oncologist，2010，15(6)：556-565.

［10］ 郑泉清，谢怀章，孙静锋. 糖尿病患者甲状腺癌发病风险的 Meta 分析［J］. 山东医药，2015，55(9)：12-14.

［11］ Parazzini F，La Vecchia C，Negri E. Diabetes and endometrial cancer：an Italian case-control study［J］. Int J Cancer，1999，81(4)：539-542.

［12］ Friberg E，Orsini N，Mantzoros C S，et al. Diabetes mellitus and risk of endometrial cancer：a meta-analysis［J］. Diabetologia，2007，50：1365-1374.

［13］ Bansal D，Bhansali A，Kapil G，et al. Type 2 diabetes and risk of prostate cancer：a meta-analysis of observational studies［J］. Prostate Cancer Prostatic Dis，2013，16(2)：151-158.

［14］ 王玲莉，任伟，樊晓栋，等. 糖尿病患者罹患肾脏恶性肿瘤危险性的 Meta 分析［J］. 中华内分泌外科杂志，2012，6(6)：379-383.

［15］ Lee J Y，Jeon I，Lee J M，et al. Diabetes mellitus as an independent risk factor for lung cancer：a meta-analysis of observational studies［J］. Eur J Cancer，2013，49(10)：2411-2423.

［16］ Castillo J J，Mull N，Reagan J L，et al. Creased incidence of non-hodgkin lymphoma，leukemia，and myeloma in patients with diabetes mellitus type 2：a meta-analysis of observational studies［J］. Blood，2012，119(21)：4845-4850.

［17］ Yang X，Ko G T C，So W Y，et al. Associations of hyperglycemia and insulin usage with the risk of cancer in type 2 diabetes：the Hong Kong diabetes registry［J］. Diabetes，2010，59(5)：1254-1260.

［18］ Browski D M. Glycated hemoglobin，diabetes treatment and cancer risk in type 2 diabetes. A case-control study［J］. Ann Agricul Enviro Med，2013，20(1)：116-121.

［19］ Kalli K R，Falowo O I，Bale L K，et al. Functional insulin receptors on human epithelial ovarian carcinoma cell：implications for IGF-II mitogenic signling［J］. Endocrinology，2002，143：3259-3267.

［20］ Ding E L，Song Y，Manson J E，et al. Sex hormone-binding globuln and risk of type 2 diabetes in women and men［J］. N Med，2009，361(12)：1152-1163.

［21］ 张宏，于德民，陈樱，等. 2 型糖尿病患者免疫功能变化与血糖和胰岛素水平相关性研究［J］. 标记免疫分析与临床，2002，9(2)：90-93.

［22］ Ben Q，Xu M，Ning X，et al. Diabetes mellitus and risk of pancreatic cancer：a meta-analysis of cohort studies［J］. Eur J Cancer，2011，47(13)：1928-1937.

［23］ Pierce B L，Austin M A，Ahsan H. Association study of type 2 diabetes genetic susceptibility variants and risk of pancreatic cancer：an analysis of PanScan-I data［J］. Cancer Causes Control，2011，22(6)：877-883.

［24］ Peairs K S，Barone B B，Snyder C F，et al. Diabetes mellitus and breast cancer outcomes：a system-atic review and meta-analysis［J］. J Clin Oncol，2011，29(1)：40-46.

［25］ Lipscombe L L，Goodwin P J，Zinman B，et al. The impact of diabetes on survival following breast cancer［J］. Breast Cancer Res Treat，2008，109(2)：389-395.

［26］ Mitri J，Castillo J，Pittas A G. Diabetes and risk of Non-Hodgkin's lymphoma：a meta-analysis of observational studies［J］. Diabetes Care，2008，31(12)：2391-2397.

［27］ Anisimov V N，Berstein L M，Egormin P A，et al. Effect of metformin on life span and on the development of spontaneous mammary tumors in HER-2/neutransgenic mice[J]. Exp Gerontol, 2005, 40(8-9): 685-693.

[28] Huang X, Wullschleger S, Shpiro N, et al. Important role of the LKB1-AMPK pathway in suppressing tumorigenesis in PTEN-deficient mice[J]. Biochem J, 2008, 412(2): 211-221.

[29] Tomimoto A, Endo H, Sugiyama M, et al. Metformin suppresses intestinal polyp growth in Apc-Min/$^+$ mice[J]. Cancer Sci, 2008, 99(11): 2136-2141.

[30] Memmott R M, Mercado J R, Maier C R, et al. Metformin prevents tobacco arcinogen: induced lung tumorigenesis[J]. Cancer Prev Res(Phila), 2010, 3(9): 1066-1076.

[31] Phoenix K N, Vumbaca F, Fox M M, et al. Dietary energy availability affects primary and metastatic breast cancer and metformin efficacy[J]. Breast Cancer Res Treat, 2010, 123(2): 333-344.

[32] UK Prospective Diabetes Study(UKPDS) Group. Effect of intensive blood-glucose control with metformin on complications in overweight patients with type 2 diabetes(UKPDS 34)[J]. Lancet, 1998, 352(9131): 854-865

[33] Evans J M, Donnelly L A, Emslie-Smith A M, et al. Metformin and reduced risk of cancer in diabetic patients[J]. BMJ, 2005, 330(7503): 1304-1305.

[34] Decensi A, Puntoni M, Goodwin P, et al. Metformin and cancer risk in diabetic patients: a systematic review and meta-analysis[J]. Cancer Prev Res(Phila), 2010, 3(11): 1451-1461.

[35] Mazzone P J, Rai H, Beukemann M, et al. The effect of metformin and thiazolidinedione use on lung cancer in diabetics[J]. BMC Cancer, 2012, 12: 410-417.

[36] Tan B X, Yao W X, Ge J, et al. Prognostic influence of metformin as first-line chemotherapy for advanced nonsmall cell lung cancer in patients with type 2 diabetes[J]. Cancer, 2011, 117(22): 5103-5111.

[37] Jiralerspong S, Palla S L, Giordano S H, et al. Metformin and pathologic complete responses to neoadjuvant chemotherapy in diabetic patients with breast cancer[J]. J Clin Oncol, 2009, 27(20): 3297-3302.

[38] Chen H P, Shieh J J, Chang C C, et al. Metformin decreases hepatocellular carcinoma risk in a dose-dependent manner: population-based and in vitro studies[J]. Gut, 2013, 62(4): 606-615.

[39] Lin J, Gill A, Zahm S H, et al. Metformin use and survival after non-small cell lung cancer: a cohort study in the U. S. military health system[J]. Int J Cancer, 2017, 141(2): 254-263.

[40] Chu D, Wu J, Wang K, et al. Effect of metformin use on the risk and prognosis of endometrial cancer: a systematic review and meta-analysis[J]. BMC Cancer, 2018, 18: 438.

[41] Bowker S L, Majumdar S R, Veugelers P, et al. Increased cancer-related mortality for patients with type 2 diabetes who use sulfony-lureas or insulin[J]. Diabetes Care, 2006, 29: 254-258.

[42] Libby G, Donnelly L A, Donnan P T, et al. New users of metformin are at low risk of incident cancer: a cohort study among people with type 2 diabetes[J]. Diabetes Care, 2009, 32: 1620-1625.

[43] Chen H P, Shieh J J, Chang C C, et al. Metformin decreases hepatocellular carcinoma risk in a dose-dependent manner: population-based and in vitro studies[J]. Gut, 2013, 62(4): 606-615.

[44] Loubière C, Dirat B, Tanti J F, et al. New perspectives for metformin in cancer therapy[J]. Ann Endocrinol, 2013, 74(2): 130-136.

[45] Goodwin P J, Pritchard K I, Ennis M, et al. Insulin-lowering effects of metformin in women with early breast cancer[J]. Clin Breast Cancer, 2008, 8(6): 501-505.

[46] Algire C, Amrein L, Bazile M, et al. Diet and tumor LKB1 expression interact to determine sensitivity to anti-neoplastic effects of metformin in vivo[J]. Oncogene, 2011, 30(10): 1174-1182.

[47] Kalaany N Y, Sabatini D M. Tumours with PI3K activation are resistant to dietary restriction[J].

Nature，2009，458(7239)：725-731.

[48] Belfiore A，Frasca F. IGF and insulin receptor signaling in breast cancer[J]. J Mammary Gland Biol Neoplasia，2008，13(4)：381-406.

[49] Pollak M. The insulin and insulin-like growth factor receptor family in neoplasia：an update[J]. Nat Rev Cancer，2008，8(12)：915-928.

[50] Mulligan A M，O'Malley F P，Ennis M，et al. Insulin receptor is an independent predictor of a favorable outcome in early stage breast cancer[J]. Breast Cancer Res Treat，2007，106(1)：39-47.

[51] Viollet B，Guigas B，Sanz G N，et al. Cellular and molecular mechanisms of metformin：an overview[J]. Clin Sci(Lond)，2012，122(6)：253-270.

[52] Green A S，Chapuis N，Maciel T T，et al. The LKB1/AMPK signaling pathway has tumorsuppressor activity in acute myeloid leukemia through the repression of mTOR-dependent oncogenic mRNA translation[J]. Blood，2010，116(20)：4262-4273.

[53] Gwinn D M，Shackelford D B，Egan D F，et al. AMPK phosphorylation of raptor mediates a metabolic checkpoint[J]. Mol Cell，2008，30(2)：214-226.

[54] Huang X，Wullschleger S，Shpiro N，et al. Important role of the LKB1-AMPK pathway in suppressing tumorigenesis in PTEN-deficient mice[J]. Biochem J，2008，412(2)：211-221.

[55] Kalender A，Selvaraj A，Kim S Y，et al. Metformin，independent of AMPK，inhibits mTORC1 in a rag GTPase-dependent manner[J]. Cell Metab，2010，11(5)：390-401.

[56] Jones R G，Plas D R，Kubek S，et al. AMP-activated protein kinase induces a p53-dependent metabolic checkpoint[J]. Mol Cell，2005，18(3)：283-293.

[57] Buzzai M，Jones R G，Amaravadi R K，et al. Systemic treatment with the antidiabetic drug metformin selectively impairs p53-deficient tumor cell growth[J]. Cancer Res，2007，67(14)：6745-6752.

[58] Cicero A F，Tartagni E，Ertek S. Metformin and its clinical use：new insights for an old drug in clinical practice[J]. Arch Med Sci，2012，8(5)：907-917.

[59] Vigneri P，Frasca F，Sciacca L，et al. Diabetes and cancer[J]. Endocr Relat Cancer，2009，16(4)：1103-1123.

[60] Cebioglu M，Schild H H，Golubnitschaja O. Diabetes mellitus as a risk factor for cancer：stress or viral etiology? [J]. Infect Disord Drug Targets，2008，8(2)：76-87.

[61] Mantovani A. Cancer：Inflaming metastasis[J]. Nature，2009，457(7225)：36-37.

[62] Wu Y，Zhou B P. TNF-alpha/NF-kappaB/Snail pathway in cancer cell migration and invasion[J]. Br J Cancer，2010，102(4)：639-644.

[63] Huang N L，Chiang S H，Hsueh C H，et al. Metformin inhibits TNF-alpha-induced IkappaBkinase phosphorylation，IkappaB-alpha degradation and IL-6 production in endothelial cells through PI3K-dependent AMPK phosphorylation[J]. Int J Cardiol，2009，134(2)：169-175.

[64] 姚烽，汲广岩，张力. 腺苷酸活化蛋白激酶：炎症调控新靶点[J]. 生理学报，2012，64(3)：41-345.

[65] Zhou J，Massey S，Story D. Metformin：an old drug with new appli-cations[J]. Int J Mol Sci，2018，19(10)：2863.

[66] Yong L，Yi Y，Yang L，et al. Metformin targets multiple signaling pathways in cancer[J]. Chin J Cancer，2017，36：17.

[67] Gandini S，Heckman-Stoddard B M，Dunn B K，et al. Metformin and cancer risk and mortality：a systematic review and meta-analysis taking into account biases and confounders[J]. Cancer Prev Res，2014，7：867-885.

[68] Fujita K，Lwama H，Miyoshi H，et al. Diabetes mellitus and metformin in hepatocellular carcinoma

[J]. World J Gastroenterol，2016，22(27)：6100-6113.

[69] Vazquez-Martin A，Oliveras-Ferraros C，Menendez J A，et al. The antidiabetic drug metformin suppresses HER2(erbB-2) oncoprotein overexpression via inhibition of the mTOR effector p70S6K1 in human breast carcinoma cells[J]. Cell Cycle，2009，8：88-96.

[70] Vazquez-Martin A，Oliveras-Ferraros C，del Barco S，et al. The antidiabetic drug metformin：a pharmaceutical AMPK activator to overcome breast cancer resistance to HER2 inhibitors while decreasing risk of cardiomyopathy[J]. Annais Oncology，2009，20(3)：592-595.

[71] Pearce E L，Walsh M C，Cejas P J，et al. Enhancing CD8 T-cell memory by modulating fatty acid metabolism[J]. Nature，2009，460(7251)：103-107.

[72] Hatoum D，McGowan E M. Recent Advances in the use of metformin：can treating diabetes prevent breast cancer？ [J]. Biomed Res Int，2015，2015：548436.

[73] Febbraro T，Lengyel E，RomeroI L. Old drug，new trick：repurposing metformin for gynecologic cancers？ [J]. Gynecol Oncol，2014，135(3)：614-621.

[74] Lee J，Yesilkanal A E，Wynne J P，et al. Effective breastcancer combination therapy targeting BACH1 and mitochondrial metabolism[J]. Nature，2019，568(7751)：254-258.

[75] Wheaton W W，Weinberg S E，Hamanaka R B，et al. Metformin inhibits mitochondrial complex I of cancer cells to reduce tumorigenesis[J]. eLife，2014，13(3)：2242.

[76] Dowling R J，Lam S，Bassi C，et al. Metformin pharmacokinetics in mouse tumors：implications for human therapy[J]. Cell Metabolism，2016，23(4)：567-568.

第五章　二甲双胍和糖尿病肾脏疾病

第一节　糖尿病肾脏疾病概述

一、糖尿病肾脏疾病的概念和临床诊断

糖尿病肾脏疾病(diabetic kidney disease,DKD)是糖尿病患者的一个重要并发症,其中最具特征性的是糖尿病肾小球硬化症,即所谓的糖尿病肾病(diabetes nephropathy,DN),它是糖尿病患者最重要的微血管慢性并发症之一。2007 年,美国国家肾脏基金会(NKF)所属"肾脏病预后质量提议"(K/DOQI)工作组制定的《糖尿病与慢性肾脏疾病(CKD)的临床诊断治疗指南》建议将糖尿病导致的肾脏疾病命名为糖尿病肾脏疾病(DKD)。DKD 是指由糖尿病引起的慢性肾病,病变可累及全肾,包括肾小球、肾小管、肾间质、肾血管等,用 DKD 代替传统专业术语糖尿病肾病(DN),主要包括 GFR<60 mL/(min・1.73 m²)和/或 ACR>30 mg/g 肌酐持续超过 3 个月。保留了糖尿病肾小球病变或糖尿病肾病(diabetic glomerulopathy,DG 或 diabetic nephropathy,DN,以蛋白尿为主要表现)这一病理诊断术语。2014 年,美国糖尿病协会(ADA)与美国肾脏基金会(NKF)就此达成共识。最近有学者提出,正常白蛋白尿糖尿病肾脏疾病(normal albuminuric diabetic kidney disease,NADKD)符合 WTO 或 ADA 糖尿病诊断标准,即 eGFR<60 mL/(min・1.73 m²),ACR<30 mg/g 肌酐。NADKD 患者与有蛋白尿的 DM 患者相比,GFR 下降速率慢,易发生心血管疾病并发症。

DKD 属于慢性肾脏疾病(CKD)范畴,当糖尿病合并 CKD 时,应结合临床综合分析,判断患者是属于单一 DKD、非 DKD(NDKD)还是 DKD 合并 NDKD,当临床不能明确区别时,可进行肾穿刺病变检查,以指导更好地治疗。当糖尿病合并 CKD 遇到以下情况时,应考虑存在非 DKD(NDKD)的可能:① 糖尿病病程较短;② 单纯肾源性血尿或蛋白尿伴血尿者;③ 在短期内肾功能迅速恶化者;④ 不伴视网膜病变;⑤ 突然出现水肿和大量蛋白尿而肾功能正常;⑥ 显著肾小管功能减退者;⑦ 合并明显的异常管型;⑧ 应用 ACEI 后短期出现明显的肾功能恶化。肾脏活检病理是 DKD、NDKD 和 DKD + NDKD 的鉴别诊断金指标,但临床实践中存在实施困难。2 型糖尿病患者合并 CKD 中,NDKD 所占比例为 33%～72.3%,并不少见,常被误诊为 DKD,特别是"沉默"CKD(如多囊肾、肾发育不良、急性肾衰

后和衰老相关的慢性肾病等），从而导致失去特异性治疗的机会。建议所有 DM 合并 CKD 患者，都像无糖尿病的 CKD 患者一样做诊断评估。DKD 的临床诊断见表 5.1。

表 5.1　DKD 的临床诊断

GFR	CKD 分期	白蛋白尿		
		正常	微量	大量
>60	1＋2	存在风险	可能 DKD	DKD
30～60	3	可能性小	可能 DKD	DKD
<30	4＋5	可能性小	不太可能	DKD

要结合患者的病史和微血管病变（如 DR）等；GFR 单位：mL/(min·1.73 m^2)。

二、流行病学

1936 年，Kimmelstie 和 Wilson 首先在 2 型糖尿病患者中描述了典型的糖尿病肾病的病理改变。四五十年前，几乎 50% 的 1 型糖尿病患者最终将发生 DKD，近年来，虽然治疗条件明显改善，但 1 型糖尿病患者临床蛋白尿的患病率仍在 30% 左右，若不采取适当治疗，临床蛋白尿患者将在平均 7～10 年内进展至 ESRD。

1 型糖尿病患者 DKD 的发生与病程明显有关，第一个十年期间临床 DKD 发生率很低。有报告称 1 型糖尿病患者起病 18 年后，DKD 的年发病率明显上升了 2%～3%；发病高峰在糖尿病病程的 15～20 年，20～30 年后，20%～40% 的患者表现为不可逆性肾衰。既往认为 2 型糖尿病患者发生 DKD 的危险小，但最近有研究对 1 型糖尿病患者和 2 型糖尿病患者进行了长达 30 年的随访，发现不论 1 型糖尿病患者，还是 2 型糖尿病患者，蛋白尿和肾衰的发生率相似。来自德国的报告显示，在病程大于 20 年的糖尿病患者中，1 型糖尿病和 2 型糖尿病患者血清肌酐大于 1.4 mg/L 的发生率分别为 59% 和 63%，因此，2 型糖尿病患者发生 ESRD 亦是常见的。有文献报告称，2 型糖尿病患者 5%～10% 因肾病致死，由于 2 型糖尿病患者常占糖尿病总数的 90% 左右，故糖尿病伴 ESRD 的患者大多数为 2 型糖尿病。据美国、日本和大多数发达国家报告称，糖尿病现已成为全球 ESRD 需透析或肾移植单个最主要的原因。依据 1995 年美国肾脏资料系统报告，1992 年，205 798 例接受透析治疗或肾移植的患者中，有 54 586 例为糖尿病患者；1992 年，在全年新发生的 54 586 例 ESRD 患者中，有 19 790 例（占 36.35%）被诊断为与糖尿病有关。最近国内张路霞等在《新英格兰医学杂志》发表了有关中国糖尿病患者肾病流行病学的调查情况的论文，研究发现我国估计有 2 430 万的糖尿病慢性肾病患者，其中 60.5% 的人肾功能尚在正常范围内，但伴有轻度蛋白尿。该研究采用医院质量监测系统（HQMS）追踪住院患者，对 2010～2015 年在 3 级医院住院的 3 530 万例患者数据进行了分析，同时对 2010～2011 年一般人群中选取 47 204 例作为全国代表性样本进行了分析。研究同时还发现，2010 年，在中国住院患者中，糖尿病慢性肾病的比例低于肾小球肾炎相关慢性肾病。然而，从 2011 年起，糖尿病慢性肾病的比例开始超过肾小球肾炎相关慢性肾病，且两者之间的差距不断增大。

表 5.2　1 型和 2 型糖尿病患者微量和大量白蛋白尿的患病率和发病率

	1 型糖尿病	2 型糖尿病
微量白蛋白尿患病率(%)	10～25	15～25
大量白蛋白尿患病率(%)	15～20	10～25
大量白蛋白尿发病率(%)	1～3/年	0～3/年
大量白蛋白尿累积发生率(%,病程 20 年)	28～34	25～31

三、糖尿病肾脏疾病的发生机制

DKD 由糖尿病所致,主要与长期高血糖有关,包括 HbA1c 控制不达标和血糖波动大。其发病机制尚不十分明确,涉及代谢紊乱、肾小球血流动力异常和遗传易感性等因素,此外,高血压、脂代谢异常、高尿酸血症、吸烟和肥胖危险也参与和促进了 DKD 的发生和发展。糖尿病肾脏疾病的发生机制如图 5.1 所示。

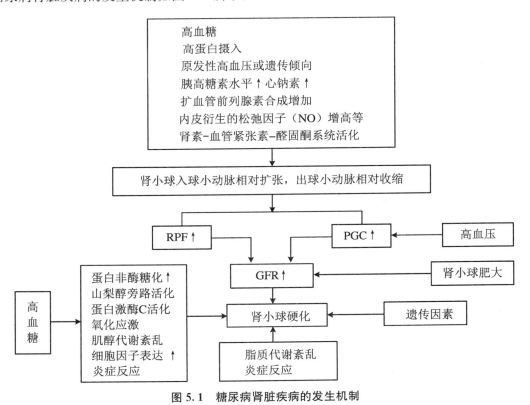

图 5.1　糖尿病肾脏疾病的发生机制

第二节　二甲双胍的肾脏保护作用

二甲双胍作为糖尿病患者抗高血糖治疗的一线药物已有 60 余年,近年来研究显示其在降低血糖的同时也对糖尿病肾脏病变提供一定的保护作用,且其作用部分独立于降血糖之外。

一、动物实验

Sayed 给予糖尿病大鼠模型口服二甲双胍 12 周后发现,其肾脏系膜区扩张情况较模型组改善明显。Sokolovska 等也发现二甲双胍可有效改善糖尿病大鼠肾组织细胞外基质的形成,抑制葡萄糖转运蛋白 1 参与的肾小球硬化。Alhaider 等发现连续应用 500 mg/ kg 的二甲双胍 8 周后,糖尿病大鼠肾组织炎性反应细胞浸润、间质纤维化和基膜增厚程度均低于未治疗组。Louro 等分别给予糖尿病大鼠胰岛素、二甲双胍和格列齐特,结果发现,二甲双胍治疗组和胰岛素治疗组的肾组织中,炎性反应和纤维化指标均不同程度低于未治疗组和格列齐特治疗组,同时肾脏足细胞降解和间质纤维化也有所改善。宋成军等给予糖尿病大鼠二甲双胍灌胃 35 d 后发现,其肾组织转化生长因子(TGF-β)和信号转导分子 Smad3 蛋白表达水平低于未治疗组,而以上两种蛋白的表达与肾小球硬化和肾间质纤维化改变密切相关。

二、临床研究

Amador Licona 等通过随机试验观察到服用了 12 周二甲双胍的糖尿病患者对比服药前其微量白蛋白尿平均降低 24.2 mg($P = 0.008$),收缩压和舒张压平均降低 5.3 mill Hg($P = 0.002$,1 nlln Hg = 0.133 kPa)和 3.93 mm Hg($P = 0.009$),总胆固醇和甘油三酯平均减少 0.45 mmol/L($P = 0.002$)和 0.18 mmol/L($P = 0.04$),推测二甲双胍通过降压、调脂、控制代谢等,改善肾功能,延缓 DKD 早期病变。肖雪娜等的一项临床试验显示,在早期 DKD 患者中使用二甲双胍前、后血清高敏 C 反应蛋白(hs-CRP)水平及尿白蛋白排泄率均降低,且效果优于阿卡波糖组。另有研究表明,应用二甲双胍强化治疗肥胖的 2 型糖尿病患者,可有效减少包括肾功能衰竭在内的糖尿病相关临床终点事件。Bell 等在一项 25 000 例的大样本队列研究中发现,二甲双胍在伴和不伴 DKD 的患者中的使用都是安全的,二甲双胍的使用没有升高急性肾脏损害(AKI)的发生率,且使用二甲双胍伴 AKI 患者的生存率更高。在另一种回顾性的队列研究中,Stephen 等发现在接受肾移植的糖尿病患者中,登记服用二甲双胍的患者的所有结局优于未登记使用二甲双胍的患者。在一个开放的样本量为 46 988 的 2 型糖尿病的队列研究中,Hippisley-Cox 等报告与未使用二甲双胍组比较,使用二甲双胍组的糖尿病患者严重肾功能不全的发生率明显降低。近期的一份荟萃分析报告显示:使用二甲双胍与糖尿病伴 CDK 患者全因死亡、充血性心衰和慢性肝病的发生率降低有关。

第三节　二甲双胍的肾脏保护机制

一、抗炎作用

高血糖所致的代谢紊乱和血流动力学变化激活炎症反应在 DKD 的发生和发展中扮演着重要的角色,在分子水平激活细胞内信号通路和转录因子。炎症因子,如白细胞介素-1(IL-1)、白细胞介素-6(IL-6)和肿瘤坏死因子-α(TNF-α)等刺激细胞黏附分子和生长因子表达,增加内皮细胞的渗透性,促进肾小球系膜增殖,肾小球肥大和活性氧(ROS)的生成。趋化因子如细胞间黏附分子-1(ICAM-1),血管细胞黏附分子-1(vascular cell adhesion molecule-1,VCAM-1)和单核细胞趋化蛋白-1(MCP-1),增强白细胞对肾血管内皮的黏附及浸润。

高血糖、糖基化终末产物(advanced glycation end product,AGE)、血管紧张素 II(angiotensin II,Ang II)等都可激活肾小球膜细胞和肾小管上皮细胞的核因子-κB(NF-κB)通路,参与多种炎症因子、趋化因子的产生,参与成纤维细胞的增生分化,基底膜外基质交联及细胞凋亡等过程。在 DKD,多种炎症细胞和肾脏的肾小管细胞、肾小球系膜细胞、肾小球内皮细胞、足细胞都会产生 TNF-α、MCP-1。二甲双胍通过激活 AMPK,阻止 IκB-α 的磷酸化和 IκB-α 的降解,降低高糖诱导的肾小球膜细胞 NF-κB 和 NF-κB 依赖的许多炎症因子和黏附分子,如 MCP-1、ICAM-1、转化生长因子-β1(transforming growth factor-β,TGF-β1)mRNA 的表达。TGF-β 可促进肾脏细胞胶原基因的表达和肾小球细胞外基质的合成,降低细胞外基质的降解,从而导致肾小管间质纤维化、肾小球基底膜增厚和肾小球硬化。研究表明,二甲双胍可降低肾组织 TNF-α、TGF-β 水平。转录因子 3(activating transcription factor-3,AFT-3)是环磷酸腺苷(cAMP)反应原件结合蛋白家族成员,二甲双胍可通过上调 ATF-3 的表达抑制脂多糖(lipopolysaccharide,LPS)刺激的鼠巨噬细胞产生炎症因子,二甲双胍还可诱导 AFT-3 占据 TNF-α、IL-6 的启动子,竞争性抑制 NF-κB 与 TNF-α、IL-6 启动子的结合而抑制 TNF-α、IL-6 的生成。

二、减轻氧化应激

高糖可通过多种机制如 AGE 的产生增多、刺激线粒体释放过氧化物,激活多元醇通路、激活还原型烟酰胺腺嘌呤二核苷酸磷酸(nicotinamide adenine dinucleotide phosphate,NADPH)氧化酶等诱导体内产生过多的 ROS,超过了机体对其的清除能力,导致糖尿病患者氧化应激增强,进而致细胞凋亡和器官功能下降,特别是肾小球足细胞凋亡,足突消失,蛋白尿增加,还可引起肾小球系膜细胞、血管内皮细胞氧化损伤,致肾小球纤维化。二甲双胍是 AMPK 激活剂,可通过增加 AMPK 磷酸化,降低 AGE 的产生和 ROS 水平,是其保持氧化还原平衡的重要机制。

氧化应激可致 DKDA 损伤,鸟嘌呤氧化成 8-羟基脱氧鸟苷(8-hydroxy-deoxyguanosine,

8-OHdG)是 DNA 氧化损伤的标志,8-OHdG 增多致 DNA 突变,DNA 损伤后的 DNA 修复致细胞周期推迟,诱导细胞凋亡,包括足细胞。Kim J 等发现,在糖尿病大鼠肾脏 AMPK 活性明显下降,尿和肾组织的 8-OHdG 水平明显升高时,小鼠表现为肾小球基质膨胀,小管间质性损害,蛋白尿增多,二甲双胍治疗通过增加 AMPK 活性缓解该表现,降低尿和肾组织 8-OHdG 水平。Piwkowska 等也报道,二甲双胍通过激活 AMPK,可以降低 NADPH 氧化酶活性,降低体外培养的足细胞 ROS 的生成,缓解氧化所致的足细胞损伤。

　　一氧化氮(NO)和超氧自由基反应产生过氧化亚硝酸盐,糖尿病小鼠肾脏亚硝酸盐含量明显升高。Maheshwari 等报道,二甲双胍可使肾脏亚硝酸盐含量降至正常水平,同时降低肾组织的丙二醛(malondialdehyde,MDA)含量,增加抗氧化剂超氧化物歧化酶、过氧化氢酶的活性,降低蛋白尿和血肌酐(serum creatinine,SCr)水平。Buldak 等也发现,二甲双胍可降低体外培养的单核巨噬细胞 NADPH 的水平,增加抗氧化酶超氧化物歧化酶、谷胱甘肽过氧化酶的表达。二甲双胍还可抑制呼吸链复合物-1,缓解肾小管的氧化应激损伤。

三、缓解肾脏缺氧和能量消耗

　　二甲双胍的多种作用与 AMPK 的激活有关,AMPK 是保守的丝氨酸苏氨酸蛋白激酶,在能量受限的情况下保护细胞的功能,激活的 AMPK 使细胞从合成代谢转化为分解代谢,减少三磷酸腺苷(adenosine triphosphate,ATP)的消耗,保存能量。慢性缺氧和肾小管间质纤维化是 DKD 的主要病变之一,缺氧诱导因子-1α(hypoxia-inducible factor-1α,HIF-1α)在这一病理过程中起着重要作用。目前认为慢性缺氧介导的 HIF-1 的表达增加是 DKD 的发病和进展的重要因素,慢性缺氧使肾小管细胞 HIF-1 表达增加,促进结缔组织生长因子生成、上皮间质转化、肾小球上皮细胞的凋亡,基质产生增多,导致肾纤维化。Takiyama Y 等报道称,在人的肾小管上皮细胞,缺氧使 HIF-1α 表达增多,二甲双胍可抑制线粒体呼吸链,减少耗氧量,降低细胞内的 ATP 水平,紧接着增加 AMPK-α 磷酸化而激活 AMPK,促进 HIF-1α 蛋白酶体的降解,抑制 HIF-1α 表达,抑制 HIF-1α 诱导的纤溶酶原激活物抑制-1(plasminogen activator inhibition of-1,PAI-1)、血管内皮生长因子(vascular endothelial growth factor,VEGF)和葡萄糖转运蛋白-1(glucose transporter-1,Glut-1)mRNA 等的表达。

　　肾脏的葡萄糖和电解质的重吸收以及过滤都需要耗氧,肾脏通过氧化磷酸化和糖酵解产生 ATP,在缺氧的情况下,肾脏通过巴斯德效应厌氧发酵产生 ATP 来维持肾脏的功能。高糖即使在缺氧情况下也增加氧耗,可见高糖可抑制巴斯德效应,二甲双胍通过抑制线粒体呼吸链复合物 1 减少氧耗,减少氧化应激,缓解能量缺失,恢复被高糖损害的巴斯德效应。

四、抑制肾脏肥大

　　DKD 最初的结构改变包括肾脏增大和细胞肥大,细胞内 RNA 含量和蛋白质增加,而不是细胞的增殖,肾脏细胞肥大与 TGF-β1 和 Ang-II 等的生成增多、基质的堆积有关,是 DKD 的发生机制之一。细胞肥大增加蛋白质合成率,蛋白质合成消耗细胞内能量,而高糖可诱导蛋白质的合成,抑制 AMPK 的磷酸化和活性,二甲双胍可促进 AMPK 磷酸化,从而抑制能量消耗,抑制肾脏肥大。

　　肾脏增大包括肾小球和肾小管的增大,细胞生长的调控最终发生在细胞周期水平上,在这一过程中,细胞周期调控蛋白起着关键作用。p21 作为一种具有最广泛激酶抑制活性的细胞周期负调控蛋白,它与早期 DKD 肾脏肥大密切相关。p21 存在于细胞核中,可结合并抑制特定周期素-周期素依赖性激酶复合物的活性,引起细胞周期停滞,使成视网膜细胞瘤蛋白不能磷酸化,从而不能释放转录因子 E2F,使 G_1 期过度延长,细胞增殖受抑制,导致细胞肥大。Kuan 等研究发现,在体外,高糖诱导的大鼠系膜细胞肥大与 p21 蛋白表达水平升高有关。Molnar 等报道二甲双胍通过激活 AMPK 来抑制高糖诱导的 p21 表达。

　　多项研究表明,高血糖通过诱导磷脂酰肌醇-3 激酶(PI3K)、蛋白激酶 B(protein kinase B,PKB)的活化,激活雷帕霉素靶蛋白(mTOR)信号通路。mTOR 作为细胞内重要的信号通路,能够调节蛋白质合成起始和延长阶段中一些关键分子,控制蛋白质的合成,其活性改变对糖尿病肾脏结构改变,包括肾小球肥大、基底膜增厚及细胞外基质沉积也起着重要的作用。动物实验报告称,糖尿病肾病大鼠肾组织中 AMPK 活性被抑制,致其下游 mTOR 信号通路分子(包括磷酸化的真核延伸因子 2 激酶、磷酸化的起始因子 4E 结合蛋白 1 等)活化,促使细胞外基质蛋白合成增加。Langer 等报道,高糖可诱导人足细胞 mTOR 磷酸化,二甲双胍进入足细胞后,可逆转高糖导致的足细胞 AMPK 磷酸化降低、mTOR 的激活,抑制细胞凋亡蛋白酶-3 的活性,从而抑制足细胞凋亡。

五、抑制肾脏的脂毒性

　　肾脏的脂毒性也是 DKD 发生发展的重要因素。脂毒性可促进 ROS 产生,促炎因子和促纤维化因子的释放,进而导致肾脏细胞凋亡和慢性肾小管损伤。游离脂肪酸(FFA)和白蛋白结合可促进炎症因子释放,促进肾小管间质病变的发生。Zhang 等研究发现,大鼠注射 FFA 后,肾组织 ICAM-1、TNF-α 和 PAI-1 表达均明显升高,PAI-1 还可以通过刺激白细胞和胶原生成细胞迁移到损伤组织,促进胶原沉积,导致纤维化。王小英等发现,高脂喂养联合低剂量链脲佐菌素诱导的早期 DKD 大鼠模型总胆固醇(TC)、低密度脂蛋白-胆固醇(LDL-C)、甘油三酯(triglyceride,TG)、FFA 水平升高,高密度脂蛋白-胆固醇(HDL-C)水平降低,二甲双胍可降低 TC、LDL-C、TG、FFA 水平,提高 HDL-C 水平,防止早期 DKD。

六、改善肾脏高滤过

　　肾脏高滤过状态所致血流动力学紊乱,最终可导致蛋白溢出和系膜基质过度产生和肾小球纤维化。微量白蛋白尿是 DKD 早期病变的证据。Norma 等的临床研究表明,二甲双胍可通过温和降低血压和显著改善 IR 而有效缓解 DM 患者微量蛋白尿,延缓 DKD 进展。IR 时,NO 的过度产生导致入球小动脉扩张和肾小球高滤过,二甲双胍可有效改善 IR;此外,二甲双胍通过改善胰岛素抵抗和降低交感神经兴奋性等,可轻度降低血压,该作用可能也参与肾小球高滤过的减轻。

七、减少脂质沉积

肾皮质固醇调节元件结合蛋白-1（SERBP-1）是一种核转录因子，通过前体蛋白释放活性片段进入细胞核，直接参与调控有关脂肪酸和甘油三酯合成相关的酶基因的表达。DM前期，肾组织中肾皮质固醇调节元件结合蛋白-1（SREBP-1）升高，调节脂肪酸合成酶（FAS），乙酰辅酶 A 羧化酶（ACC）等脂肪合成相关酶，增加肾脏脂肪沉积，是 DKD 的发病机制之一。一般认为血脂升高是造成肾脂质沉积的重要原因，近年来王薇等通过 OLETF 大鼠模型证明，SERBP-1 表达增加局部脂质，进而导致肾脏病变，改善肾局部甘油三酯同样会减轻肾损害，可以不依赖循环血脂的改善。二甲双胍可有效降低 DM 大鼠模型肾组织中 SERBP-1、FSAmRNA 及 ACCmRNA 表达，减轻大鼠早期肾脏病变。另一方面，胰岛素也是调节 SERBP-1 的主要激素，二甲双胍还可通过调节胰岛素水平参与 SERBP-1 介导的基因表达。

八、抑制 TGF-β1/Smda3 信号通路

高糖可以激活转化生长因子（TGF-β1）/信号转导分子（Smads）的信号通路。其中，TGF-β1 在肾脏表达最为丰富，Smads 家族蛋白是新近发现的参与 TGF-β 家族在细胞内信号转导的蛋白质，在将 TGF 信号从细胞表面受体转移到核内的过程中起关键作用。DM 高糖状态促使 TGF-1 活化，磷酸化 Smad3 并与之形成低聚体复合物转移至细胞核内，增加细胞外基质（extracellular matrix，ECM）合成积聚，促进肾小球硬化和肾脏肥大，参与了 DKD 的病理过程。宋成军等通过大鼠试验证明二甲双胍可有效抑制肾脏 TGF-β1 和 Smad3 蛋白的表达，减少 ECM 的合成，减轻肾小球硬化、间质纤维化和肾脏肥大，从而延缓 DKD。

九、抑制糖基化

糖在无酶催化条件下与蛋白质的氨基反应生成初期糖基化产物，后者经过复杂反应，通过二碳基中间体不可逆生成交联荧光蛋白衍生物 AGEs。在 DM 患者中，非酶化反应增加，AGEs 在固有的结构蛋白上形成修饰，如胶原蛋白、纤维连接蛋白、微管蛋白、层粘连蛋白、肌动蛋白等，破坏它们的功能和结构的完整性，参与糖尿病慢性并发症的发生和发展。此外，AGEs 尚可通过与其受体（RAGE）特异性结合，浓度依赖性地激活下游信号通路，刺激细胞产生过量 ROS，促进炎症反应和纤维化反应，这是 DKD 进展的一个重要原因。Yuji 等通过试验证明，二甲双胍可抑制组织细胞对 AGEs 的修饰，减少 RAGE mRNA 表达，从而减少 ROS 生成和细胞凋亡，且反映肾脏炎症和纤维化程度的单核细胞趋化蛋白-1（MCP-1），转化生长因子（TGF-1）mRNA 的水平也有所下降。临床研究发现，2 型糖尿病患者服用二甲双胍 24 周后，其 AGEs 水平明显低于基线值和安慰剂组。

总之，DKD 是糖尿病长期血糖控制不达标所致，其他一些危险因素也参与其发生和发展。二甲双胍是一线首选的抗高血糖药物，近年来，有证据显示其不仅在 DKD（GFR 适当的情况下）中的使用是安全的，且发现其具有一定的肾脏保护作用，但机制尚不十分明确，可能通过抗炎、抗氧化和抑制肾脏的脂毒性等多种途径发挥对 DKD 的保护作用，为临床糖尿

病肾病的防治提供新的治疗方法，但尚需更多的临床试验进一步证实，并探讨其确切的机制。

参 考 文 献

［1］中华医学会糖尿病学分会微血管并发症学组．中国糖尿病肾脏疾病防治临床指南［J］．中华糖尿病杂志，2019，11（1）：15-28.

［2］Zhang L，Long J，Jiang W，et al．Trends in chronic kidney disease in China［J］．N Engl J Med，2016，375：905.

［3］Pilmore H L．Review：metformin：potential benefits and use in chronic kidney disease［J］．Nephrology（Carlton），2010，15（4）：412-418.

［4］Herrington W G，Levy J B．Metformin：effective and safe in renal disease？［J］．Int Urol Nephrol，2008，40（2）：411-417.

［5］Corremans B，Vervaet B A，Haese，P C D，et al．Metformin：a candidate drug for renal diseases［J］．J Mol Sci，2019，20（1）：42.

［6］Bell S，Farran B，McGurnaghan S，et al．Risk of acute kidney injury and survival in patients treated with metformin：an observational cohort study［J］．BMC Nephrol，2017，18：163.

［7］Stephen J，Anderson-Haag T L，Gustafson S，et al．Metformin use in kidney transplant recipients in the United States：an observational study［J］．Am J Nephrol，2014，40：546-553.

［8］Hippisley-Cox J，Coupland C．Diabetes treatments and risk of amputation，blindness，severe kidney failure，hyperglycaemia，and hypoglycemia：open cohort study in primary care［J］．BMJ，2016，352：1450.

［9］Crowley M J，Diamantidis C J，McDuffie J R，et al．Clinical outcomes of metformin use in populations with chronic kidney disease，congestive heart failure，or chronic liver disease：a systematic review［J］．Ann Intern Med，2017，166：191-200.

［10］Bonnefont-Rousselot D．Antioxidant and anti-AGE therapeutics：evaluation and perspectives［J］．J Soc Biol，2001，195（4）：391-398.

［11］Louro T M，Matafome P N，Nunes E C，et al．Insulin and metformin may prevent renal injury in young type 2 diabetic Goto-Kakizakirats［J］．Eur J Pharmacol，2011，653（1-3）：89-94.

［12］Maheshwari R A，Balaraman R，Sen A K，et al．Effect of coenzyme Q10 alone and its combination with metformin on streptozotocin-nicotinamide-induced diabetic nephropathy in rats［J］．Indian J Pharmacol，2014，46（6）：627-632.

［13］Agrawal N K，Kant S．Targeting inflammation in diabetes：newer therapeutic options［J］．World J Diabetes，2014，5（5）：697-710.

［14］Yi B，Hu X，Zhang H，et al．Nuclear NF-κB p65 in peripheral blood mononuclear cells correlates with urinary MCP-1，RANTES and the severity of type 2 diabetic nephropathy［J］．PLoS One，2014，9（6）：e99633.

［15］陈频，陈晶波，陈文钰，等．槲皮素对糖尿病大鼠肾脏泛素蛋白酶系统介导核因子-κB p65 表达的影响［J］．中华内科杂志，2012，51（6）：460-465.

［16］Gu J，Ye S，Wang S，et al．Metformin inhibits nuclear factor-κB activation and inflammatory cytokines expression induced by high glucose via adenosine monophosphate-activated protein kinase activation in rat glomerular mesangial cells in vitro[J]. Chin Med J(Engl)，2014，127(9)：1755-1760.

[17] Chung C H，Fan J，Lee E Y，et al. Effects of tumor necrosis factor-α on podocyte expression of monocyte chemoattractant protein-1 and in diabetic nephropathy[J]. Nephron Extra，2015，5(1)：1-18.

[18] Hattori Y，Suzuki K，Hattori S，et al. Metformin inhibits cytokine-induced nuclear factor κB activation via AMP-activated protein kinase activation in vascular endothelial cells[J]. Hypertension，2006，47(6)：1183-1188.

[19] Xie S，Lu K，Zhang Y，et al. Effects of JiangyaXiaoke prescription on TGF-β_1 in diabetic nephropathy rats with hypertension and its mechanisms[J]. Int J Clin Exp Med，2015，8(4)：5129-5136.

[20] Kim J，Kwak H J，Cha J Y，et al. Metformin suppresses lipopolysaccharide(LPS)-induced inflammatory response in murine macrophages via activating transcription factor-3(ATF-3) induction[J]. J Biol Chem，2014，289(33)：23246-23255.

[21] Kim J，Shon E，Kim C S，et al. Renal podocyte injury in a rat model of type 2 diabetes is prevented by metformin[J]. Exp Diabetes Res，2012，2012：210821.

[22] Piwkowska A，Rogacka D，Jankowski M，et al. Metformin induces suppression of NAD(P)H oxidase activity in podocytes[J]. Biochem Biophys Res Commun，2010，393(2)：268-273.

[23] Buldak L，Labuzek K，Buldak R J，et al. Metformin reduces the expression of NADPH oxidase and increases the expression of antioxidative enzymes in human monocytes/macrophages cultured in vitro[J]. Exp Ther Med，2016，11(3)：1095-1103.

[24] Kelly B，Tannahill G M，Murphy M P，et al. Metformin inhibits the production of reactive oxygen species from NADH：ubiquinone oxidoreductase to limit induction of interleukin-1β(IL-1β) and boosts interleukin-10(IL-10) in lipopolysaccharide(LPS)-activated macrophages[J]. J Biol Chem，2015，290(33)：20348-20359.

[25] Viollet B，Guigas B，Sanz Garcia N，et al. Cellular and molecular mechanisms of metformin：an overview[J]. Clin Sci(Lond)，2012，122(6)：253-270.

[26] Takiyama Y，Harumi T，Watanabe J，et al. Tubular injury in a tat model of type 2 diabetes is prevented by metformin a possible role of HIF-1α expression and oxygen metabolism[J]. Diabetes，2011，60(3)：981-992.

[27] Takiyama Y，Haneda M. Hypoxia in diabetic kidneys[J]. Biomed Res Int，2014，2014：837421.

[28] Lee M J，Feliers D，Mariappan M M，et al. A role for AMP-activated protein kinase in diabetes-induced renal hypertrophy[J]. Am J Physiol Renal Physiol，2007，292(2)：617-627.

[29] Kuan C J，Douahji M，Shankland S J. The cyclin kinase inhibitor p21Waf1，CIP1 is increased in experimental diabetic nephropathy：potential role in glomerular hypertrophy[J]. J Am Soc Nephrol，1998，9(6)：986-993.

[30] Molnar Z，Millward A B，Tse W，et al. Expression is differentially regulated by metformin and rapamycin[J]. Int J Chronic Dis，2014，2014：327640.

[31] 赵鸿，冀倩倩，李永霞，等. mTOR 复合物在糖尿病肾病小鼠肾组织中的不同分布和表达[J]. 解剖学报，2014，45(4)：555-560.

[32] 罗霞，邓玲艳，许文娟，等. 腺苷酸活化蛋白激酶通过抑制 mTOR 信号通路缓解糖尿病大鼠肾脏细胞外基质沉积[J]. 华中科技大学学报(医学版)，2015，44(1)：10-15.

[33] Langer S，Kreutz R，Eisenreich A，et al. Metformin modulates apoptosis and cell signaling of human podocytes under high glucose conditions[J]. J Nephrol，2016，29(6)：765-773.

[34] Wang X X，Jiang T，Shen Y，et al. The farnesoid X receptor modulates renal lipid metabolism and diet-induced renal inflammation，fibrosis，and proteinuria[J]. Am J Physiol Renal Physiol，2009，

297(6)：1587-1596.

[35] Zhang C，Shao M，Yang H，et al. Attenuation of hyperlipidemia-and diabetes-induced early-stage apoptosis and late-stage renal dysfunction via administration of fibroblast growth factor-21 is associated with suppression of renal inflammation[J]. PLoS One，2013，8(12)：e82275.

[36] 王小英，冯积容，周艳，等. 2型糖尿病早期肾病大鼠模型制备及二甲双胍干预作用[J]. 临床医学工程，2013，20(2)：152-155.

[37] Ishibashi Y，Matsui T，Takeuchi M，et al. Beneficial effects of metformin and irbesartan on advanced glycation end products(AGEs)-RAGE-induced proximal tubular cell injury[J]. Pharmacol Res，2012，65(3)：297-302.

[38] Zhai L，Gu J，Ye S，et al. Metformin ameliorates podocyte damage by restoring renal tissue podocalyxin expression in type 2 diabetic rats[J]. J Diabetes Res，2015，2015：231825.

[39] Chen W，Liu X，Ye S. Effects of metformin on blood and urine pro-inflammatory mediators in patients with type 2 diabetes[J]. J Inflamm(Lond)，2016，13：34.

第六章　二甲双胍和非酒精性脂肪肝

第一节　非酒精性脂肪肝概述

一、定义

非酒精性脂肪性肝病（NAFLD）是指除外酒精和其他明确的损肝因素所致的，以弥漫性肝细胞大泡性脂肪变为主要特征的一种病理综合征，NAFLD 包括两个相互区别的病理状态对应不同的预后：非酒精性脂肪肝（NAFL）和非酒精性脂肪肝炎（NASH）。后者涵盖的严重程度更宽，包括肝纤维化、肝硬化、肝细胞癌（HCC），包括单纯性脂肪肝以及由其演变的脂肪性肝炎（NASH）和肝硬化，胰岛素抵抗和遗传易感性与其发病关系密切。

NAFLD 是以肝脏脂质蓄积为特点，伴胰岛素抵抗，诊断上需组织学分析有超过 5% 的肝细胞脂肪变性，或通过质子磁共振波谱分析（1 H-MRS，magnetic resonance spectroscopy）或选择性水/脂肪定量 MRI（quantitative water selective MRI）测量 PDFF（proton density fat fraction）可粗略估计肝脏中的脂质占比。随着肥胖和糖尿病的发病率增高，NAFLD 现已成为我国常见的慢性肝病之一，严重危害人民健康。

二、临床诊断标准

凡具备下列第 1～5 项，并有第 6 或第 7 项中任何一项者即可诊断为 NAFLD：

（1）无饮酒史或饮酒折合乙醇量男性每周<140 g，女性每周<70 g。

（2）除外病毒性肝炎、药物性肝病、全胃肠外营养、肝豆状核变性等可导致脂肪肝的特定疾病。

（3）除原发疾病临床表现外，可有乏力、消化不良、肝区隐痛、肝脾肿大等非特异性症状及体征。

（4）可有体重超重和（或）内脏性肥胖、空腹血糖增高、血脂紊乱、高血压等代谢综合征相关组分。

（5）血清转氨酶和 γ-谷氨酰转肽酶水平可有轻至中度增高（小于 5 倍正常值上限），通常以丙氨酸氨基转移酶（ALT）增高为主。

（6）肝脏影像学表现符合弥漫性脂肪肝的影像学诊断标准。

（7）肝活体组织检查组织学改变符合脂肪性肝病的病理学诊断标准。

三、临床分型标准

（一）非酒精性单纯性脂肪肝

凡具备下列第1～2项，并有第3项或第4项中任何一项者即可诊断为非酒精性单纯性脂肪肝。

（1）具备临床诊断标准1～3项。

（2）肝生物化学检查基本正常。

（3）影像学表现符合脂肪肝的诊断标准。

（4）肝脏组织学表现符合单纯性脂肪肝的诊断标准。

（二）非酒精性脂肪性肝炎

凡具备下列第1～3项或第1项和第4项者即可诊断为非酒精性脂肪性肝炎。

（1）具备临床诊断标准1～3项。

（2）存在代谢综合征或不明原因性血清 ALT 水平升高，且持续4周以上。

（3）影像学表现符合弥漫性脂肪肝的诊断标准。

（4）肝脏组织学表现符合脂肪性肝炎的诊断标准。

（三）NASH 相关肝硬化

凡具备下列第1～2项和第3项或第4项中任何一项者即可诊断为 NASH 相关肝硬化。

（1）具备临床诊断标准1～3项。

（2）有多元代谢紊乱和（或）脂肪肝的病史。

（3）影像学表现符合肝硬化的诊断标准。

（4）肝组织学表现符合肝硬化的诊断标准，包括 NASH 合并肝硬化、脂肪性肝硬化以及隐源性肝硬化。

四、影像学诊断

影像学检查用于反映肝脏脂肪浸润的分布类型，粗略判断弥漫性脂肪肝的程度，提示是否存在显性肝硬化，但其不能区分单纯性脂肪肝与 NASH，且难以检出＜33% 的肝细胞脂肪变。应注意弥漫性肝脏回声增强以及密度降低也可见于肝硬化等慢性肝病。

（一）B 超诊断

（1）肝区近场回声弥漫性增强（强于肾脏和脾脏），远场回声逐渐衰减。

（2）肝内管道结构显示不清。

（3）肝脏轻至中度肿大，边缘角圆钝。

（4）彩色多普勒血流显像提示肝内彩色血流信号减少或不易显示，但肝内血管走向正常。

（5）肝右叶包膜及横隔回声显示不清或不完整。

具备上述第 1 项及第 2~4 项中一项者为轻度脂肪肝；具备上述第 1 项及第 2~4 项中两项者为中度脂肪肝；具备上述第 1 项以及第 2~4 项中两项和第 5 项者为重度脂肪肝。

（二）CT 诊断

弥漫性肝脏密度降低，肝脏与脾脏的 CT 值之比小于或等于 1。弥漫性肝脏密度降低，0.7<肝/脾 CT 比值≤1.0 者为轻度；0.5<肝/脾 CT 比值≤0.7 者为中度；肝/脾 CT 比值≤0.5 者为重度。

五、组织病理学诊断

依据病变肝组织是否伴有炎症反应和纤维化，NAFLD 可分为：单纯性脂肪肝、NASH、HASH 相关性肝硬化。

（一）单纯性脂肪肝

依据肝细胞脂肪变性占据所获取肝组织标本量的范围，分为 5 度（F0~F4）。
（1）F0：5% 以下肝细胞脂肪变。
（2）F1：5%~30% 肝细胞脂肪变。
（3）F2：31%~50% 肝细胞脂肪变性。
（4）F3：51%~75% 肝细胞脂肪变。
（5）F4：75% 以上肝细胞脂肪变。

（二）NASH

NASH 的脂肪肝程度与单纯性脂肪肝一致，分为 5 度（F0~F4）；依据炎症程度把 NASH 分为 4 级（G0~G3）。
（1）G0：无炎症。
（2）G1：腺泡呈现少数气球样肝细胞，腺泡内散在个别点灶状坏死。
（3）G2：腺泡带明显气球样肝细胞，腺泡内点灶状坏死增多，门管区轻至中度炎症。
（4）G3：腺泡带广泛的气球样肝细胞，腺泡内点灶状坏死明显，门管区轻至中度炎症伴/或门管区周围炎症。

依据纤维化的范围和形态，把 NASH 肝纤维化分为 5 期（S0~S4）。
（1）S0：无纤维化。
（2）S1：腺泡带局灶性或广泛的窦周/细胞周纤维化。
（3）S2：纤维化扩展到门管区，局灶性或广泛的门管区星芒状纤维化。
（4）S3：纤维化扩展到门管区周围，局灶性或广泛的桥接纤维化。
（5）S4：肝硬化。

NASH 组织病理学诊断报告：NASA-F（0~4）G（0~3）S（0~4）。F 为脂肪肝分度；G 为炎症分级；S 为纤维化分期。儿童 NASH 组织学特点，小叶内炎症轻微，门管区炎症重于小叶内炎症，很少会出现气球样变，小叶内窦周纤维化不明显，门管区及其周围纤维化明显，可能为隐源性肝硬化的重要原因。肝细胞核糖原化是"静态性 NASH"的组织学特点。

（三）HASH 相关肝硬化

肝小叶结构完全毁损，代之以假小叶形成和广泛纤维化，大体为小结节性肝硬化。根据纤维间隔有没有界面性肝炎，分为活动性和静止性。

六、治疗

（一）最初评估

（1）相关危险因素的存在，并证实 NAFLD 的诊断。

（2）NAFLD/NASH 的肝脏脂肪变性以及炎症和纤维化程度。

（3）代谢综合征累及其他器官的病变状态。

（4）对家族史、环境因素、生活方式改变、服药史、医患之间配合等方面进行全面评估。

（二）治疗对策

（1）防治原发病或相关危险因素。

（2）基础治疗：制定合理的能量摄入以及饮食结构调整、中等量有氧运动、纠正不良的生活方式和行为。

（3）避免加重肝脏损害：防止体重急剧下降、滥用药物及其他可能诱发肝病恶化的因素。

（4）减肥：所有体重超重、内脏性肥胖以及短期内体重增长迅速的 NAFLD 患者，都需通过改变生活方式来控制体重、减少腰围。基础治疗 6 个月体重下降每月<0.45 kg，或体重指数（BMI）>27 kg/m² 且合并血脂、血糖、血压等两项以上指标异常者，可考虑加用奥利司他等减肥药物，每周体重下降不宜超过 1.2 kg（儿童每周不超过 0.5 kg），或 BMI>40 kg/m²，或 BMI>35 kg/m² 合并睡眠呼吸暂停综合征等肥胖相关疾病者，可考虑近端胃旁路手术减肥。

（5）胰岛素增敏剂：合并 2 型糖尿病、糖耐量损害、空腹血糖增高以及内脏性肥胖者，可考虑应用二甲双胍和噻唑烷二酮类药物，以期改善胰岛素抵抗和控制血糖。

（6）降血脂药：血脂紊乱经基础治疗和（或）应用减肥降糖药物 3～6 个月以上，仍呈混合性高脂血症或高脂血症合并 2 个以上危险因素者，需考虑加用贝特类、他汀类或普罗布考等降血脂药物。

（7）针对肝病的药物：NAFLD 伴肝功能异常、代谢综合征、经基础治疗 3～6 个月仍无效，以及肝活体组织检查证实为 NASH 且病程呈慢性进展性经过者，可采用针对肝病的药物辅助治疗，以抗氧化、抗炎、抗纤维化，可依药物性能以及疾病活动度和病期合理选用多烯磷脂酰胆碱、维生素 E、水飞蓟素以及熊去氧胆酸等相关药物，但不宜同时应用多种药物。

（8）代谢手术：NAFLD 的治疗主要有减轻体质量、改善胰岛素抵抗等。通过生活方式干预和药物难以快速、有效地减体质量且存在体质量反弹等风险。代谢手术能够快速、持久地减体质量，同时改善胰岛素抵抗，故成了大多数病态肥胖患者的选择之一。大量临床研究显示，肥胖患者接受代谢手术后体质量长期控制良好，大多数患者的脂肪变性、脂肪性肝炎、肝纤维化得到部分改善或完全缓解。但是现有的研究存在样本量小、术前 BMI 及肝脏疾病的严重程度不同、术后肝活检时间不一致等偏倚。关于减重手术治疗 NAFLD 的效果及安全性还需要高质量、大样本、多中心的长期随访研究进一步验证。随着腹腔镜微创技术的不断发展，代谢手术将为治疗 NAFLD 患者带来更大前景。

（9）GLP-1 受体激动剂：NAFLD 是 2 型糖尿病常见的并发症，在肥胖人群中更高发。研究证实 GLP-1 激动剂（如利那鲁肽和艾塞那肽）在改善 2 型糖尿病患者血糖控制的同时能显著降低肝脏脂肪含量及炎症和纤维化的临床指标。GLP-1RA 改善脂肪肝的可能机制包括直接作用和改善胰岛素抵抗的间接作用。

（10）肝移植：主要用于 NASH 相关终、末期肝病和部分隐源性肝硬化肝功能失代偿期患者的治疗，肝移植前应筛查代谢情况。BMI$>$40 kg/m^2 为肝移植的禁忌证。

（三）治疗的监测

（1）自我验效及监测，设置能让患者就自己的饮食、运动、睡眠、体重及与生活质量相关的观察指标，例如，用简单的图表来记录，以供评估。

（2）原发疾病和肝病相关临床症状和体征的评估，需警惕体重下降过快（每月体重下降大于 5 kg）导致亚急性 NASH 和肝功能衰竭的可能。

（3）代谢综合征的组分及其程度的实用目标及治疗控制目标的观察。

（4）肝脏酶学和肝功能储备的评估，后者可采用 Child-Pugh 分级和/或 MELD 评分系统。

（5）影像学评估肝脏脂肪浸润的程度及分布类型。

（6）肝脏炎症和进展性纤维化非创伤性指标的动态观察，包括血清纤维化标记物以及其他相关实验室指标。

（7）肝活体组织检查评估肝脂肪变、炎症和纤维化的改变，监测治疗的效果、安全性及评估预后。

（8）基础治疗相关药物不良反应的临床及实验室相关检查。

第二节　二甲双胍的肝脏保护作用

一、动物实验

多项动物实验表明二甲双胍对肝脏具有多重保护作用。刘荣等观察到，二甲双胍不仅明显改善了糖尿病伴肥胖大鼠的肝功能（血清转氨酶水平）和肝脏脂质沉积，同时对血清及肝脏组织中氧化应激相关指标，如超氧化物歧化酶（superoxide dismutase，SOD）、丙二醛（MDA）的表达水平均有影响。氧化还原失调可引起组织、细胞损伤，在机体细胞利用氧呼吸产生 ATP 时，氧衍生的自由基或活性氧（ROS）产生过多发生了代谢障碍，使氧化程度与抗氧化物的清除代谢能力失衡时即会出现氧化还原失调。氧化应激和脂质过氧化损伤可引起过多的脂质过氧化自由基和过氧化脂质产生，直接影响肝细胞膜的流动性和通透性，导致肝细胞功能失调甚至破裂、死亡和肝小叶内炎性细胞浸润及纤维化，并逐渐发展为肝纤维化乃至肝硬化。ROS 大量产生引起氧化应激，进而导致脂质过氧化和肝脏抗氧化系统异常时 NASH 形成的最终共同发病机制。已有研究发现，二甲双胍可通过影响线粒体的功能而减少 ROS 的生成。

研究者在一项采用高脂饮食联合小剂量链脲佐菌素（STZ）诱导建立的糖尿病肥胖大鼠模型中，观察二甲双胍对 NAFLD 的治疗，发现二甲双胍可显著改善 2 型糖尿病伴 NAFLD 大鼠血脂代谢紊乱，减轻 2 型糖尿病肝脏的脂肪变性及病理损伤，其作用机制可能与其在一定程度上增强了肝组织抗氧化酶类的活性，清除脂质过氧化产物，从而减轻氧化应激损伤有关。有研究表明，2 型糖尿病合并非酒精性脂肪肝大鼠经过 4 周二甲双胍干预后，肝脏脂肪变性程度及炎性细胞浸润减轻，其肝脏组织中肿瘤坏死因子 α（TNF-α）、白介素-6（IL-6 蛋白）减少，提示二甲双胍可明显改善 2 型糖尿病合并 NAFLD 大鼠的肝脏功能，抑制 NAFLD 的发生发展，其机制可能为通过降低炎性因子的表达，改善慢性炎症状态，从而发挥肝脏保护作用。另外，在小鼠合并肝脏损害的模型中也观察到二甲双胍对肝脏的保护作用。予高脂诱导的 C57BL/6 小鼠二甲双胍干预后，通过肝脏病理学检测发现，二甲双胍组明显降低了肝脏中的脂肪堆积，同时发现肝脏中脂肪相关合成酶的 mRNA 水平明显降低。研究发现，高脂诱导的小鼠出现肝脏脂质沉积，并观察到肝脏内质网伴侣分子葡萄糖调节蛋白 94（GRP94）的 mRNA 表达水平显著增加，反映内质网应激的磷酸化真核翻译起始因子 2α（eIF2α）的蛋白表达水平（磷酸化 eIF2α／总 eIF2α）显著增加，二甲双胍干预后 GRP94 mRNA 和 eIF2α 的蛋白表达水平均显著降低，肝脏脂质沉积改善，提示二甲双胍对 NAFLD 的治疗作用可能与其减少内质网应激有关。

在酒精性肝损伤的大鼠中亦观察到二甲双胍具有保护肝脏的作用。周东方等通过酒精给 Wistar 大鼠灌胃建立酒精性肝损伤大鼠模型，后予以二甲双胍干预，发现二甲双胍干预组大鼠肝组织病变减轻，胰岛素抵抗指数降低，肝组织胰岛素受体表达增加，表明二甲双胍可通过改善胰岛素抵抗来发挥预防酒精性肝病的作用。亦有实验发现，二甲双胍对于药物性肝炎，如对乙酰氨基酚诱导的中毒性肝炎有保护作用，二甲双胍干预可抑制天冬氨酸转氨酶（AST）与丙氨酸转氨酶（ALT）水平、丙二醛（MDA）含量、过氧化氢酶活性，不依赖 AMPK 途径改善对乙酰氨基酚诱导的中毒性肝炎。

二、临床研究

二甲双胍是一种临床常用的双胍类口服降糖药，是糖尿病治疗的一线药物。而 NAFLD 是一种与胰岛素抵抗、血脂异常、2 型糖尿病及遗传易感性密切相关的代谢应激性肝脏损伤。二甲双胍不经过肝脏代谢，无肝脏毒性，除动物实验外，多项临床研究亦发现二甲双胍具有改善非酒精脂肪肝的作用。中华医学会肝病学分会脂肪肝和酒精性肝病学组颁布的《中国非酒精性脂肪性肝病诊疗指南（2010 年修订版）》提出，除非存在明显的肝损害（例如血清转氨酶大于 3 倍正常值上限）、肝功能不全或失代偿期肝硬化等情况，NAFLD 患者可安全使用二甲双胍。在一项针对青年非酒精性单纯性脂肪肝的疗效观察中发现，经二甲双胍干预后，治疗组 NAFL 患者甘油三酯、总胆固醇、低密度脂蛋白水平明显下降，胰岛素抵抗改善明显，肝酶水平较对照组明显改善，复查 CT 脂肪肝消失率达 37.5%，二甲双胍有助于减轻及逆转 NAFL 患者的肝脏细胞脂肪变性，改善代谢异常，防止脂肪肝的进一步发展。在一项纳入 96 例非酒精脂肪肝患者的研究中亦观察到二甲双胍可明显改善血脂、胰岛素抵抗、改善脂肪肝,与多烯磷脂酰胆碱有协同作用。一项纳入 9 个随机对照临床试验的荟萃分析表明,二甲双胍可明显降低 NAFLD 患者的 AST、ALT 和 GGT,改善生化指标的恢复,明显改善胰岛素抵抗,改善肝脏组织学。有 14 项临床研究评价了二甲双胍对 NAFLD 患者肝脏组织学、血清酶学(谷丙转氨酶、谷草转氨酶)明显下降。有 5 项研究显示二甲双胍可显著改善肝脏炎症、脂肪变性和纤维化,所有研究均显示胰岛素抵抗指数明显改善。

第三节　二甲双胍的肝脏保护机制

二甲双胍是治疗 2 型糖尿病的一线用药,在人体内的主要作用部位是肝脏和骨骼肌,其中肝脏是最重要的作用部位。二甲双胍通过减少肝糖原异生、抑制肝糖输出,促进肌细胞葡萄糖的无氧酵解,增加肌肉等外周组织对葡萄糖的摄取和利用,在受体水平提高外周和肝脏胰岛素敏感性,减少肝脏脂肪累积,减轻脂肪堆肝细胞损伤,改善脂肪肝的病理状态,改善胰岛素抵抗。二甲双胍对肝脏的保护作用分子机制可能如下:

一、调节腺苷酸活化的蛋白激酶(AMPK)

AMPK 被称为细胞的"代谢感受器",存在于线粒体内,其信号通路是调节细胞能量状态的中心环节,AMPK 激活后可提高胰岛素敏感性,增加脂肪酸氧化并改善氧化应激。固醇调节元件结合蛋白(SREBP)作为 AMPK 的下游基因,是一类位于内质网和核被膜上的膜连接蛋白,是参与脂肪合成基因的主要转录调节因子,主要在肝脏和脂肪细胞中表达,AMPK 活化后抑制 SREBP 靶基因的表达,因此 AMPK 可能在调节脂肪酸和胆固醇代谢中发挥着重要作用。AMPK 172 位点苏氨酸的磷酸化状态具有高效的催化活性,SREBP 可激活脂肪酸合成酶及其他脂质代谢相关基因的转录,增加胆固醇及游离脂肪酸,促进肝内脂肪合成。游离脂肪酸水平升高可引起脂肪异位沉积于胰岛素敏感组织(肝脏、肌肉及脂肪组织),干扰胰岛素信号转导通路中胰岛素受体及胰岛素受体底物的酪氨酸磷酸化,影响胰岛素信号通路的正常转导,进而导致胰岛素抵抗。AMPK 可通过抑制 SREBP 靶基因的表达,减少脂肪酸和胆固醇的合成,改善胰岛素抵抗。

二甲双胍是 AMPK 的变构激活剂,可通过调节 AMPK、胰岛素受体(INSR)和 SREBP 的表达来改善胰岛素抵抗,减轻肝损伤。Zhou 等在 SD 大鼠原代肝脏细胞中发现,二甲双胍通过增加 AMPK 的磷酸化,抑制乙酰辅酶 A 的活性,并减少细胞中脂肪酸合成酶和 SREBP-1 的表达,从而抑制脂肪酸和极低密度脂蛋白的合成,并使得肝脏中游离脂肪酸氧化增加。Hardie 等研究发现,二甲双胍激活 AMPK 的分子机制与 AMPKα2 的 172 位点苏氨酸磷酸化增加有关。二甲双胍可降低大鼠肝细胞中乙酰辅酶 A 羧化酶的活性,SREBP-1 mRNA和蛋白质的表达被抑制,肝糖原输出被抑制,同时,AMPK 的活性增强。

二、抑制氧化应激

氧化应激是指机体或细胞内氧自由基的产生与清除失衡,导致 ROS 在体内或细胞内蓄积而引起的氧化损伤过程,过剩的 ROS 参与氧化生物大分子,其中以 MDA 毒性作用最大。SOD 是歧化超氧阴离子的专一酶,是一种重要的氧自由基清除剂。SOD 和 MDA 可间接反映自由基代谢水平,MDA 的产生过多,超出 SOD 的清除能力,最终产生细胞脂质过氧化并致使溶酶体、线粒体损伤,造成肝细胞损伤和炎症反应。目前,广泛接受 NAFLD 发病机制的理论是"二次打击"学说:胰岛素抵抗是"第一次打击",引起脂肪酸和三酰甘油在肝脏沉积,导致肝细胞脂肪变性,在此基础上发生氧化应激和脂质过氧化反应,即所谓的"第二次打击"。多项研究观察二甲双胍对 NAFLD 患者 ROS 的影响,发现二甲双胍可降低 MDA,升高 SOD,表明二甲双胍具有潜在的抗氧化应激作用。

三、抑制炎症反应

目前的研究认为炎症反应是 2 型糖尿病与 NAFLD 共同的发病机制。在 2 型糖尿病 DM 和 NAFLD 的易感人群中,随着营养过剩、体力活动减少等环境因素的作用,先天性免疫系统被激活,巨噬细胞、脂肪细胞等细胞分泌多种炎症因子,如 TNF-α,IL-6 等。作为机体发生慢性炎症的早期炎症标志物,如 TNF-α、IL-6 可通过以下作用促进 2 型糖尿病患者的 NAFLD:① 通过脂解作用,使得游离脂肪酸水平升高;② 改变脂因子的生成,使致炎因子增多,而抗炎因子生成减少;③ 影响胰岛素信号传导系统,促使胰岛素抵抗形成;④ 造成线粒体功能障碍,诱发氧化应激。

二甲双胍的抗炎机制可能与下列因素有关:① 抑制炎症因子的形成。降低血糖纤溶酶原激活物抑制物-1、CRP 的水平,减少氧化应激,改善内皮功能,从而延缓动脉粥样硬化的进程。② 激活 AMPK 途径。AMPK 的激活可通过抑制 NF-κB 的抑制蛋白激酶(IKKα 和 IKKβ)的活性剂抑制 Ik$\beta\alpha$ 的磷酸化降解作用,减轻脂多糖诱导的 NF-κB 活性,抑制转录因子 CCAAT/增强子结合蛋白(C/EBP),调节 TNF-α、IL-1β、IL-6、诱导型一氧化碳合酶(iNOS)、IL-8、IL-12、粒巨噬细胞集落刺激因子(GM-CSF)的核转位而发挥抗炎作用。③ 改善胰岛素抵抗。胰岛素抵抗参与了糖尿病的慢性炎症过程,二甲双胍除通过降低体质量间接改善胰岛素抵抗外,本身也有直接的胰岛素增敏作用。④ 抗氧化作用。氧化应激可使单核细胞产生的 ROS 增多,促进 NF-κB 活性增强。二甲双胍可抑制线粒体呼吸链复合物 I 的活性,而复合物 I 恰为电子传递过程中产生超氧化物的主要环节,因此可减少 ROS 的产生。

研究发现,二甲双胍可改善糖尿病合并非酒精脂肪肝大鼠血清及肝脏组织 TNF-α、IL-6 水平,二甲双胍可明显改善 2 型糖尿病合并 NAFLD 大鼠的肝脏功能,抑制 NAFLD 的发生发展,其机制可能为通过降低炎性因子的表达,改善慢性炎症状态,从而减轻肝脏脂质的浸润,改善肝脏的脂肪变性及病理性损伤。

四、调节 SIRT1 和 UCP2 蛋白靶点

SIRT1 是一个烟酰腺嘌呤二核甘酸(NAD$^+$)依赖的去乙酰化酶,参与了众多基因转录、

能量代谢及细胞衰老过程的调节,SIRT1可以促进脂类物质被动员,并参与肝脏异生及能量调节,与代谢综合征密切相关,具有改善胰岛素抵抗的作用。线粒体解偶联蛋白2(UCP2)是一种位于线粒体内膜上的一类载体蛋白,起质子通道的作用,与氧化应激、胰岛素抵抗、ATP合成等诸多因素密切相关。高脂喂养的肝脏SIRT敲除鼠可发生肝脏脂肪变、肝炎和内质网应激。肝内UCP对肝脏的能量代谢极为重要。NAFLD肝脏UCP2的表达量增加。一方面,可以减少ATP的合成,增加肝细胞对损伤因子的敏感性,使肝细胞更容易受到打击;另一方面,活性氧的生成,对肝脏起保护作用。研究发现,二甲双胍干预2型糖尿病合并非酒精性脂肪肝大鼠后,脂代谢改善,肝脏脂质沉积改善,伴随SIRT1表达上调,UCP2表达下调。

五、抗脂肪分解

葡萄糖可通过蛋白激酶A(PKA)通路,刺激脂肪分解,高浓度葡萄糖可增加脂滴包被蛋白磷酸化,上调激素敏感性脂肪酶(HSL)的蛋白表达和升高脂肪分解酶活性,从而降低循环游离脂肪酸(FFA)水平。而持续高浓度的FFA可导致并加重胰岛素抵抗,脂肪分解是决定血浆FFA水平的最重要环节。二甲双胍可抑制儿茶酚胺类激素和肿瘤坏死因子α刺激脂肪分解的作用,从而降低循环FFA水平。二甲双胍通过抑制脂滴包被蛋白磷酸化和脂肪分解酶活性,从而减少高浓度葡萄糖刺激的脂肪分解,这种效应可以减少糖尿病高血糖状态下游离脂肪酸从脂肪组织向血浆释放,进而减轻胰岛素抵抗。

参 考 文 献

［1］中华医学会肝病学分会脂肪肝和酒精性肝病学组. 中国非酒精性脂肪性肝病诊疗指南(2010年修订版)[J]. 中华肝脏病杂志,2010,18(3):163-166.

［2］American Gastroenterological Association. American Gastroenterological Association medical position statement:non-alcoholic fatty liver disease[J]. Gastroenterology,2002,123:1702-1704.

［3］潘艺嘉,汪志红. 减重手术治疗肥胖患者非酒精性脂肪性肝病的研究进展[J]. 现代医药卫,2016,32(8):1176-1178.

［4］Samson S L,Baba M. Potential of incretin-based therapies for non-alcoholic fatty liver disease[J]. J Diabetes and its complications,2013,27(4):401-406.

［5］Olaywia M,Bhatia T,Anand S,et al. Novel anti-diabetic agents in non-alcoholic fatty liver disease:a mini-review[J]. Hepato Pancreatic Dis Intl,2013,12(6):584-588.

［6］刘荣,杨秋萍,杨德兴,等. 二甲双胍治疗2型糖尿病大鼠非酒精性脂肪肝疗效[J]. 昆明医科大学学报,2015,36(6):35-38.

［7］Murphy M P. How mitochondria produce reactive oxygen species[J]. Biochem J,2009,417(1):1-13.

［8］李忻,顾立刚,赵婷婷,等. 二甲双胍对2型糖尿病伴非酒精性脂肪肝大鼠的治疗作用研究[J]. 广西医学,2015,37(3):292-295.

［9］沈静雪,张亚杰,蔡凤,等. 二甲双胍对2型糖尿病合并非酒精性脂肪肝大鼠肝脏功能及炎症反应的

影响[J]. 山东医药，2017，57(30)：36-39.

[10] 罗婷. 二甲双胍对非酒精性脂肪肝的治疗作用[J]. 医药卫生，2016，6：180-181.

[11] 任路平，宋光耀，魏立民，等. 二甲双胍对高脂喂养诱导小鼠脂肪肝和肝脏内质网应激的干预作用[J]. 中华消化杂志，2012，32(12)：843-846.

[12] 周东方，周俊英，董荣乔，等. 二甲双胍在大鼠酒精性肝损伤中的保护作用及其机制[J]. 中华肝脏病杂志，2012，20(12)：948-950.

[13] 刘怡青，代洁，胡凯，等. 二甲双胍减轻对乙酰氨基酚诱导的中毒性肝炎[J]. 基因组学与应用生物学，2016，35(7)：1633-1637.

[14] 贺翔. 二甲双胍对青年非酒精性单纯性脂肪肝的疗效观察[J]. 中国血液流变学杂志，2012，22(4)：598-599.

[15] 黄静，陈湘清，郭东升，等. 多烯磷脂酰胆碱联合二甲双胍治疗非酒精性脂肪肝的疗效[J]. 中国老年学杂志，2017，37(24)：6217-6219.

[16] 张智峰，赵钢，朱英，等. 二甲双胍治疗成年人非酒精性脂肪肝病的荟萃分析[J]. 世界华人消化杂志，2010，18(16)：1717-1723.

[17] Fruci B，Giuliano S，Mazza A，et al. Nonalcoholic fatty liver：a possible new target for type 2 diabetes prevention and treatment[J]. Int J Mol Sci，2013，14(11)：22933-22966.

[18] Zhou J Y，Zhou D F，Liu Y H，et al. Study on the mechanism of preventing alcoholic liver disease by selective cyclooxygenase 2 inhibitor[J]. Chin J Hepatol，2009，17：559-560.

[19] Hardie D G. AMPK：a key regulator of energy balance in the single cell and the whole organism[J]. Int J Obes，2008，32(4)：7-12.

[20] Dowman J K，Tomlinson J W，Newsome P N. Pathogenesis of non-alcoholic fatty liver disease[J]. QJM，2010，103(2)：71-83.

[21] 张淑波，丁婷，陈文平. 二甲双胍对非酒精性脂肪性肝病氧化应激的影响[J]. 西北药学杂志，2015，30(2)：186-189.

[22] Nathalie C L，Gil F S，Claudia R L，et al. Serum biomarkers in type 2 diabetic patients with non-alcoholic steatohepatitis and advanced fibrosis[J]. Hepatol Res，2012，43(5)：508-515.

[23] 从维娜，叶菲. 腺苷酸活化蛋白激酶与胰岛素抵抗[J]. 中国糖尿病杂志，2007，15(3)：186-187.

[24] 王灵站，王立群，王俊梅，等. 二甲双胍经线粒体及内质网对骨骼肌减少症干预作用的研究进展[J]. 解剖学杂志，2018，41(2)：220-224.

[25] 沈静雪，张亚杰，蔡凤，等. 二甲双胍对2型糖尿病合并非酒精脂肪肝大鼠肝脏功能及炎症反应的影响[J]. 山东医药，2017，57(30)：36-39.

[26] Ogawa T，Wakai C，Saito T，et al. Distribution of the longevity gene product，SIRT1，in developing mouse organst[J]. Congenital Anomalies，2011，51(2)：70-79.

[27] Purushotham A，Schug T T，Xu Q，et al. Hepatocyte-specific deletion of SIRT1 alters fatty acid metabolism and results in hepatic steatosis and inflammation[J]. Cell Metab，2009，9(4)：327-338.

[28] Beck V，Jaburek M，Demina T，et al. Polyunsaturated fatty acids activate human uncoupling proteins 1 in planar lipid bilayers[J]. FASEB J，2007，21(4)：1137-1144.

[29] 徐静，李楠，王俊红，等. 二甲双胍对2型糖尿病合并非酒精性脂肪肝大鼠肝脏 SIRT1 和 UCP2 表达的影响[J]. 中南大学学报(医学版)，2013，38(9)：882-887.

[30] 张婷婷，何金汗，刘梅芳，等. 二甲双胍抑制高浓度葡萄糖刺激的脂肪分解及机制[J]. 中国临床药理学杂志，2018，3(5)：549-551.

第七章　二甲双胍和体重

第一节　体重与肥胖

肥胖症指体内脂肪堆积过多和(或)分布异常导致体重增加,是基因易感者在久坐不动,体力活动减少,高糖、高脂、高热量饮食的生活方式及心理障碍等环境因素作用下,引起体脂调控网络的神经内分泌调节紊乱所致的慢性代谢性疾病。肥胖既是独立疾病,又作为明确的危险因素与糖尿病、高血压、心脑血管疾病及癌症等多种非传染性慢性病的发生及死亡风险紧密相关。近年来,随着生活水平的提高,肥胖症发病率逐年升高,日益成为全球流行的趋势,并成为仅次于吸烟之后的第二个可以预防的致死危险因素,与艾滋病、吸毒、酗酒并列为世界性四大医学社会问题。

一、流行现状

2014 年的数据显示,全球 18 岁以上成年人中,有 39% 超重,男女平均肥胖率为 13%,其中,男性肥胖率为 11%,女性为 15%。研究显示,肥胖在全球范围内存在地区差异,在中等和高收入国家的肥胖率高于低收入国家。我国肥胖问题日趋严峻,肥胖人数急剧增多。从 2010 年到 2014 年,中国成年男性的肥胖率由 4.4% 升至 6.2%,女性肥胖率由 6.5% 升至 8.5%,平均肥胖率由 5.4% 升至 7.3%;至 2014 年,我国肥胖人口近 9 500 万,肥胖率在不同省份间存在差异,城市和农村间也存在差异,总体而言,农村肥胖率低于城市,但近年发现在有的农村,肥胖率已接近城市水平,并呈快速上升趋势,其上升速度甚至超过城市。

儿童肥胖症的发病率也在逐年升高,2017 年《中国儿童肥胖报告》数据显示,1985 年至 2014 年的 20 年间,我国 7 岁及以上学龄儿童超重率由 2.1% 增至 12.2%,肥胖率则由 0.5% 增至 7.3%。如果不采取有效的干预措施,至 2030 年,7 岁及以上学龄儿童超重、肥胖检出率将达到 28.0%。肥胖已经成为严重的公共卫生问题,因此,重视和加强对肥胖的研究和防治已势在必行。

二、肥胖评估标准

肥胖症的评估常用测量方法包括:① 理想体重(IBW),IBW(kg) = 身高(cm) - 105 或

IBW(kg)＝［身高(cm)－100］×0.9(男性)或 0.85(女性)；② 体质量指数(BMI)，BMI(kg/m²)＝体重(kg)/［身长(m)］²，是诊断肥胖症最重要的指标；③ 腰围或腰/臀比(WHR)，反映脂肪分布；④ CT 或磁共振(MRI)计算皮下脂肪厚度或内脏脂肪量。在临床上和流行病学调查中，一般根据体重指数、腰围、腰臀比来判断，其切点的制定主要通过大规模的流行病学调查，依据人群得到的统计数字以及所测指标与健康危险的相关程度定出。

(一)　理想体重(IBW)

体重是呈正态分布的数据，超重和肥胖症与体重有关。我国目前尚无标准体重表。计算 IBW 常用的经验公式有：IBW(kg)＝身高(cm)－105 或 IBW(kg)＝［身高(cm)－100］×0.9(男性)或 0.85(女性)。该算法简便、实用，但变异性较大，受年龄、性别、身高、种族及地区等因素影响，单纯体重不能充分反映体内脂肪的含量。

(二)　体重指数

BMI 主要反映全身性超重和肥胖症。1997 年，WHO 规定，BMI≥25 kg/m² 为超重，BMI≥30 kg/m² 为肥胖。鉴于我国人群的肥胖类型不同于西方，2002 年国际生命科学学会中国办事处中国肥胖问题工作组根据对我国人群大规模测量数据，汇总分析了体重指数与相关疾病患病率的关系，提出 BMI≥24 kg/m² 为超重，BMI≥28 kg/m² 为肥胖。BMI 值是目前临床上诊断和评估肥胖严重程度最重要的指标。BMI 同时参考体重和身高两个因素，大部分个体的 BMI 与身体脂肪的百分含量有明显的相关性，能较好地反映机体的肥胖程度，但 BMI 不能区分脂肪和肌肉组织，对特殊人群，如运动员，则难以准确地反映超重和肥胖程度。

(三)　腰围(WC)和腰臀比(WHR)

WHO 推荐的腰围测量方法是：被测者取站立位，两脚分开 20～30 cm，在水平位髂前上棘和第 12 肋下缘连线的中点，测量者坐在被测者的一旁，将软尺紧贴软组织，测量值精确到 0.1 cm。臀围为经臀部最隆起的部位测得的长度。2002 年《中国成年人超重和肥胖症预防控制指南》规定以男性腰围≥85 cm、女性腰围≥80 cm 为腹部肥胖；腰臀比≥0.93 为腰臀肥胖，由于 BMI 不能反映局部脂肪的分布，而内脏脂肪在糖尿病和肥胖相关疾病的发生中起重要作用，因此腰围、臀围及 WHR 是公认的衡量脂肪在腹部蓄积(即中心性肥胖)程度的最简单实用的指标。但腰围无法反映体重、身高，且受身高影响巨大。同时使用 WC 和 BMI 可以更好地估计与多种相关慢性疾病的关系。

(四)　磁共振成像和计算机断层扫描

腰围无法准确区分腹部脂肪为内脏脂肪还是皮下脂肪。IDF 推荐用磁共振成像和计算机断层扫描方式测定内脏脂肪含量，该方式测得的数据可作为内脏肥胖的精确指标。一般认为中国人的第 4 腰椎横断面腹腔肥胖面积≥80～100 cm² 可诊断为腹部脂肪增多。但该方式因其价格昂贵，需要专门的技术和仪器，多用于科研。

三、肥胖发病机制

肥胖的发生有着复杂的病因，主要是遗传因素和环境因素造成的。遗传因素决定了肥胖的易感性,环境因素提供了导致"肥胖"的温床,二者交互影响。

(一) 遗传因素

肥胖有家族聚集倾向,家系分析显示,父母中有一人肥胖,则子女有40%肥胖的概率;如果父母双方皆肥胖,则子女可能肥胖的概率升高至70%~80%。但至今未能够确定其遗传方式和分子机制。目前已发现600余种基因位点与肥胖相关,与体质量调节最密切相关的基因主要包括:体脂量和肥胖症相关(FTO)、Ob基因、瘦素受体(LEPR)、载脂蛋白E(ApoE)、黑皮质素4受体(MC4R)、解偶联蛋白2(UCP2)、β3-肾上腺素能受体(ADRβ3)、过氧化物酶增殖活化受体γ(PPARγ)等。这些基因按功能主要分为3类:影响能量摄入、影响能量消耗和影响脂肪细胞储存脂肪的基因。

(二) 节俭基因假说

1962年,Neel提出了著名的"节俭基因"假说,节俭基因假说认为人类长期的进化过程中,为对抗外界环境不可预知的营养供给状况,机体逐渐形成一种自觉储备剩余能量的适应性,遗传选择能量储存关联基因使人类在食物短缺的情况下生存下来。现代人存在着节俭基因单核苷酸多态性分布的不平衡现象,这反映出人类进化史上各地域间因迁徙模式、食谱、农业结构以及气候所造成的差异。同时由于这些选择压力的差异,造成了人群中转化并储存食物能量的遗传素质不同,当具备了特定基因型的个体暴露于食物供给丰富的现代生活方式时,节俭基因就从有益于人类的作用变成了人类的负担,促使了肥胖及2型糖尿病的发病率增加,而且将进一步影响女性的生育能力。节俭基因的具体定位及DNA序列尚未明确,故节俭基因的存在及作用仍是假说。

(三) 基因的表观遗传修饰

肥胖与众多单基因、多基因有关,但是难以诠释近几年肥胖人群日益增多的原因。节俭基因学说除了证实基因在肥胖发生上的重要性外,更强调环境因素,如高热量、高脂肪饮食摄入、静止的生活方式对肥胖发生的影响。近年来,表观遗传学在肥胖发病机制中的作用越来越受到人们的重视。表观遗传是指DNA序列不发生变化,而其基因表达水平发生变化而且可以遗传并能够逆转。与肥胖相关的表观遗传变化主要通过DNA甲基化、组蛋白修饰、染色质重塑、非编码RNA等对基因转录后水平的调控。越来越多的研究推测,近年来由于环境因素和生活方式的急剧变化引起的机体组织细胞DNA表观遗传修饰改变导致机体代谢相关基因表达变化,致使机体能量代谢调节紊乱,从而导致肥胖症的发生及发展。

(四) 中枢机制

早期研究发现,损伤下丘脑腹内侧核(VMH)可引起动物摄食增加、能耗减少从而导致肥胖;而损伤下丘脑外侧部可减少动物摄食,使体重下降,提示下丘脑在调节摄食行为和能量平衡中起主导作用。随着对leptin(瘦素)信号传导途径的深入研究发现,脂肪组织分泌的leptin通过下丘脑内侧基底部的受体,可负调节神经肽YmRNA、正调节阿黑皮素原(POMC)mRNA的表达,抑制食欲和进食;而下丘脑外侧部的黑素细胞凝聚素、增食欲素(orexin)则刺激进食。两者共同调控能量稳态,参与肥胖的调节。研究发现大部分肥胖者存在leptin拮抗。leptin拮抗现象的发生有两种可能:一种机制是介导leptin通过血脑屏障进入大脑发挥作用的转运系统存在缺陷；另一种机制是 leptin 作用于中枢神经系统位点的缺陷。

（五）内分泌紊乱

（1）胰岛素：研究发现，肥胖患者存在胰岛素抵抗，为满足糖代谢需要，胰岛素必须维持在高水平，而高胰岛素血症会使脂肪合成增加，分解减少，促进肥胖症的发生和进一步发展。

（2）脂联素：脂联素能够减少内源性葡萄糖的产生，使血糖水平下降，从而减少脂肪的产生，但却有随体内脂肪组织逐渐增多而其血浆浓度逐渐下降的特征，因此，脂联素水平的降低应是肥胖者脂肪组织增多前提下反馈抑制调节的结果。

（3）瘦素：瘦素主要是通过抑制神经肽 Y（neuropeptide Y，NPY）表达和分泌，抑制 NPY 引起的动物食欲增加和能量消耗减少，进而降低脂肪含量，减轻体重。研究显示，在肥胖患者中存在着瘦素抵抗及瘦素受体结构发生异常。故对因营养过度机体代偿性地增加瘦素浓度的抗脂毒性的保护作用未能得到发挥。

（六）环境因素

肥胖症患者饮食结构中高糖、高脂肪、高热量的食物比例过重，剩余能量转化为脂肪进而引起肥胖。脂肪分解的过程需要有维生素 B_6、维生素 B_{12}、尼克酸等营养素及钙离子的配合与参与，如果这些摄入不足，就会不同程度的影响体内脂肪的分解，产生肥胖。此外，吸烟、饮酒、长时间看电视、上网、玩游戏、久坐、缺乏运动等不健康的生活方式与上述不合理的饮食结构相结合，加重了肥胖症的流行与增长。

（七）其他因素

城市化、移民、身心问题等也会导致肥胖，某些药物，如精神病治疗药、肾上腺皮质激素等可使体重增加。此外，最新研究显示肠道菌群与肥胖的发病也有着密切的关系。

第二节　肥胖的危害

研究资料表明，肥胖是 2 型糖尿病、心血管疾病、高血压病、胆石症和癌症的重要危险因素。肥胖者的死亡率是正常人的 1.5 倍（男）和 1.47 倍（女）。鉴于肥胖的高发因素和高危后果，1999 年，WHO 正式宣布肥胖是一种病。肥胖症的危害可以从两方面考虑：一方面，它可以引起身心障碍，尤其对年轻人来说，生理外观的不美和生活的不便，使他们有自卑、焦虑、抑郁等身心相关问题；另一方面，肥胖特别是中心性肥胖会导致一系列并发症或者相关疾病，严重威胁肥胖患者的健康和生命。

一、肥胖与内分泌、代谢紊乱

肥胖患者糖尿病发病率高于非肥胖患者，肥胖是 2 型糖尿病发病的独立危险因素。2010 年，中国糖尿病流行病学调查数据显示，$BMI < 18.5 \ kg/m^2$、$18.5 \ kg/m^2 \leqslant BMI < 25.0$

kg/m²、25.0 kg/m²≤BMI<30.0 kg/m²、BMI≥30.0 kg/m²的人群中糖尿病患病率分别为4.5%、7.6%、12.8%和18.5%，而在糖尿病患者中超重比例为41%、肥胖比例为24.3%、腹型肥胖[腰围≥90 cm(男)或≥85 cm(女)]患者高达45.4%。这些数据提示肥胖与2型糖尿病密切相关，中心性肥胖比全身性肥胖更易导致2型糖尿病发生。此外，肥胖者血清总胆固醇、甘油三酯、低密度脂蛋白及游离脂肪酸增高，高密度脂蛋白减低，成为动脉粥样硬化、冠心病、胆石症等病的基础。肥胖者嘌呤代谢异常，血尿酸水平增高，痛风的发病率明显高于正常人。女性肥胖者多有闭经、不育；男性肥胖者性激素改变，多有阳痿、不育。

肥胖常与2型糖尿病、高血压、血脂异常同时存在，称为代谢综合征。肥胖导致的胰岛素抵抗和高胰岛素血症为代谢综合征的共同致病基础。高水平的胰岛素会增加食欲，加重血脂代谢紊乱，促使葡萄糖转化为脂肪，促使肥胖进一步发展。肥胖者脂肪等组织胰岛素抵抗的分子机制包括：① 胰岛素本身可诱导受体下调；② 游离脂肪酸在肥胖时可增加并干扰胰岛素作用；③ 细胞内脂质堆积；④ 脂肪细胞产生的各种循环多肽，如细胞因子 TNF-α 和白介素-6，脂肪因子脂联素和抵抗素，均可在肥胖者的脂肪细胞中异常表达，并影响胰岛素的作用。

二、肥胖与心血管疾病

肥胖可以通过直接或间接两种途径影响循环系统。直接作用主要来自脂肪组织局部堆积产生的压迫及炎症反应。心脏脂肪堆积使心肌细胞比例减小，收缩功能减低，而胸壁及腹部堆积的脂肪则进一步限制了胸廓扩张及横膈移动，减低心脏舒张功能。除了直接作用，肥胖相关的内分泌及代谢异常对心血管系统具有显著影响。超重和肥胖是引发高血压的危险因素。最新数据显示，中心性肥胖患者高血压的发病风险约为腰围低于界限者的3.5倍。高血压、脂质紊乱和胰岛素抵抗致动脉硬化，从而使冠心病的发生风险增加。另外，肥胖和高血压对心脏结构和功能也有影响，大多数肥胖患者机体的耗氧量增加，心输出量增加。血容量的增加导致心室充盈量的增加，而心室充盈量和心输出量的增加可引起心肌肥大。超重和肥胖导致高血压的可能机制有以下几个方面：① 血容量和心排出量增加；② 因伴有高胰岛素血症或肾素与醛固酮关系异常而引起体内钠水潴留；③ 神经内分泌调节紊乱，如交感神经肾上腺素能活性增高；④ 细胞膜协同转运功能缺陷，钠-钾泵活性异常。

三、肥胖与呼吸系统疾病

肥胖患者肺活量降低且肺的顺应性下降，可导致多种肺功能异常，如肥胖性低换气综合征，临床以嗜睡、肥胖、肺泡性低换气症为特征，常伴有阻塞性睡眠呼吸困难，可引起睡眠窒息。

四、肥胖与肌肉骨骼病变

(1) 关节炎：最常见的是骨关节炎，由于长期负重造成，使关节软骨面结构发生改变，膝关节的病变最为多见。

(2) 痛风：肥胖患者中大约有10%合并有高尿酸血症，容易发生痛风。

五、肥胖与肿瘤

许多研究发现超重和肥胖与癌症发病率呈正相关关系,特别表现在乳腺癌、卵巢癌和消化道癌方面,其原因可能与长期高胰岛素血症及血浆胰岛素样生长因子-1 升高有关。

六、肥胖与消化系统疾病

肥胖者胆囊疾病、非酒精性脂肪性肝病(NAFLD)或非酒精性脂肪性肝炎(NASH)、胃食管反流病疝发病率增高。

七、其他

肥胖还可致尿失禁、蛋白尿、皮肤感染、淋巴水肿、特发性颅内压增高、麻醉并发症、牙周病等的发病率升高。据最新调查还发现肥胖可导致男性智力下降。

综上所述,肥胖严重威胁人们的健康,预防和治疗肥胖是降低肥胖相关疾病发病率和死亡率的有力措施。大力宣传科学的生活方式,合理控制饮食,坚持有效的运动疗法,必要时可配合药物干预肥胖症的防治。

第三节　体重的管理

目前,肥胖已成为危害健康的公共卫生问题,预防和控制肥胖的流行日益引起人们的重视,相关证据表明,体重减轻 5% 以上可以降低 2 型糖尿病、高血压病、冠心病等肥胖相关疾病的发生风险。

肥胖症由能量摄入与消耗平衡失调引起,因此,减重治疗应顾及能量平衡的两端,即适当降低能量摄入,增加能量消耗。对已有超重和肥胖并有肥胖相关疾病的高危个体,体重管理的适宜目标是强调合理的体重减轻,以达到减少健康风险的目的,同时应该兼顾持续促进减轻和维持体重,预防体重增加。对已出现并发症的患者除了控制体重之外,还应兼顾并发症的管理。通过各种方式调整超重和肥胖患者的生活环境及心理状态,帮助患者增加体重管理的依从性。

具体治疗措施包括:饮食方式改变、体育锻炼、认知行为干预、药物治疗以及手术治疗。饮食方式改变、体育锻炼、认知行为干预是肥胖管理的基础,也是贯穿始终的治疗措施,部分患者通过这些措施可以达到治疗目标,但是特定患者也应该积极采取药物或者手术治疗手段以达到控制体重增加或减轻体重,减少和控制并发症的目的。

一、饮食治疗

饮食治疗主要是在膳食营养平衡的基础上减少每日摄入的总热量,使身体内的脂肪氧化以供机体能量消耗。应选择低能量、低脂肪、适量优质蛋白质、含复杂碳水化合物的食物并保证足够的富含纤维素食物以及蔬菜、水果的摄入。尽量避免油煎食品、方便食品、快餐、零食、巧克力等甜食,少吃盐。在制订食谱时可能需要营养师的合作,在平衡膳食中,碳水化合物、蛋白质和脂肪提供能量的比例分别占总热量的 60%～65%、15%～20% 和 25% 左右。目前趋向于采取中等度降低能量摄入,亦即使每日摄入的热量比原来减少约 1/3,例如,女性为 1 000～1 200 kcal/d,男性为 1 200～1 600 kcal/d,这样可使每周体重下降 0.5～1 kg。避免极低热量饮食,热量过低可引起衰弱、脱发、抑郁,甚至心律失常等。书写饮食日记有助于对每天的食物进行定量估计,同时也有助于促进患者对健康饮食的认知和行为管理。

二、体育锻炼

体育锻炼应与饮食治疗配合并应长期坚持,通过运动减重有效控制体重的同时,还可以减少腹内脂肪、增加肌肉和骨组织量、降低血压、改善糖异常和胰岛素抵抗、改善脂代谢异常并增加对饮食治疗的依从性,对长期体重控制具有正面影响;此外还可改善患者对自我健康的满意度,减少自卑感、减轻焦虑和抑郁状态。

开展健康教育,将体力活动视为提高体质、有益健康的必要条件,尽量多创造活动的机会,鼓励多步行,减少静坐时间。体育锻炼提倡有氧运动,每天安排进行体力活动的量和时间应按减体重目标计算。制订锻炼方案时要考虑到患者的肥胖程度、年龄、性别、健康状况以及社会经济、文化背景等不同情况。本着循序渐进和安全第一的原则,将体力活动计划有机地整合到患者的日常生活中去,如步行、慢跑、骑单车、跳舞、打太极拳、羽毛球、乒乓球等。运动疗法要达有效减重效果,要保证每周至少 3 次以上,每次至少 30 min 以上。

三、认知和行为干预

健康的心理状态对维持减重的长远效果有至关重要的作用。在体重管理中逐步推广发展认知行为治疗,建立由临床医师、心理学家、营养医师和护士组成的指导小组,了解肥胖症患者的生活习惯及肥胖史,改变其不健康的生活方式,倡导健康科学的饮食习惯,建立节食意识,尽量减少暴饮暴食的频度和程度,教会需要减重的对象进行自我监测,书写饮食日记。通过各种方式调整超重和肥胖患者的生活环境及心理状态,包括自我管理、认知重建、心理评估、减轻压力、控制进食、刺激控制等,帮助患者认识肥胖的危害及体重管理的重要性,增加体重管理的依从性。

四、药物治疗

生活方式干预是肥胖治疗的基础措施,但仍有相当一部分患者通过上述方式不能达到预期的减重目标,这时,减肥药物可以作为饮食、体力活动和行为干预基础上的辅助治疗。对于那些存在伴发疾病,尤其是增加体力活动可能加重原有的疾病或使病情出现新的变化的患者也需要采用药物辅助减重。2000 年,国际肥胖特别工作组在关于亚太地区肥胖防治指导意见中指出,只有出现下列情况才考虑药物治疗:① 饥饿感和多食是引起肥胖症的明确因素;② 存在相关疾病或危险因素,如糖耐量减低、血脂异常、高血压;③ 有肥胖症引起的并发症,如严重的关节炎、睡眠呼吸暂停综合征、反流性食管炎等。2017 年 ADA 指南建议,对于 BMI≥27 kg/m² 合并一种或多种肥胖相关并发症(例如 2 型糖尿病、高血压、血脂异常)以及 BMI≥30 kg/m² 具有减肥积极性的患者,可采用减肥药物治疗。

减肥药物治疗能够增强生活方式改善带来的减重疗效,同时也有助于预防相关并发症的进展,但必须权衡减肥药物治疗的利弊,下列情况不宜应用减肥药物:① 儿童;② 孕妇、哺乳期女性;③ 对该类药物有不良反应者;④ 正在服用其他选择性血清素再摄取抑制药;⑤ 用于美容的目的。

(一)减肥药物治疗的选择

理想的减肥药应能够减少能量摄取,增加能量消耗,并改善与肥胖症相关疾病的危险度,且安全性好。目前使用的减肥药物主要包括脂肪酶抑制剂和去甲肾上腺素能再摄取抑制剂。研究数据显示,有些降糖药物也兼具减肥作用。

1. 非中枢性减重药

奥利司他是肠道胰脂肪酶抑制剂,通过与脂肪形成无活性中间体脂基-酶络合物,对胃肠道的脂肪酶的活性产生可逆性抑制,但对胃肠道其他酶,如淀粉酶、胰蛋白酶、糜蛋白酶和磷脂酶无影响。进餐时服用,可使膳食脂肪吸收大约减少 33%,未吸收的 TG 和胆固醇随大便排出,从而达到减重的目的。奥利司他禁用于慢性吸收不良综合征、胆汁淤积症。奥利司他还可能与肝损害有关,患者在治疗过程中应密切随访。

2. 中枢性减重药

中枢性减重药,包括甲肾上腺素和 5-羟色胺的中枢性摄取抑制剂,能刺激交感神经系统释放去甲肾上腺素和多巴胺,并抑制这两种神经递质的再摄取而抑制食欲和诱导饱腹感。

(1)盐酸芬特明:为美国目前处方量最高的减重药物,被批准用于短期(≤12 周)治疗肥胖症,临床观察发现盐酸芬特明可致高血压、心动过速和心悸,故不可用于有心血管疾病或显著高血压的肥胖人群,同时使用期间须监测血压。

(2)盐酸安非拉酮:在美国亦仅被批准用于短期治疗肥胖症。主要副作用有:口干、失眠、头昏、轻度血压升高和(或)心率增快。

3. 兼有减重作用的降糖药物

肥胖与 2 型糖尿病之间关系密切,部分降糖药物有一定的减重作用。

(1)GLP-1 受体激动剂:GLP-1 受体激动剂的主要作用机制为抑制胰高血糖素分泌,促进胰岛素的分泌,并能延缓胃排空,抑制中枢性食欲,是目前降糖药物中减重效果最明显的药物。国内上市的 GLP-1 受体激动剂中最常用的为艾塞那肽和利拉鲁肽。利拉鲁肽已被美国食品药品监督管理局批准为肥胖症的治疗药物。

(2)双胍类:二甲双胍主要通过增加外周组织对葡萄糖的摄取和利用,抑制肝糖原异生以减少肝脏葡萄糖的输出而降低血糖。许多研究证实,二甲双胍能减轻肥胖 2 型糖尿病患者的体重;在其他降糖药的基础上加用二甲双胍,也可以减轻这些降糖药对体重的不良影响。因此,被推荐为 2 型糖尿病合并肥胖患者的首选降糖药物。研究还证实,二甲双胍可降低非糖尿病的肥胖成年人的 BMI、空腹胰岛素水平、腰臀比和总胆固醇;增加胰岛素敏感性和 HDL。

(3)淀粉样多肽类似物:胰淀粉样多肽可以减慢食物在小肠的吸收速度,降低患者食欲,减轻体重。临床研究发现,当普兰林肽与胰岛素合用时,可使患者体重轻度下降。此外,在肥胖的非 2 型糖尿病患者中应用普兰林肽同样具有减轻体重的作用。

（4）α-糖苷酶抑制剂：通过延缓碳水化合物在小肠上端分解而降低餐后血糖。国内上市的 α-糖苷酶抑制剂有阿卡波糖和伏格列波糖。最近有一些临床研究报告显示，该类药物有轻度的降低体重的效果，且与剂量有一定的关系。其减轻体重的作用可能与调节肠道菌群、促进 GLP-1 分泌和节约胰岛素等有关。

（5）钠-葡萄糖协同转运蛋白-2（SGLT-2）抑制剂：SGLT-2 抑制剂通过抑制肾近端小管葡萄糖重吸收而促进过量的葡萄糖从尿中排泄，这是一类新型降糖药物。SGLT-2 抑制剂降低体重的机制考虑可能与尿糖排出增加以及其轻度渗透性利尿作用导致体液丢失有关。

（二）减肥药物治疗的目标

建议采用药物治疗 3 个月后对疗效进行评价。药物减重的目标：使原体重减少 5%～10%；减重后维持体重不反弹；使降血压、降血糖、调脂药物能更好地发挥作用。

五、代谢手术

代谢手术是目前公认的治疗肥胖疗效最显著且持久的方法。国内外的研究证据表明，代谢手术不仅对于肥胖本身具有传统内科治疗无法企及的疗效，还对多种肥胖，多种合并症、并发症，如代谢综合征、睡眠呼吸暂停综合征等，具有良好的改善和缓解作用。

目前，绝大多数欧美国家所制订的减重手术适应证均遵循由美国国立卫生研究院（NIH）于 1991 年所制订的以 BMI 为核心的标准，即 BMI≥40 kg/m²，或者 BMI 介于 35～40 kg/m² 之间，且至少合并一项经减重可得以改善的肥胖相关合并症。中国肥胖病外科治疗指南（2007）建议除了考虑体重因素，更强调将向心性肥胖以及由脂肪过剩引起的伴发病（代谢紊乱综合征）作为选择患者的手术适应证。指南建议有以下（1）～（3）项之一者，同时具备（4）～（7）项情况的，可考虑行外科手术治疗：

（1）确认出现与单纯脂肪过剩相关的代谢紊乱综合征，如 2 型糖尿病、心血管疾病、脂肪肝、脂代谢紊乱、睡眠呼吸暂停综合征等，且预测减重可以有效治疗。

（2）腰围：男性≥90 cm，女性≥80 cm；血脂紊乱：TG≥1.70 mmol/L 和（或）HDL-C 男性<0.9 mmol/L、女性<1.0 mmol/L。

（3）连续 5 年以上稳定或稳定增加的体重，BMI≥32 kg/m²（应指患者正常情况下有确认记录的体重及当时的身高所计算的系数，而如怀孕后 2 年内等特殊情况不应作为挑选依据）。

（4）年龄为 16～65 岁。

（5）经非手术治疗疗效不佳或不能耐受者。

（6）无酒精或药物依赖性，无严重的精神及智力障碍。

（7）患者了解减肥手术方式，理解和接受手术潜在的并发症风险；理解术后生活方式、饮食习惯改变对术后恢复的重要性并有承受能力，能积极配合术后随访。

中国医师协会外科医师分会肥胖和糖尿病外科医师委员会（CSMBS）制定的《中国肥胖和 2 型糖尿病外科治疗指南 2014 版》规定，若 BMI≥32.5 kg/m²，无论有无肥胖相关疾病，均积极推荐手术；对于 BMI 介于 27.5～32.5 kg/m² 之间的人群，如果患 2 型糖尿病，经改变生活方式和药物治疗难以控制血糖，且至少合并另外两项代谢综合征的临床表现或者存在合并症,则可考虑手术治疗;对于 BMI 介于 25.0～27.5 kg/m²,尽管合并 2 型糖尿病及其他肥胖相关疾病,均应慎重开展手术。

目前主流的减重外科手术方式有 4 种,包括可调节式胃绑带术(LAGB)、胃袖状切除术(LSG)、胃旁路术(roux-en-Y gastric bypass,RYGB)以及胆胰分流并十二指肠转位术(BPD-DS)。其中,LSG 单纯限制胃容积,避免了重构胃肠道解剖连接关系所带来的负面影响,同时可改变部分胃肠激素水平,除了可作为重度肥胖患者第一阶段减重手术选择以外,越来越流行作为独立手术治疗肥胖症及肥胖相关疾病,例如 2 型糖尿病、女性多囊卵巢综合征等。

手术后的患者应该接受长期生活方式支持,并定期监测微量营养素和营养状态,以便根据需要做相应的检查并及时调整治疗方案;接受代谢手术的患者,应该评估是否需要持续的精神卫生方面的医疗救助,以帮助他们适应手术后的医疗和社会心理变化。

第四节　二甲双胍对体重的影响

抗肥胖药物有助于改善肥胖症患者的健康水平,单纯通过节食或锻炼减重失败的患者,可从减重药物处方中获益。截至目前,美国食品药品监督管理局(FDA)共批准了 5 种可长期应用的抗肥胖药物,主要有脂肪酶抑制剂(奥利司他)、选择性 5-羟色胺 2C 受体激动剂(盐酸氯卡色林)、拟交感神经胺厌食/抗癫痫药组合(芬特明/托吡酯)、阿片拮抗剂/氨基酮抗抑郁药组合(纳曲酮/安非他酮)、GLP-1 受体激动剂(利拉鲁肽的)、临床数据显示,奥利司他存在疗效有限及有明显的胃肠道反应的缺陷,而其余减肥药物缺乏长期使用的安全性数据和停药后体重易反弹等缺陷,很大程度地限制了其临床使用。

二甲双胍上市至今已有 60 多年的历史,凭借其独特的降糖作用机制,被广泛应用于治疗 2 型糖尿病,二甲双胍改善高血糖主要机制包括:① 作用于肝脏,抑制糖异生,减少肝糖输出;② 作用于外周组织(肌肉、脂肪),改善肌肉糖原合成,降低 FFA,提高 IS,增加对葡萄糖的摄取和利用;③ 作用于肠道,抑制肠壁细胞摄取葡萄糖,提高 GLP-1 水平。近年来,我们注意到二甲双胍除了被数个权威指南推荐为 2 型糖尿病患者口服降糖治疗的首选药物以外,研究者们还在多个场合均提及了它的减重效应。

一、二甲双胍对糖尿病患者体重的影响

有报道显示,二甲双胍能够帮助糖尿病患者减轻或是保持一定的体重。UKPDS 研究显示,二甲双胍与胰岛素、磺脲类药物以及其他常规治疗比较,在有效降糖的同时能控制体重,与磺酰脲类药物或胰岛素联合使用可减少体重的增加,提高胰岛素敏感性,减少心血管并发症的风险。大量的循证医学证据:如 Presto 研究、Cochrane 荟萃分析,都证明了二甲双胍在降低血糖、控制体重、胰岛素增敏、减少大血管并发症的风险方面的益处。一项前瞻性、开放标签研究表明,新诊断为 2 型糖尿病的患者经二甲双胍单药治疗 16 周后,BMI 正常、超重及肥胖患者的体重均有下降。磺脲类、格列酮类和胰岛素治疗伴有体重增加,联用二甲双胍可减轻上述药物对体重增加的影响;HOMA 研究显示,与单用胰岛素组相比,使用二甲双胍联

合胰岛素治疗组体重少增加 2.28～3.85 kg。最近来自中国的 MARCH 研究报告显示,新诊断的 2 型糖尿病给二甲双胍(1 500 mg/d)干预 48 周,与基线比较,体重降低 1.89 kg。

二、二甲双胍对非糖尿病患者体重的影响

除了 2 型糖尿病,也有过一些研究着眼于二甲双胍对血糖正常的超重/肥胖患者的作用。许多临床试验显示,二甲双胍能明显减低非糖尿病肥胖者的体重,或者存在降低体重的趋势。一项为期 6 个月的研究纳入了 BMI≥27 kg/m² 而糖化血红蛋白平均水平为 5.6%的受试者,二甲双胍的用量根据 BMI 而定。6 个月后,这些受试者的体重平均降幅为 5.8～7.0 kg。另一项评估二甲双胍减重作用的大型研究发现,经干预治疗后,生活方式干预组和二甲双胍组体重均有所减轻,但在 10 年随访期间,生活方式干预组体重又逐渐回升,而二甲双胍组一开始的体重减轻幅度较小,但可以维持 10 年。参与美国糖尿病预防计划(DPP)和印度糖尿病预防计划(IDPP)的 IGT 患者在使用二甲双胍后体重有所下降。另外,二甲双胍也在临床用于 PCOS 患者的治疗,这些患者通常存在严重的 IR,二甲双胍可改善她们的胰岛素抵抗及减轻体重。Harborne 研究显示,二甲双胍用于治疗 PCOS 患者,BMI 越大,二甲双胍减重效果越好。在已有的研究中,二甲双胍治疗血糖正常的肥胖患者,最常见的副作用是胃肠道不适,而不是低血糖。

总体来说,二甲双胍对于 2 型糖尿病和血糖正常的超重/肥胖人群,均具有一定的体重减轻作用。对于糖尿病风险高的肥胖患者,可以考虑在生活方式干预的基础上加用二甲双胍。但目前还未批准二甲双胍用于超重或肥胖的非糖尿病患者,相关数据结果均来自小样本研究,还需要开展更多的随机对照研究来确定肥胖非 2 型糖尿病人群服用二甲双胍的疗效、药物使用剂量、疗程及药物远期副作用。单靠二甲双胍并不能带来显著的体重降低,要想健康地减肥,还需要进行积极的生活方式干预。对于服用二甲双胍的 2 型糖尿病患者,需要监测血糖和肾功能。

第五节　二甲双胍减轻体重机制

肥胖的根本原因是由于能量摄入量超过能量消耗量,导致代谢平衡失调。目前认为,二甲双胍减重疗效主要通过抑制食欲、减少热量摄入、改善高胰岛素血症、降低基础胰岛素和负荷后胰岛素水平、增加瘦素敏感性来实现的。AMPK 是二甲双胍的重要作用靶点,二甲双胍是 AMPK 的变构激活剂,通过激活 AMPK 信号通路,促进脂肪酸氧化、葡萄糖转运,使细胞的分解代谢增加,减少脂肪生成,提高胰岛素敏感性,从而实现体重下降。

一、二甲双胍作用于肝脏和骨骼肌

作为经典降糖药物,二甲双胍在肝脏和骨骼肌的作用机制已得到普遍认可。药物作用于肝脏后,在抑制肝糖原合成、降低血糖、改善胰岛素抵抗的同时,增加了血清中脂肪酸的氧化,也能抑制脂肪和酶(主要为乙酰辅酶 A 羧化酶)的作用,降低脂肪合成。在骨骼肌中,二

甲双胍对脂质代谢也有一定作用,使血清 FFA 氧化增强。这一机制可能与二甲双胍具有潜在的减重作用有关。

二、二甲双胍作用于下丘脑

神经肽 Y(NPY)是一种食欲刺激因子,广泛分布于哺乳动物的中枢和周围神经系统及组织、器官,在摄食行为和能量消耗中起重要作用。在中枢,NPY 神经元主要集中于下丘脑弓状核(ARC)和背内侧核(DMH);在外周,NPY 主要位于交感节后神经元及肾上腺髓质等。正常情况下,NPY 水平增加不仅可促进食欲,还可降低交感神经对棕色脂肪的作用,使机体产热减少,体质量上升,最终导致肥胖。研究表明,二甲双胍能直接穿过血-脑脊液屏障后作用于下丘脑,抑制 NPY,减少摄食。用二甲双胍喂养糖尿病大鼠,下丘脑 NPY 表达显著下降。

三、二甲双胍作用于脂肪细胞

脂肪细胞对于调节胰岛素敏感性和能量平衡起着重要作用。近期研究显示,应用正电子发射断层扫描,发现二甲双胍能减少皮下和内脏脂肪,从而改善胰岛素敏感性。另有研究发现,在前脂肪细胞的培养基中加入二甲双胍后,苏氨酸上 AMPK 磷酸化,细胞内的脂质聚集受到抑制,从而影响了脂肪合成。

四、二甲双胍对脂肪细胞内分泌功能的调节

脂肪组织不仅是机体能量储备器官,而且也是一个内分泌器官,可以表达和分泌多种被统称为脂肪细胞因子的生物活性蛋白,影响机体能量代谢,目前学者认识较全面的脂肪因子有瘦素(Leptin)、脂联素(APN)、肿瘤坏死因子(TNF-a)等。二甲双胍可作用于脂肪细胞,调控脂肪细胞因子的合成与分泌,从而实现对能量平衡的调节,这种对脂肪细胞内分泌功能的调节可能是其减重作用的基础。

在各种脂肪细胞的产物中,瘦素是经典意义上的内分泌激素,与肥胖的关系最为直接。瘦素对能量平衡的调控通过两条途径实现:一条通过抑制 NPY 表达和分泌,抑制 NPY 会引起动物食欲增加和能量消耗减少,进而降低脂肪含量,减轻体重;另一条通过激活阿片黑素促皮质激素原(POMC)降低食欲和减少脂肪沉积。避免了在营养过度时脂质积聚于非脂肪组织。故认为瘦素是机体抵御饥饿和肾炎危害的自身防卫武器。然而,近几年国内外的研究显示,在肥胖患者中普遍存在着瘦素抵抗及瘦素受体结构发生异常的现象。血清瘦素的水平不是缺乏而是升高,瘦素水平升高与体重、BMI 腰围和血胰岛素水平呈正相关。故对因营养过度机体代偿性地增加瘦素浓度的抗脂毒性的保护作用未能得到发挥。

二甲双胍可减少肥胖者的血浆瘦素水平,增强对瘦素的敏感性,减轻瘦素抵抗,增强瘦素对减少摄食、降低体脂含量的效应。此外,二甲双胍还能够增加下丘脑瘦素受体的表达,增加神经元对瘦素的敏感性,增强中枢胰岛素敏感性,介导瘦素的抑制食欲效应。促进 POMC 的表达,增加饱腹感,抑制食欲,从而减轻体重。

在目前已知的多种脂肪细胞因子中,除瘦素外,特别引人关注的是脂联素,脂联素是所

有脂肪细胞因子中唯一的负性调节激素,可激动过氧化物酶增殖体激活受体(PPAR)参与脂肪细胞的分化,增强机体对胰岛素的敏感性及糖代谢。脂联素虽是脂肪组织合成分泌的细胞因子,但却有随体内脂肪组织逐渐增多而其血浆浓度逐渐下降的特征。研究发现,在不同种族的肥胖患者中,均表现为脂联素浓度的下降。二甲双胍可提高脂联素水平。这一机制也与二甲双胍减重有关。此外,脂肪细胞因子肿瘤坏死因子(TNF-a)与肥胖发生发展密切相关。肥胖患者血液中存在 TNF-a 抵抗。有研究显示,给予 C57BL/6 小鼠二甲双胍干预 6 周后,小鼠体重降低,脂肪细胞肥大减轻,且脂肪细胞体积的减小与 TNF-a 水平降低呈正相关。肥胖女性给予低脂饮食后,脂肪组织中 TNF-a 表达量减少得越多,体重降低越显著。因此,推断二甲双胍通过改善 TNF-a 抵抗状态,抑制胞内的脂质积聚,延缓肥胖的发展。

五、二甲双胍与 AMPK

腺苷酸活化的蛋白激酶(AMPK)被称为细胞的"代谢感受器",存在于线粒体内,在调控全身的能量摄入和利用中发挥着极其重要的作用,其信号通路是调节细胞能量状态的中心环节。研究表明,AMPK 通过激素和细胞因子,如瘦素、脂联素等,参与调节能量的消耗和摄入。一方面,在骨骼肌、肝脏和脂肪组织激活 AMPK,可以抑制糖原异生,减少循环的血糖、血脂和异位脂肪堆积,提高胰岛素的敏感性,同时作用在中枢神经系统,调节机体对能量的摄入与消耗。下丘脑是中枢神经系统调节食欲的主要部位,激活下丘脑的 AMPK 可以增加下丘脑弓形核神经肽 Y 的表达,增加食物的摄入,减少能量消耗;抑制下丘脑的 AMPK 可以减少弓形核神经肽 Y 的表达,减少食物的摄入,增加能量消耗。AMPK 在中枢和外周的作用是截然相反的,如瘦素在下丘脑抑制 AMPK 可以减少食欲,而在外周组织激活 AMPK 则可增加脂肪酸氧化,改善胰岛素抵抗。研究发现,AMPK 活性降低可能是肥胖和 2 型糖尿病易感人群发生胰岛素抵抗的原发因素。二甲双胍在临床上作为降糖药物而用于治疗 2 型糖尿病,近来的研究表明,二甲双胍的靶分子是 AMP 激活的蛋白激酶(AMPK),它是 AMPK 的变构激活剂,通过 AMPK 的介导,增加肌肉、脂肪等组织对葡萄糖的摄入与代谢,减少肝脏葡萄糖的产生和输出,减少脂肪酸和胆固醇的合成、增加脂肪酸的氧化,改善胰岛 β 细胞的功能,减轻胰岛素抵抗,并通过中枢调节机体对食物的摄入量,调节能量代谢。

此外,研究还发现,二甲双胍还可通过抑制 DPP-4 酶、升高 GLP-1 及调节肠道菌群来影响摄食,从而达到减轻体重的目的。

参 考 文 献

[1] Martin K A, Mani M V, Mani A. New targets to treat obesity and the metabolic syn-drome[J]. Eur J Pharmacol, 2015, 763: 64-74.

[2] WHO. Obesity and overweight[J]. Geneva, 2015.

[3] WHO. Global status report on noncommunicable diseases 2014[J]. Geneva, 2015.

[4] Cheung P C, Cunningham S A, Naryan K M, et al. Childhood obesity incidence in the United

States：a systematic review[J]. Childhood obesity, 2016, 12(1)：1.

［5］高洁，齐建光. 2017 年美国预防服务工作组《儿童及青少年肥胖筛查建议》解读[J]. 中国全科医学，2017, 20(26)：3195-3198.

［6］Kumar S, Kelly A S. Review of childhood obesity：from epidemiology, etiology, and comorbidities to clinical assessment and treatment[J]. Mayo Clin Proc, 2017, 92(2)：251-265.

［7］Kirk S, Armstrong S, King E, et al. Establishment of the pediatric obesity weight evaluation registry：a national research collaborative for identifying the optimal assessment and treatment of pediatric obesity[J]. Child Obes, 2017, 13(1)：9-17.

［8］Cetin D, Lessig B A, Nasr E. Comprehensive evaluation for obesity：beyond body mass index[J]. Am Osteopath Assoc, 2016, 116(6)：376-382.

［9］中华医学会内分泌学分会肥胖学组. 中国成人肥胖症防治专家共识[J]. 中华内分泌代谢杂志，2011, 27(9)：711-717.

［10］Rinehart C S, Oliver J S. A clinical protocol for the assessment of obesity：addressing an epidemic [J]. Nurs Clin North Am, 2015, 50(3)：605-611.

［11］Van Dijk S J, Molloy P L, Varinli H, et al. Epigenetics and human obesity[J]. Int J Obes(Lond), 2015, 39(1)：85-97.

［12］Cordero P, Li J, Oben J A. Epigenetics of obesity：beyond the genome sequence[J]. Curr Opin Clin Nutr Metab Care, 2015, 18(4)：361-366.

［13］Yanovski S Z, Yanovski J A. Toward precision approaches for the prevention and treatment of obesity[J]. JAMA, 2018, 319(3)：223-224.

［14］Cui H, López M, Rahmouni K. The cellular and molecular bases of leptin and ghrelin resistance in obesity[J]. Nature reviews endocrinology, 2017, 13(6)：338-351.

［15］Kim Y J, Bi S. Knockdown of neuropeptide Y in the dorsomedial hypothalam-usreverses high-fat diet-induced obesity and impaired glucose tolerance in rats[J]. Am J Physiol Regul Integr Comp Physiol, 2016, 310(2)：R134-142.

［16］De Git K C G, Adan R A H. Leptin resistance in diet-induced obesity：the role of hypothalamic inflammation[J]. Obes Rev, 2015, 16(3)：207-224.

［17］中华医学会内分泌学分会肥胖学组. 中国成人防治专家共识[J]. 中华内分泌代谢杂志，2011, 27(9)：711-717.

［18］Achari A E, Jain S K. Adiponectin, a therapeutic target for obesity, diabetes, and endothelial dysfunction[J]. Int J Mol Sci, 2017, 18(6)：1321.

［19］Belizário J E, Faintuch J, Garay-Malpartida M. Gut microbiome dysbiosis and immunometabolism：new frontiers for treatment of metabolic diseases [J]. Mediators of inflammation, 2018, 2018：2037838.

［20］Jaffar K M, Konstantinos G, Ann E C, et al. Role of gut microbiota in the aetiology of obesity：proposed mechanisms and review of the literature[J]. Journal of obesity, 2016, 2016：1-27.

［21］Carneiro G, Zanella M T. Obesity metabolic and hormonal disorders associated with obstructive sleep apnea and their impact on the risk of cardiovascular events[J]. Metabolism, 2018, 84：76-84.

［22］中华医学会糖尿病学分会. 中国 2 型糖尿病防治指南：2013 年版[J]. 中华糖尿病杂志，2014, 6(7)：447-498.

［23］Hou X, Lu J, Weng J, et al. Impact of waist circumference and body mass index on risk of cardiometabolic disorder and cardiovascular disease in Chinese adults：a national diabetes and metabolic disorders survey[J]. PLoS One, 2013, 8(3)：e57319.

［24］中华医学会内分泌学分会. 中国 2 型糖尿病合并肥胖综合管理专家共识[J]. 中华糖尿病杂志，

2016，8(11)：662-666.

[25] Okubo H，Nakatsu Y，Kushiyama A，et al. Gut microbiota as a therapeutic target for metabolic disorders[J]. Curr Med Chem，2018，25(9)：984-1001.

[26] Jokinen E. Obesity and cardiovascular disease[J]. Minerva pediatrica，2015，67(1)：25-32.

[27] Demirag M D，Ozkan S，Haznedaroglu S，et al. Associations between obesity and the radiographic phenotype in knee osteoarthritis[J]. Turk J Med Sci，2017，47(2)：424-429.

[28] Djalalinia S，Qorbani M，Peykari N，et al. Health impacts of Obesity[J]. Pak J Med Sci，2015，31(1)：239-242.

[29] Allott E H，Hursting S D. Obesity and cancer：mechanistic insights from transdisciplinary studies[J]. Endocr Relat Cancer，2015，22(6)：R365-386.

[30] Garai J，Uddo R B，Mohler M C，et al. At the crossroad between obesity and gastric cancer[J]. Methods Mol Biol，2015，12(38)：689-707.

[31] Rothberg A E，McEwen L N，Kraftson A T，et al. Very-low-energy diet for type 2 diabetes：an underutilized therapy？[J]. Diabetes Complications，2014，28(4)：506-510.

[32] American Diabetes Association. Standards of medical care in diabetes-2017[J]. Diabetes care，2017，40(1)：1-135.

[33] 中国肥胖问题工作组. 中国成人超重和肥胖症预防控制指南（试行）：2003 版[J]. 营养学报，2004，26(1)：1-4.

[34] Smethers A D，Rolls B J. Dietary management of obesity：cornerstones of healthy eating patterns[J]. Med Clin North Am，2018，102(1)：107-124.

[35] Sahebkar A，Simental-Mendía，Luis E，et al. Effect of orlistat on plasma lipids and body weight：a systematic review and meta-analysis of 33 randomized controlled trials[J]. Pharmacol Res，2017，122：53-65.

[36] Rubino F，Nathan D M，Eckel R H，et al. Delegates of the 2nd Diabetes Surgery Summit. Metabolic surgery in the treatment algorithm for type 2 diabetes：a joint statement by international diabetes organizations[J]. Diabetes care，2016，39(6)：861-877.

[37] Arterburn D E，Olsen M K，Smith V A，et al. Association between bariatric surgery and long-term survival[J]. JAMA，2015，313(1)：62-70.

[38] Sjöholm K，Pajunen P，Jacobson P，et al. Incidence and remission of type 2 diabetes in relation to degree of obesity at baseline and 2 year weight change：the Swedish Obese Subjects(SOS) study[J]. Diabetologia，2015，58(7)：1448-1453.

[39] Mingrone G，Panunzi S，De Gaetano A，et al. Bariatric-metabolic surgery versus conventional medical treatment in obese patients with type 2 diabetes：5 year follow-up of an open-label，single-centre，randomised controlled trial[J]. Lancet，2015，386(9997)：964-973.

[40] Ryan D H，Kahan S. Guideline recommendations for obesity management[J]. Med Clin North Am，2018，102(1)：49-63.

[41] Cummings D E，Rubino F. Metabolic surgery for the treatment of type 2 diabetes in obese individuals[J]. Diabetologia，2018，61(2)：257-264.

[42] 中国医师协会外科医师分会肥胖和糖尿病外科医师委员会. 中国肥胖和 2 型糖尿病外科治疗指南（2014）[J]. 糖尿病临床，2014，8(11)：499-504.

[43] Lentferink Y E，Knibbe C A J，Van der Vorst M M J. Efficacy of metformin treatment with respect to weight reduction in children and adults with obesity：a systematic review[J]. Drugs，2018，78(18)：1887-1901.

[44] 尹仕红. 抗肥胖药物疗效及安全性临床研究进展[J]. 国际内分泌代谢杂志，2017，37(3)：168-171.

［45］Forslund K，Hildebrand F，Nielsen T，et al. Disentangling type 2 diabetes and metformin treatment signatures in the human gut microbiota［J］. Nature，2015，528：262-266.

［46］Ji L，Li H，Guo X，et al. Impact of baseline BMI on glycemic control and weight change with metformin monotherapy in Chinese type 2 diabetes patients：phase IV open-label trial［J］. PLoS One，2013，8：e57222.

［47］Domecq J P，Prutsky G，Leppin A，et al. Clinical review：Drugs commonly associated with weight change：a systematic review and meta-analysis［J］. Clin Endocr-inol Metab，2015，100(2)：363-370.

［48］母义明，纪立农，宁光，等. 二甲双胍临床应用专家共识：2016 年版［J］. 中国糖尿病杂志，2016，24(10)：871-884.

［49］Hussain M，Atif M A，Ghafoor M B. Beneficial effects of sitagliptin and metformin in non-diabetic hypertensive an dyslipidemic patients［J］. Pak J Pharm Sci，2016，29(6)：2385-2389.

［50］Knowler W C，Barrett-Connor E，Fowler S E，et al. Reduction in the incidence of type 2 diabetes with lifestyle intervention or metformin［J］. N Engl J Med，2002，346：393-403.

［51］Ramaehandran A，Snehalatha C，Mary S，et al. The indian diabetes prevention programme shows that lifestyle modification and metformin prevent type 2 diabetes in Asian Indian subjects with impaired glcose torlerance(IDPP-1)［J］. Diabetologia，2006，49：289-297.

［52］Pasquali R，Gambineri A，Biscotti D，et al. Effect of long-term treatment with metformin added to gypocaloric diet on body composition，fat distribution，and androgen and insulin levels in abdominally obeses women with and without the polycystic ovary syndrome［J］. Clin Endocrinol Metab，2000，85：2767-2774.

［53］Harborne L R，Sattar N，Norman J E，et al. Metformin and wight loss in obese women with polysystic ovar syndromet comparison of doses［J］. Clin Endocrinol Metab，2005，90(8)：4593-4598.

［54］Hussain M，Atif M A，Ghafoor M B. Beneficial effects of sitaglipti and metformin in non-diabetic hypertensive and dyslipidemic patients［J］. Pak J Pharm Sci，2016，29(6)：2385-2389.

［55］Ranjan P S，Madhu J，Shuchi J，et al. Effect of orlistat versus metformin in various aspects of polycystic ovarian syndrome：a systematic review of randomized control trials［J］. J Obstet Gynaecol India，2018，68(5)：336-343.

［56］Yang W Y，Liu J，Shan Z Y，et al. Acarbose compared with metformin as intial therapy in patients newly diagnosed type 2 diabetes：an open-label non-inferiority randomised trial［J］. Lancet Diabet Endocrinol，2014，2(1)：46-55.

［57］Golay A. Metformin and body weight［J］. Int J obes，2008，32：61-72.

［58］Rena G，Hardie D G，Pearson E R. The mechanisms of action of metformin［J］. Diabetologia，2017，60(9)：1577-1585.

［59］Lopez M，Nogueiras R，Tena-Sempere M，et al. Hypothalamic AMPK：a canonical regulator of whole-body energy balance［J］. Nat Rev Endocrinol，2016，12(7)：421-432.

［60］Arretson J T，Teubner B J，Grove K L，et al. Peroxisome proliferator-activated receptor 7 controls ingestive behavior，agouti-related protein，and neuropeptide Y mRNA in the arcuate hypothalamus［J］. J Neurosci，2015，35(11)：4571-4581.

［61］Hong A C，Greendyk R A，Zeltser L M. Distinct networks of teptin-and insulin-sensing neurons regulate thermogenic response to nutritional and cold challenges［J］. Diabetes，2015，64(1)：137-146.

［62］Klein J，Westphal S，Kraus D，et al. Metformin inhibits leptin secretion via a mitogen-activated protein kinase signalling path-way in brown adipocytes［J］. Endocrinol，2004，183：299-307.

［63］Varma V，Yao-Borengasser A，Rasouli N，et al. Human visfatin expression：relationship to insulin sensitivity，intramyocel-lular lipids，and inflammation［J］. J ain Endocrinol Metab，2007，92(2)：

666-672.

[64] Wen Y, Lin N, Yan H T, et al. Down-regulation of renal gluconeogenesis in type II diabetic rats following roux-en-Y gastric bypass surgery: a potential mechanism in hypoglyeemie effect[J]. Obes Facts, 2015, 8(2): 110-124.

[65] McCarty M F. AMPK activation-protean potential for boosting healthspan[J]. Age(Dordr), 2014, 36(2): 641-663.

[66] Woo S L, Xu H, Li H, et al. Metformin ameliorates hepatic steatosis and inflammation without altering adipose phenotype in diet-induced obesity[J]. PLoS One, 2014, 9(3): e91111.

[67] Buler M, Aatsinki S M, Skoumal R, et al. Energy-sensing factors coactivator peroxisome proliferator-activated receptor coactivator-1α(PGC-1α) and AMP-activated protein kinase control expression of inflammatory mediators in liver: induction of interleukin 1 receptor antagonist[J]. J Biol Chem, 2012, 287(3): 1847-1860.

第八章　二甲双胍和多囊卵巢综合征

第一节　多囊卵巢综合征概述

一、临床表现

多囊卵巢综合征（PCOS）是育龄期女性最常见的内分泌疾病之一，是导致无排卵性不孕症最常见的原因。其临床表现主要为月经不调或闭经、多毛、肥胖、痤疮、黑棘皮症及卵巢多囊样改变。PCOS 的典型症状有：

1. 月经紊乱

月经紊乱主要表现为闭经、月经稀发和功能性出血。

2. 高雄激素相关临床表现

（1）多毛：毛发的多少和分布因性别和种族的不同而有差异，多毛是雄激素增高的重要表现之一。

（2）高雄激素性痤疮：多伴有皮肤粗糙、毛孔粗大。与青春期痤疮不同，高雄激素性痤疮具有症状重、持续时间长、顽固难愈、治疗反应差的特点。

（3）女性型脱发：PCOS 患者可于 20 岁左右即开始出现脱发。

（4）皮脂溢出：由于患者体内过量的雄激素分泌，发生高雄激素血症，使皮脂分泌增加，导致患者头面部油脂过多，毛孔增大，鼻唇沟两侧皮肤稍发红、油腻，头皮鳞屑多、头皮痒，胸、背部油脂分泌也增多。

（5）男性化表现：主要为男性型阴毛分布，一般不出现明显的男性化表现。

3. 卵巢多囊样改变（PCO）

2003 年，鹿特丹的 PCO 超声标准是单侧或双侧卵巢内卵泡≥12 个，直径为 2～9 mm，伴或不伴卵巢体积＞10 mL，同时可表现为髓质回声增强。

4. 其他症状

（1）肥胖：肥胖占 PCOS 患者的 30%～60%，其发生率因种族和饮食习惯不同而不同。PCOS 的肥胖表现多为向心性肥胖（也称腹型肥胖），甚至非肥胖的 PCOS 患者也表现为周围或网膜脂肪分布比例增加。

（2）不孕：由于排卵功能障碍使 PCOS 患者受孕率降低，且流产率增高。

（3）阻塞性睡眠窒息：PCOS 患者中常见，且不能单纯用肥胖解释，胰岛素抵抗较年龄、BMI 或循环睾酮水平对睡眠中呼吸困难的预测作用更大。

（4）抑郁：PCOS 患者抑郁发病率增加，与高体质指数和胰岛素抵抗有关，患者生活质量和性满意度明显下降。

（5）黑棘皮病：表现为局部皮肤增厚，褶痕处色素沉着，多发生在皮肤皱褶比较多的部位，比如腋下、肘前、颈部、腹股沟等部位。

二、临床诊断

PCOS 的临床表现呈现极度异质性，发病机制复杂，因而至今仍无明确定义及确切分型，其诊断标准也存在一定争议。人们对 PCOS 的认识经历了一个较为漫长的过程，大致可分为 3 个阶段。早在 1884 年，Chereau 描述了硬化囊性卵巢，1935 年 Stein 和 Leventhal 首先提出 Stein-Leventhal 综合征，这一段时间对 PCOS 的认识集中在多囊卵巢的形态学特征上，这是第一个时期。第二个时期从 1962 年 Goldzi-cher 和 Green 将其改名为"多囊卵巢综合征"开始，并开始有了实验室诊断标准（黄体生成素/卵泡刺激素＞3；雄激素水平升高；卵巢体积＞6 mL；卵巢被膜下有 10 个以上直径小于 10 mm 的小卵泡呈串珠样排列）。1970 年，Yen 提出了肾上腺功能出现过度的假说，掀起了 PCOS 研究的热潮并开始重视性腺轴和 PCOS 的关系。第三个时期是 1980 年以后，随着肥胖人群的增多，Berghen 等发现 PCOS 患者中有高胰岛素血症或胰岛素抵抗者对克罗米芬的反应不明显。

从 20 世纪 90 年代至今，由于世界各地 PCOS 临床表现的差异，人们提出了各种 PCOS 的诊断标准，现列举如下：

1. 美国国立卫生研究院提出的 PCOS 的诊断标准

1990 年，美国国立卫生研究院（NIH）提出了 PCOS 的诊断标准，在排除其他可引起慢性无排卵和高雄激素血症的疾病之后，符合以下两项条件：① 慢性无排卵；② 高雄激素血症的临床表现和（或）生化改变，即可诊断为 PCOS，而不一定需要超声显示 PCOS 的形态学改变。根据该诊断标准，可将 PCOS 分为两个亚型：① 高雄（HA ＝ Hyperandrogenism）＋ 无排卵（O ＝ oligo-ovulation）＋ 多囊（P ＝ poly-cystic ovary）；② 高雄（HA）＋ 无排卵（O）。

2. 欧洲人类生殖与胚胎学协会和美国生殖医学协会提出的鹿特丹标准

2003 年，在荷兰鹿特丹，由欧洲人类生殖与胚胎学协会（ESHRE）和美国生殖医学协会（ASRM）联合提出了新的所谓鹿特丹标准：排除其他已知疾病后（如先天性肾上腺皮质增生、分泌雄激素的肿瘤及库欣综合征等）符合以下 3 条标准中的 2 条即可诊断 PCOS：① 稀发排卵和（或）无排卵；② 有高雄激素血症的临床表现和（或）实验室结果；③ PCO（双侧卵巢多囊样改变：超声提示卵巢体积≥10mL（卵巢体积＝0.5×长×宽×厚），和/或同一个切面上直径 2～9 mm 的卵泡数≥12 个）。根据该标准，PCOS 增加了 2 个新的亚型，即 HA＋P 和 O＋P。鹿特丹标准在 NIH 标准表型上增加了 PCO 这一指标，是对原有标准的扩充，从而使得诊断为 PCOS 的群体大大增加。但有学者认为，该标准过于宽泛，在临床应用过程中可能使部分无生育障碍或内分泌异常的女性被诊断为 PCOS 而接受了不恰当的治疗。但至目前为止，该标准依然是国际应用最广泛的诊断标准。

3. 美国雄激素过多协会提出的 PCOS 的诊断标准

2006 年，美国雄激素过多协会（AES）提出，由于卵巢多囊表现也见于正常女性，卵泡的大小和多囊的判断由于 B 超检查人员的不同,可能存在偏倚。鉴于此,AES 的诊断又重新突出了高雄激素血症在诊断 PCOS 中的地位。AES 的诊断标准:① 多毛和/或高雄激素血症;② 稀发排卵或无排卵和/或 PCO;③ 排除其他相关疾病。根据该诊断标准,PCOS 可分为 HA + O + P、HA + O、HA + P 3 种亚型。

4. 2013 年 AES 指南提出的 PCOS 的诊断标准

2013 年的 AES 指南沿用了 2003 年鹿特丹诊断标准,并对各标准作了详细定义及描述,即符合以下 3 条中的 2 条,并排除其他疾病导致的类似临床表现,即可诊断为 PCOS:① 雄激素过多的临床和/或生化表现:如果患者存在高雄激素的临床表现,且合并女性男性化,那么血清雄激素测定可以不作为诊断必需。如存在多毛、痤疮、雄激素性脱发、雄激素过多的临床表现,血清总睾酮、生物活性睾酮或游离睾酮升高即可认为是高雄激素血症;② 稀发排卵或无排卵:排卵异常可表现为月经稀发(>35d)或频发(<21d),偶尔月经周期正常,仍无排卵;③ 卵巢多囊样改变:即单侧卵巢体积增大超过 10mL(排除囊肿及优势卵泡)和/或单侧卵巢内有超过 12 个直径为 2~9 mm 的卵泡。

5. 日本提出的 PCOS 的诊断标准

日本学者研究发现,日本已婚女性 PCOS 患者不孕率高达 99%,多毛仅占 23%,为欧美国家的 1/3;而声音低哑、阴蒂肥大等男性化症状仅为欧美国家的 1/10;肥胖为欧美国家的 1/2。日本 PCOS 患者中,仅有 9% 的患者血中泌乳素水平超过正常值,远低于欧美国家的 12%~27%。只有 1/2 的 PCOS 患者的雄激素增高。上述结果表明:日本人与欧美人在 PCOS 临床症状上有极显著差异。因此,日本人于 1993 年制定了自己的诊断标准,其内容如下:

(1) 临床症状:① 月经异常(闭经、稀发月经、无排卵月经等);② 男性化(多毛、痤疮、声音低调、阴蒂肥大);③ 肥胖;④ 不孕。

(2) 内分泌检查:① 黄体生成素(LH)高值,卵泡刺激素(FSH)正常值;② 注射黄体生成素释放激素(LHRH)后 LH 分泌增多,FSH 正常分泌;③ 雌酮/雌二醇比值高;④ 血中睾酮(T)或雄烯二酮(A2)值高。

(3) 卵巢:① B 超见多囊卵巢,双合诊及 B 超见卵巢增大;② 经腹式腹腔镜见卵巢内膜增厚及表面隆起;③ 镜下见卵泡内膜细胞层肥厚增殖和间质增生。

其中,(1)~(3)项之中,①是必备的项目,(1)~(3)项中①均具备时,可诊断为 PCOS,其他项目作为参考。若所有必备和参考项目均具备,则为典型 PCOS 病例。日本妇产科学会的标准提示,PCOS 的病理生理改变和临床症状存在显著的种族差异,临床症状因人种而异,如多毛、肥胖在日本的 PCOS 患者中发生率低,即使发生也是轻度症状。

6. 我国提出的 PCOS 的诊断标准

无论是哪一个标准的提出,均是通过大量临床研究及 Meta 分析得到 PCOS 患者的共性,并最终提炼出可以确定诊断的表型。但上述标准都是由欧美国家制定的,其依据也是针对欧美人种。大量证据表明,亚洲人种与欧美人种存在明显的种族差异,如血清雄激素水平、临床高雄激素表现、代谢情况等。因此亟须制定适合中国人群的诊断标准。2008 年,卫生部正式立项“多囊卵巢综合征诊断标准”以建立适合中国人群的诊断标准,2011 年,基于相关文献以及针对中国人群的循证医学研究的《PCOS 诊断和治疗专家共识》(以下简称《国内专家共识》)发布。该标准对 PCOS 的危险因素、临床表现进行了定义,并规范了辅助检查和实验室检查。该诊断标准首次提出“疑似 PCOS”这一概念。该标准提出,月经稀发、闭经或不规则子宫出血是诊断 PCOS 的必要条件。另外,再符合下列 2 项中的 1 项,即可诊断为疑似 PCOS:① 高雄激素的临床表现或高雄激素血症;② 超声表现为 PCO。具备上述疑似 PCOS 诊断条件后还必须逐一排除其他可能引起高雄激素的疾病和引起排卵异常的疾病才能确定诊断。具体到 PCOS 的诊断时,则依据患者有无肥胖及中心型肥胖,有无糖耐量受损、糖尿病、代谢综合征等,可将 PCOS 分为:①经典的 PCOS 患者(月经异常和高雄激素,有或无 PCO),代谢障碍表现较重;② 无高雄激素 PCOS(只有月经异常和 PCO),代谢障碍表现较轻。此外,对于青春期 PCOS 的诊断至今尚未见国际权威性的青春期 PCOS 诊断标准,因为青春期女性的下丘脑-垂体-卵巢轴还处在发育中,是一个动态的变化过程。对有家族史、异常生长史以及肥胖体征的青春期女性,可以作为一个重要的综合线索来鉴别潜在的PCOS患者。

中国"多囊卵巢综合征诊断标准"是由卫生部发布的规范性文件,适用于中国各级医疗行业,具有权威性,而且该标准基于中国人群,并广泛征求全国范围内各省市临床工作者的意见,具有实用性和重要的临床指导意义。

三、PCOS 发病机制简述

(一) 遗传因素与 PCOS

1. 传统遗传学与 PCOS

近年来有关双胞胎的研究证实了 PCOS 患者存在明显的家族聚集性,PCOS 患者的兄弟也存在明显的代谢异常。目前,对 PCOS 易患基因的研究主要包括与性激素合成代谢相关的基因、与胰岛素敏感性相关的基因以及与促性腺激素调节相关的基因。PCOS 女性卵巢卵泡膜细胞中 P450c17a 酶的表达增加并且酶的活性增强,CYP17 基因的反式激活增加。这说明 CYP17 基因的编码产物 P450c17a 酶可能对 PCOS 的发生起到一定的作用,同时,位于染色体 15q24 上的 CYP11a 等位基因变异亦与 PCOS 患者的血清睾酮水平显著相关。CYP11a 基因编码 P450 细胞色素侧链裂解酶,此酶是雄激素合成代谢的关键酶。而位于染色体 19p13.3 上的胰岛素受体基因第 17 位外显子 1058 位点 T、C 等位基因多态性则与PCOS患者的体质量指数(BMI)有关,尤其在 PCOS 非肥胖者中更有意义。目前对 PCOS 遗传因素的研究尚未完全展开,还仅涉及该疾病基因组学的一小部分。为了更好地解释PCOS的发病机制,还需要更大样本多种族的研究以及遗传因素与必要的环境因素相互作用的研究。

2. 表观遗传学与 PCOS

表观遗传学是生命科学中一个普遍而又十分重要的新的研究领域,其将环境因素和遗传因素紧密地联系起来,更全面地阐述了 PCOS 的发病机制。传统遗传学与表观遗传学的区别主要在于前者是从 DNA 和 RNA 序列水平研究基因表达的变化,而后者是在 DNA 和 RNA 序列之外,通过研究基因修饰、蛋白质与蛋白质、DNA 与其他分子的相互作用来探讨遗传基因的功能和特性。表观遗传学研究 DNA 序列并未发生改变,但遗传基因的表达却发生了变化。

(1) DNA 甲基化:是指在酶的催化下,DNA 分子(主要在胞嘧啶碱基 C 上)加上甲基(— CH$_3$)的过程。一般情况下,DNA 甲基化可使某些基因失活,而去甲基化则可诱导基因重新活化和表达。与 PCOS 机制相关的 DNA 甲基化研究主要集中在 X 染色体雄激素受体（AR）基因外显子 1 的 CAG 重复序列，CAG 重复的等位基因表达越少，雄激素受体的敏感性越高。

（2）组蛋白修饰：组蛋白是真核生物染色体的基本结构蛋白质。组蛋白的共价修饰包括赖氨酸残基乙酰化、谷氨酸残基的 ADP-核糖基的甲基化、丝氨酸残基和苏氨酸残基的磷酸化等。目前发现在进化的过程中，DNA 甲基化与组蛋白甲基之间存在着联系。PCOS 的发生既受 DNA 序列的调节，又受表观遗传学的影响，表观遗传学作为环境与传统遗传学之间的桥梁，对深入探究 PCOS 的发病机制有很重要的意义。

3. 胰岛素抵抗（IR）与 PCOS

IR 是指机体外周组织对胰岛素的敏感性降低，使胰岛素促进葡萄糖摄取和利用的效率下降，进而代偿性地分泌过多胰岛素，产生高胰岛素血症。胰岛素信号转导途径的任何一个环节或一个分子转导信号受损均可导致 IR。

（1）胰岛素水平 IR：造成胰岛素水平 IR 的可能原因包括胰岛素基因突变导致胰岛素分子结构异常和生物活性降低、胰岛素抗体形成、胰岛素降解加速、胰岛素拮抗激素的作用、胰岛素样生长因子（IGF）水平升高等。目前认为，PCOS 患者的空腹 IGF-1 水平普遍高于正常女性。

（2）胰岛素受体水平 IR：造成胰岛素受体水平 IR 发生的可能原因包括胰岛素受体基因突变或缺失、生物合成率下降、受体向胞膜插入过程异常、受体与胰岛素亲和性下降、酪氨酸酶活性下降、受体降解加速、受体再利用障碍、胰岛素受体自身抗体、受体数量减少等。已有研究证实，染色体 19p13.2 的 D19S884 位点与 PCOS 发病有密切联系，而该位点与胰岛素受体基因编码有关。大约有 70% 的 PCOS 女性存在 IR，对胰岛素的敏感性下降，但与正常女性比较，PCOS 患者的胰岛素受体典型结构、受体数量或者胰岛素结合能力并无明显差异。还有研究发现，存在 IR 的 PCOS 女性的胰岛素受体酪氨酸磷酸化较正常女性低 40%，这种现象说明 PCOS 患者的 IR 可能与胰岛素受体自身磷酸化异常有关。

（3）胰岛素受体后水平 IR：受体后缺陷是 PCOS IR 发生的主要机制。包括 IRS-1/2 基因突变、酪氨酸激酶活性改变、葡萄糖转运异常（如肝脏的 GLUT2 和肌肉脂肪组织的 GLUT4）及性激素结合球蛋白产生减少等。IRS-1 和 IRS-2 是胰岛素受体后的主要信号蛋白，有研究表明，PCOS 患者黄素化颗粒细胞 IRS-2 mRNA 表达及蛋白含量显著降低，而 IRS-2 mRNA 表达及蛋白含量显著升高，IRS-1 和 IRS-2 酪氨酸磷酸化水平均明显降低。而且，PCOS IR 人群中存在明显的 IRS-1 Gly972Arg 基因突变和 IRS-2 Gly1057Asp 基因突变。由此说明，IRS-1 和 IRS-2 表达及磷酸化异常参与 IR。PI3K/Akt 和促分裂原活化蛋白激酶（mitogen-activated protein kinase，MAPK）是胰岛素信号转导过程中重要的胰岛素受体底物后信号分子，其中任何一个出现磷酸化缺陷均可能导致 IR。肌细胞、脂肪细胞和肝细胞对葡萄糖的摄取依靠葡萄糖转运蛋白（GLU）的调节，活化的 PI3K 可增加细胞表面的葡萄糖转运蛋白含量。葡萄糖转运蛋白基因缺陷或 PI3K 活化异常均可导致葡萄糖转运障碍。性激素结合球蛋白（SHBG）是一种由肝脏合成的糖蛋白，可特异性地结合并转运性激素，调控血清中游离性激素的浓度。IR 时出现代偿性的高胰岛素血症，而较高水平的胰岛素可抑制性激素结合球蛋白的产生，从而降低血清中性激素结合球蛋白的浓度，导致游离睾酮水平升高。

4. 高雄激素与 PCOS

大约有 70%的 PCOS 患者伴有高雄激素血症。过高的雄激素会改变卵泡内环境导致卵泡生长发育及卵子质量异常,最终导致患者的生育能力下降。PCOS 患者中,引起高雄激素的机制有很多,如主要表达在卵泡膜细胞上的 CYP17 活性增强、增高的 LH 刺激卵泡膜细胞 CYP17 的活性及肾上腺分泌雄激素增多等。而高胰岛素血症及 IR 状态也可促进高雄激素的产生。CYP17 广泛表达在卵巢和肾上腺,是雄激素合成的关键酶。cAMP 介导的蛋白激酶 A(PKA)途径可激活卵巢组织中 CYP17 的表达,而蛋白激酶 C(PKC)途径可抑制其表达。

5. 炎症因子与 PCOS

目前认为,PCOS 患者存在慢性炎症的病理、生理过程。在 PCOS 患者的卵巢组织中可见大量巨噬细胞和淋巴细胞浸润。其中,内脏脂肪巨噬细胞浸润增加发挥了主要作用。已有多个有研究结果证实,无论是肥胖或非肥胖的女性,其多个代谢紊乱和炎症因子以及脂肪因子均可能参与了 PCOS 的发生和发展。患 PCOS 的女性体内的超敏 C 反应蛋白(HS-CRP)、肿瘤坏死因子-α(TNF-α)、白介素 6(IL-6)以及脂肪细胞因子等水平均明显高于健康人群,这证实了 PCOS 确实存在低度的慢性炎症状态。

6. 环境因素与 PCOS

现已发现,地域、营养、生活方式等因素有时候可能会成为 PCOS 的危险因素、易感因素。环境中的一些物质(如一次性塑料水杯等)通过直接或间接的方式进入人体,可以影响人体的激素代谢,从而打破人体雌雄激素平衡,因此推断其为 PCOS 发病的高危因素。环境内分泌干扰物已经被有些学者证实,卵巢和机体的代谢功能可能会被其扰乱,从而引起 PCOS 的发生。双酚基丙烷就是其中一类内分泌干扰物,它是一种雌激素增塑剂,在人们的日常生活中被广泛使用,它具有微弱的雌激素作用。动物实验显示双酚基丙烷能提高大多数动物卵巢雄激素的分泌量,而且 PCOS 患者中由于双酚基丙烷积累在体内,可以使身体内过多雄激素的清除减慢、减少,而且还可以引起胰岛素的抵抗,这些都提示体内有双酚基丙烷积累的女性可能会增加遭受 PCOS 的风险。PCOS 的发病还可追溯到胚胎发育阶段,有研究证明,女性胎儿如果在出生前处在高雄激素的子宫环境内,成年后较处在相对正常雄激素环境的女性胎儿将表现出 PCOS 的特征的概率会高很多。动物实验研究也证实此结论。有资料显示 PCOS 患者通过加强体育锻炼,减轻体质量;配合合理均衡的膳食,改变平时不健康的生活方式,可以使胰岛素抵抗和高雄激素血症得到改善,从而使患者的相关症状得到减轻,代谢功能得以改善,恢复正常月经,恢复排卵,甚至能成功妊娠。

7. 青春期发育亢进

青春期是下丘脑-垂体-卵巢轴发育成熟的过渡阶段,此阶段开始启动时,机体中枢性负反馈抑制状态解除,GnRH 开始呈脉冲式释放,由于对外周激素的不正常反馈,导致产生过量的雄激素。部分青春期少年出现月经稀发、高雄激素血症表现,B 超见卵巢多个卵泡等现象,与 PCOS 症状十分相似,提示部分 PCOS 的发生可能与青春期生长发育亢进有关。

8. 其他因素

(1) 月经来潮过早:研究表明,月经来潮过早是青春期 PCOS 的高危因素。Logistic 回归分析显示,对 PCOS 患者来说,月经来潮时间相对较晚是对机体的一种保护。有资料显示,62%的 PCOS 患者起病于月经初潮,实际上,有可能在儿童的晚期时候肾上腺功能初现时就已经埋下了高雄激素的"种子"。

（2）出生时低体质量：有学者研究发现，出生低体质量的青春期女孩与同龄正常女孩相比较，其排卵率是显著下降的。

第二节　二甲双胍与多囊卵巢综合征

二甲双胍是目前被应用于 PCOS 治疗的主要抗糖尿病药物之一。二甲双胍主要通过作用于肝脏 AMP 活化的蛋白激酶（AMPK）抑制肝糖生成，也可以直接增加胰岛素敏感性，改善代谢异常。与其他抗糖尿病药物相比，二甲双胍无胚胎毒性和致畸作用，具有更好的风险-收益比，因此可被安全有效地应用于治疗各种 PCOS 女性患者。同时二甲双胍被推荐为 PCOS 患者排卵诱导剂的一线替代品。但有研究显示二甲双胍在提高 PCOS 女性患者排卵率和临床妊娠率的同时，也增加了流产率，对新生儿出生率尚无明确的优势。因此二甲双胍对 PCOS 女性患者生殖结果的改善可能是有限的。与口服避孕药相比，二甲双胍虽然可以降低胰岛素和甘油三酯水平，但对月经周期的调节和雄激素水平的降低无明显优势。此外，还有研究显示，与达英-35 相比，二甲双胍虽然可以改善 BMI、糖脂代谢、胰岛素水平和精神评分，但对多毛、痤疮以及雄激素水平无明显改善。改善胰岛素敏感性的二甲双胍剂量至少为 1 500 mg/d，最佳剂量在 2 000 mg/d，分次服用，2～3 次/d。在应用二甲双胍治疗时需注意其胃肠道反应及其他不良反应。有文献报告称，对单用二甲双胍治疗无效的患者联合噻唑烷二酮类药物（如吡格列酮和罗格列酮等）可进一步提高治疗有效率和妊娠率。

第三节　二甲双胍改善多囊卵巢综合征的机制

一、二甲双胍对 PCOS 患者代谢异常的影响

（一）胰岛素抵抗与高胰岛素血症

2003 年的一项 Meta 分析发现，二甲双胍在 PCOS 患者代谢调节上使雄激素和胰岛素水平下降，胰岛素敏感性增加。二甲双胍可提高胰岛素样生长因子（IGF）、胰岛素样结合蛋白-1 的水平，它们具有增加胰岛素敏感性的作用。二甲双胍还可通过抑制 ERK1/2 磷酸化，阻遏肿瘤坏死因子-α（TNF-a）介导的脂质分解，降低循环中游离脂肪酸（FFA）的浓度，从而增加了胰岛素作用的敏感性。但有些研究发现二甲双胍对 PCOS 患者血胰岛素水平无明显影响。国外曾有使用二甲双胍治疗 PCOS 患者 3 个月，未发现其空腹胰岛素、胰岛素/葡萄糖比值等指标在二甲双胍组和对照组之间存在显著差异。Pillai 等的 Meta 分析亦显示二甲双胍治疗使 PCOS 患者增高的空腹胰岛素水平仅呈现轻度降低，但无统计学意义。

（二）高雄激素血症

目前发现，二甲双胍可有效降低 PCOS 患者的雄激素水平。其可能的机制包括：① 直接作用于卵巢或间接作用于垂体的胰岛素受体，使黄体生成素（LH）分泌下降，减少雄激素的产生；② 降低细胞色素 P450c17 羟化酶的活性，抑制卵泡膜细胞雄激素的产生，改善 PCOS 的高雄激素症状。

（三）体重和脂肪分布

目前，二甲双胍对 PCOS 患者体重的影响尚存在不同的意见。Nieuwenhuis-Ruifrok 等研究发现，使用二甲双胍有利于减轻肥胖或超重生育年龄女性 BMI 和减少内脏脂肪含量，特别是在配合饮食干预后尤为明显。二甲双胍减轻体重的机制并不十分清楚，可能的机制为：① 二甲双胍使苏氨酸上腺苷酸活化的蛋白激酶（AMPK）磷酸化，从而抑制细胞内脂质聚集，最终影响脂肪的合成；② 二甲双胍通过激活 p44/p41 MAPK 来抑制瘦素的分泌，效应呈剂量依赖性，并独立于 PI3K 途径，这一作用机制产生抑制食欲的作用。但是有国外学者对 PCOS 患者口服 3 个月二甲双胍（500mg tid），并没有发现用药前后其 BMI、腰臀比（WHR）存在统计学差异。

二、二甲双胍对 PCOS 患者生殖异常的影响

（一）诱导排卵，提高妊娠率

目前已普遍认可二甲双胍可以作为诱导排卵的一线用药，尤其是对克罗米酚抵抗的患者。其机制可能为二甲双胍作用于胰岛素样生长因子通路，导致卵泡囊发生变化及 17β-雌二醇水平升高，促进排泄并最终使子宫内膜增厚来提高妊娠率。二甲双胍还可通过降低 PCOS 患者的高胰岛素血症引起的高雄激素血症来逆转内分泌病变，以使月经周期规则，使不孕逆转为自然妊娠。

（二）减少流产及妊娠并发症

由于目前无充足依据证明孕期继续应用二甲双胍治疗的安全性，所以，关于妊娠期间继续应用二甲双胍治疗的研究相对较少。对于二甲双胍是否降低流产率仍然是一个比较有争议的问题。有研究者提出，妊娠期间持续应用二甲双胍可降低 PCOS 患者自然流产率及妊娠糖尿病（GDM）的发生率。二甲双胍可能是通过降低纤溶酶原激活物抑制剂（PAI-1）和增加 glycodeli 来降低流产率。PAI-1 是纤溶系统的主要生理抑制剂，胎盘局部的 PAI-1 水平增高会直接导致胎盘组织出现血栓倾向，胚胎血供不足，胚胎死亡，glycodeli 是黄体期由子宫内膜腺体产生的一种糖蛋白，可增加子宫内膜对胎儿的容受性，有利于胚胎着床。此外，二甲双胍还可以通过降低血清雄激素水平来降低流产。还有研究发现 PCOS 患者在使用二甲双胍（1 000～2 000 mg/d）期间，一旦发现妊娠时即停止应用二甲双胍，发现该部分人群 GDM 的发生率显著降低，提示二甲双胍可作为预防或降低 GDM 发生的一种较有前景的药物。

（三）改善体外受精-胚胎移植（IVF-ET）的成功率

IVF-ET 是指精子和卵子在体外经过培养后自然受精并发育成胚胎，再将胚胎移植到子宫腔内，使之着床、生长直至足月分娩，是目前辅助生育领域常用的一项技术，国内外学者发现 PCOS 患者进行 IVF-ET 治疗时服用二甲双胍增加了受精率和妊娠率，同时也降低了流产和卵巢过度刺激综合征（OHSS）的发生。

综上所述，二甲双胍在诱导 PCOS 患者排卵和提高妊娠率方面疗效确切，对无排卵性 PCOS 患者有较好的治疗效果，但在妊娠期间是否能继续使用仍存在较多争议，需要更多前瞻性大样本的随机、对照、双盲临床试验证实其治疗效果和安全性。

参 考 文 献

［1］ Zawadski J K，Dunaif A. Diagnostic criteria for polycystic ovary syndrome，towards a rational approach［M］// Dunaif A，Givens J R，Haseltine F. Polycystic Ovary Syndrome. Boston Blackwell Scientic，1992：377-384.

［2］ Workshop Group. Revised 2003 consensus on diagnostic crit eria and long-term health risks related to polycystic ovary syndrome［J］. Hum Reprod，2004，81(1)：19-25.

［3］ Azziz R，Carmina E，Dewailly D，et al. Positions statement：criteria for defining polycystic ovary syndrome as a predominantly hyperandrogenic syndrome：an Androgen Excess Society guideline［J］. J Clin Endocrinol Metab，2006，91(11)：4237-4245.

［4］ Legro R S，Arslanian S A，Ehrmann D A，et al. Diagnosis and treatment of polycystic ovary syndrome：an endocrine society clinical practice guideline［J］. J Clin Endocrinol Metab，2013，98(12)：4565-4592.

［5］ 夏雅仙. 多囊卵巢综合征（PCOS）诊断：中华人民共和国卫生行业标准［J］. 中华妇产科杂志，2012，47(1)：74-75.

［6］ 郁琦. 多囊卵巢综合征诊治标准专家共识［J］. 中国实用妇科与产科杂志，2007，23(6)：474.

［7］ 中华医学会妇产科学分会内分泌学组. 多囊卵巢综合征的诊断和治疗专家共识［J］. 中华妇产科杂志，2008，43(7)：553-555.

［8］ Arabzdeh S，hossein G，Rashidi B H，et al. Comparing serum basal and follicular fluid levels of anti-mullerian hormone as a predictor of in vitro fertilization outcomes in patients with and without polycystic ovary syndrome［J］. Ann Saudi Med，2010，30(6)：442-447.

［9］ Lord J M，Flight I H，Norman R J. Insulin-sensitising drugs(metformin，troglitazone rosigiitazone，pioglitazone D-chiro-inositol) for polycystic ovary syndrome［J］. Cochrane Database Syst Rev，2003,3：CD003053.

［10］ Nieuwenhuis-Ruifrok A E，Kuchenbecker W K，Hoek A，et al. Insulin sensitizing drugs for weight loss in women of reproductive age who are overweight or obese：systematic review and mete-analysis［J］. Hum Reprod Update，2009，15(1)：57-68.

［11］ Rizzo M，Berueis K，Carmina E，et al. How should we manage atherogenic dyslipidemia in women with polycystic ovary syndrome［J］. Am J Obstet Gynecol，2008，198(1)：28-35.

［12］ Khattab S，Mohsen I A，Aboul F I，et al. Can metformin reduce the incidence of gestational diabetes mellitus in pregnant women with polycystic ovary syndrome? Prospective cohort study［J］. Gynecol Endocrinol，2011，27(10)：789-793.

第九章　二甲双胍和肠道菌群

第一节　肠道菌群概述

肠道菌群是人体微环境的重要组成部分,也是最大、最复杂的微生态系统,其多样性可能是宿主和肠道菌群之间强烈选择和协同进化的结果。肠道菌群是一个庞大的群体。人体肠道聚居着大约 100 万亿种微生物,肠道内每 1 014 mL 内最多可包含几千种微生物,人体肠道菌群的平均总重量约为 1.4 kg。肠道微生物的数量约是人体细胞数量的 10 倍,人体微生物组的宏基因组测序表明,共有 330 万个非冗余基因,而其中 99% 以上的基因源于细菌。此基因组比人类基因组大 150 倍。但所有的哺乳动物出生时是不携带任何微生物的,出生后从母体和环境中按一定顺序定植菌群,且大部分定植在肠道,随后保持种类和数量的动态平衡。欧洲分子生物学实验室的 Peer Bork 等按婴儿时期首个定植肠道的菌群将人类肠道菌群分为 3 种菌型,并且这种菌型不会因个体的种族、性别、体质量、健康程度或者年龄的变化而改变。

肠道菌群按属可分 10~15 个属;按种分类可分成 500 种;按照菌株在宿主体内的生化反应及对宿主的作用效果又可分成三大类:有益性、双向性和有害性。有益菌群是肠道的优势菌群,占 99%~99.9%,如双歧杆菌、乳杆菌和消化球菌等。人体与肠道菌群间是一种相互依存、互利共生的关系:① 肠道菌群以人体消化的食物残渣和胃肠道作为自身生存的条件和环境,并帮助人体消化食物,合成维生素,完成自身细胞无法完成的任务;② 肠道菌群不仅能分解体内产生的一些毒害物质,保护肠屏障(如可分解致使肠漏的硫酸盐),而且还能参与肠道上皮细胞的生长、分化,抑制炎性细胞因子的形成,刺激免疫应答,维持肠道的 pH,促进肠道蠕动,维持肠道微环境的内稳定。

肠道菌群的分类方法有很多种:根据菌群与宿主的关系将肠道菌群分为有益菌、共生菌与有害菌;根据是否需要氧气可分为需氧菌与厌氧菌;根据革兰染色可以分为革兰染色阳性菌与革兰染色阴性菌。肠道菌群种类丰富,各种菌群所占比例不同,人体细胞长期与细菌共体生存,相互维持动态平衡。两者之间存在着物质能量交换,肠道细菌影响宿主的能量代谢,参与人体的多重生理系统功能调节。菌群对人体的影响众多,对人类各系统疾病的发展起着不容忽视的作用,菌群的生长可以改善宿主的免疫反应,改变认知功能,肠道菌群可以通过分泌雌马酚从而起到抗衰老的作用;肠道菌群与癌症也有着密不可分的关系。

改变肠道菌群的影响因素包括:

　　（1）抗生素：虽然个体内的微生物在一般情况下是稳定的，但是在一定的外部条件下这种稳定可以被改变，抗生素的使用是改变肠道菌群组成的一个重要因素。使用抗生素治疗后导致宿主肠道菌群对外界微生物抵抗力的减弱，使得外来微生物过度生长，造成肠道菌群结构永久性的改变，进而引起不同状态的疾病，反复使用抗生素已经被假设会使宿主体内的微生物耐药基因增加。

　　（2）益生菌症：益生菌可以通过改变肠道菌群从而在胃肠道疾病中发挥作用，通常作为功能性食品和膳食补充剂在市场销售。

　　（3）饮食：生活方式和饮食习惯不仅会影响肠道菌群的组成，同时也会影响代谢功能。

　　（4）药物：近年来不少研究显示，一些药物的长期使用（如阿卡波糖和二甲双胍等）可能会改变肠道菌群的数量和构成比。

　　（5）其他因素：近年来有研究表明水果内丰富的多酚物质，如花青素，可能会调节特定的肠道菌群，体内和体外的研究结果证明这些化合物通过抑制转录因子 NF-κB 介导的信号通路活性起到抗炎作用，这种调节与有益肠道菌群的增加有关，尤其是双歧杆菌。胃旁路术（RYGB）可以减轻体重、改善血糖调节，它的机理除了简单地减少热量的摄入和吸收外，有研究表明 RYGB 可造成营养和胆汁分泌的改变，调整肠道菌群。

第二节　肠道菌群失调与糖尿病

　　存在于人体内的细菌具有广泛的功能，如影响脂肪储存、血管生成和免疫系统，调节神经系统、骨密度，保护上皮细胞损伤和病理耐受，破坏下调食物成分，具有维生素和氨基酸的生物合成和代谢药物等功能。

　　肠道菌群对糖尿病的发生发展具有重要作用。Roesch 等研究发现，糖尿病小鼠肠道中的乳杆菌与双歧杆菌的丰度明显不如非糖尿病小鼠。认为该小鼠的肠道通透性增加，肠黏膜免疫异常会导致 1 型糖尿病的发生。LPS 与炎症的产生相关，高脂膳食通过促进生长阻碍 LPS 分解，使其增加。小鼠中革兰阴性菌增加，从而导致体内产生胰岛素耐受性。肠道有益菌群减少，发酵、消化食物的功能减弱，从而加速脂肪沉积，改变代谢，破坏稳态，导致 2 型糖尿病的发生。Furet 等研究报道，与健康组相比，2 型糖尿病患者肠道中的双歧杆菌整体数量显著减少。Koren 等于 2015 年通过检测欧洲与中国人的大便样本发现微生物与糖尿病的发生发展密切相关。研究人员通过现代测序方式对糖尿病患者的肠道菌群进行分析发现，与正常人群相比，糖尿病患者均有肠道菌群乳酸菌增加和梭菌属减少的现象。糖尿病患者肠道菌群的改变主要是产短链脂肪酸（SCFAs）的菌群减少，短链脂肪酸可以有效增加人体胰岛素分泌，改善胰岛素抵抗。使用菌群调节剂改变人体的肠道菌群结构后，人体内 SCFAs 菌增加，糖耐量增加，2 型糖尿病患者血清中空腹胰岛素增加；在二甲双胍基础量上加用菌群调节剂比单用二甲双胍平均空腹血糖更低；直接加用 Akkermansia muciniphila（A. muciniphila）改变肠道菌群结构后糖尿病患者的糖耐量得到改善，血糖水平维持在稳定状态，这再次印证了肠道菌群结构和丰度与糖尿病的发生发展密切相关。有学者在使用广谱抗生素改变菌群构成后未见明显的糖尿病相关指标改变，这可能与该实验纳入的研究样本量过少有关。

　　肥胖患者肠道内的菌群组成伴随体重变化。由于肠道菌群的成分不同,肥胖者更容易从食物中提取能量生成脂肪。Hotamisligil 等有类似研究观察到术后体重降低的肥胖者体内柔嫩梭菌群与炎症标记物(如 C 反应蛋白与白细胞介素-6)呈逆相关。对于肥胖者来说,Rouxen-Y 胃绕道减肥手术可以帮助维持较轻体重,诱导肠道微生物产物(如 4-甲基苯磺酸、苯乙酸盐、胆碱蜕化产物的尿排泄)来降低糖尿病和心血管疾病的风险。国内有学者以中国汉族青少年为研究对象,开展肠道微生物群干预肥胖的研究,以揭示中国肥胖人群的肠道菌群组成,发现一个能抑制肥胖的肠道微生物——多形拟杆菌(bacteroides thetaiotaomicron),以及阐述其对代谢物氨基酸水平的影响。该研究聚焦青少年肥胖人群的肠道菌群研究,建立青少年肥胖-正常体重人群队列(GOCY)进行深度解析研究,首次揭示中国青少年肥胖的肠道菌群组成,发现一系列丰度显著异于正常人群的肠道共生菌。其中,多形拟杆菌丰度在肥胖人群中明显下降,有研究者进一步通过代谢组学分析血清代谢物水平,发现肥胖人群中谷氨酸的含量显著高于正常体重人群,并且其含量与多形拟杆菌数量呈反比。研究者还通过小鼠灌胃实验予以证实,研究证明多形拟杆菌能够降低小鼠血清谷氨酸浓度,增加脂肪细胞的脂肪分解和脂肪酸氧化过程,从而降低脂肪堆积,延缓体重增长速度、降低肥胖度。有研究者采用接受减重手术(袖状胃切除术)的肥胖患者手术前后的肠道菌群的改变,更进一步证明多形拟杆菌在减肥获益中的作用,发现肥胖患者肠道内下降的多形拟杆菌在减重手术 3 个月后即明显升高,恢复至正常体重人群水平,其术后血清谷氨酸水平亦明显下降至接近正常体重人群水平。结果提示多形拟杆菌水平的恢复可能有助于肥胖患者减重。

　　肥胖与糖尿病均被认为是慢性炎症性疾病,肥胖是糖尿病的危险因素,肥胖、糖尿病与肠道菌群紧密相关。肠道菌群的变化与糖尿病的发生和发展有关,而糖尿病的发生会改变肠道菌群的构成与丰度,两者相互影响,具体的因果关系目前有待于更多的临床数据和基础研究来支持。

第三节　2 型糖尿病患者肠道菌群的变化

　　2 型糖尿病的发生不仅与人类基因组差异、饮食结构变化和运动量减少等有关,也和肠道菌群改变有关。肠道菌群在 2 型糖尿病的发展进程中可能起着重要的作用。研究人员对该类患者的肠道菌群进行分析,发现糖尿病患者的葡萄糖运输、支链氨基酸运输、甲烷代谢、外源性化合物降解及硫酸盐还原等作用增强;同时,他们也发现丁酸合成、细菌耐药性、鞭毛组装及维生素和辅酶代谢等作用下降。该研究还发现 2 型糖尿病患者的肠道环境刺激细菌产生对氧应急反应和对药物的抵抗。现有的研究表明促使糖尿病发生作用的细菌包括:粪拟杆菌、变异梭状芽孢杆菌、大肠埃希菌、脱硫弧菌属、加氏乳杆菌、变形链球菌和副流感嗜血杆菌等。有抗糖尿病作用的细菌有:梭状芽孢杆菌、直肠真杆菌、罗斯氏菌、疣微菌科、Akkermansia muciniphila 和普氏粪杆菌等。一项研究结果显示,新诊断 2 型糖尿病患者体内梭状芽孢杆菌的丰度比正常糖耐量和糖尿病前期患者高,且 2 型糖尿病组的拟杆菌的相对丰度低于正常和糖尿病前期组,但 Dorea、普氏菌和 Collinsella 的相对丰度更高。近来不少研究表明,给予胃肠道微生物调节剂后,可明显改善糖耐量和增加饱腹感,并且粪便中短链脂肪酸含量明显增加。肠道菌群对糖尿病的影响机制包括短链脂肪酸(乙酸盐、丙酸盐、丁酸盐)激活 Gpr41 导致肠道多肽 YY 增加,抑制肠蠕动,并可激活 Gpr43,导致胰高血糖素样肽 1 的分泌增加,抑制脂肪细胞胰岛素信号,减少脂肪积聚。短链脂肪酸还可促进小肠糖异生,抑制禁食诱导的脂肪因子,增加 LPL 活性等。

第四节　二甲双胍对肠道菌群的影响

二甲双胍最先从法国丁香与山羊芸香中发现,学者研究发现其可以降低动物体内的血糖,随着关于降糖的研究渐多,其降糖效果也得到肯定。因为二甲双胍疗效可靠且安全性高,能改善机体的代谢并具有心血管保护作用,因此被广泛用于糖尿病的治疗,成为糖尿病治疗的一线用药。二甲双胍能抑制肝糖异生,增加外周组织对葡萄糖的利用,从而起到降低血糖的作用,Stepensky 等在 2002 年就指出二甲双胍通过肠道给药的方式能够更好的降低血糖;Duca 等通过阻断肠道 cAMP 途径发现二甲双胍的降糖作用降低,推测二甲双胍的作用靶点主要在肠道,随后 Buse 等通过检测二甲双胍血浆浓度再次验证肠道是二甲双胍发挥降血糖作用的主要场所。Lee 等在小鼠实验中与安慰剂组相比时发现二甲双胍可以改变肠道菌群的组成,Akkermansia muciniphila 菌群增多;Lee 等在后续的研究中显示二甲双胍可以改变肥胖人群的肠道菌群,经 16s-rRNA 测定发现二甲双胍治疗可以降低厚壁/拟杆菌比值;De 等在人体研究中也发现二甲双胍可以调节肠道菌群结构,增加 Akkermansia muciniphila 菌群的含量。

第五节　二甲双胍改变肠道菌群的机制

一、二甲双胍增加肠源性激素分泌

与肥胖、糖尿病紧密关联的肠源性激素当属胰高血糖素样肽(glucagon-like peptide-1,GLP-1)和肽酪氨酸酪氨酸(peptide tyrosine-tyrosine,PYY)。糖尿病患者 GLP-1 水平降低,在使用二甲双胍治疗后,血浆 GLP-1 浓度增加,GLP-1 的降糖作用是多种机制相互作用的结果。Kappe 等用 GLUTag 细胞为模型使用二甲双胍干预后用 ELESA 检测发现 GLP-1 含量增加;Napolitano 等发现二甲双胍干预后,GLP-1 增加,暂停使用 7 天后复测发现:活性 GLP-1 下降了 5 倍,再次给予二甲双胍治疗后,GLP-1 再次增加,PYY 的改变与 GLP-1 相似但是变化较小。Nardarli 等通过实验发现二甲双胍可以增加空腹总 GLP-1 浓度;但 Broaden 等发现二甲双胍与缩胆囊素联合时,可以增加 GLP-1 分泌,但是二甲双胍单药使用时,不增加血浆 GLP-1,并且 GLP-1 对胰岛素的分泌没有促进作用,这与之前的研究结果产生了分歧;Preiss 等在对 173 名非糖尿病患者与 775 名 2 型糖尿病患者的研究中发现,在使用二甲双胍后,总 GLP-1 含量尤其是空腹状态下的 GLP-1 增加,与 Nardarli 的研究结果相一致。GLP-1 与 PYY 由主要分布在肠道的 L 细胞分泌,由二肽基肽酶 4(dipeptidyl peptidase-4,DPP-4)灭活并降解。Cuthbertson 等在 2 型糖尿病患者中发现 GLP-1 的升高与 DPP-4 受抑制有关,二甲双胍干预后空腹 DPP-4 活性受抑制,但对餐后活性没有影响。Migoya 等发现二甲双胍处理后,小鼠体内总 GLP-1 含量增加,但是体内外的 DPP-4 活性没有受抑制。总的来说,目前二甲双胍抑制 DPP-4 尚缺乏足够的有利证据。PYY 是与二甲双胍应用密切相关的另一个肠源性肽,二甲双胍治疗后血浆 PYY 的下降,与厚壁菌/拟杆菌比值的变化与此保持一致。

二、二甲双胍促进产 SCFAs 菌群生长

肠道细菌可以将人体自身不能消耗的纤维素发酵为短链脂肪酸(SCFAs),SCFAs 的主要组分为乙酸盐、丙酸盐、丁酸盐。肥胖、糖尿病与心血管疾病是关系密切的一组慢性代谢性疾病,SCFAs 可改善小鼠的体重,调节脂质分布,在肠道健康与代谢平衡方面发挥了重要的作用。研究者通过基因测序技术检测大便样本时发现,二甲双胍干预后,高脂饮食喂养的肥胖小鼠肠道内产 SCFAs 的细菌增多,如双歧杆菌属,Akkermansia muciniphila。De 等在哥伦比亚成人研究中发现,糖尿病患者使用二甲双胍治疗后体内的产 SCFAs 菌增加,使体内 SCFAs 含量增加,同时患者胰岛素抵抗得到了改善,胰岛素敏感性也得到相应提高。

三、二甲双胍调节胆汁酸

肝细胞利用胆固醇合成二甲双胍调节胆汁酸(bile acid,BA),BA 通过 G 蛋白偶联受体与核法尼醇受体在调节糖脂能量代谢中发挥重要作用。二甲双胍与胆汁酸关系密切,Napolitano 等的研究发现血胆汁酸水平与二甲双胍的应用呈正相关系。肠道微生物在胆汁酸代谢中发挥了重要的作用,使用肠道菌群调节剂后,肠道菌群组分改变,影响胆汁酸代谢循环;同时胆汁酸可以改变肠道菌群的结构,抑制菌群过度生长,增强肠道的微生物屏障,在肠道菌群的稳态中发挥重要作用,使用具有胆盐水解酶活性的物质后,受试者体内厚壁菌与拟杆菌比值升高;截至目前,关于胆汁酸与肠道菌群的直接关系需要更多的临床证据加以证实。

四、二甲双胍增强肠道屏障功能

肠道屏障可以阻止病毒、细菌、毒素等的入侵,是维持肠道内环境稳态的重要屏障。肠道上皮的紧密连接是肠道屏障的重要部分,杯状细胞分泌的黏蛋白是紧密连接的重要组分;Deng 等通过人体肠道细胞体外实验发现二甲双胍可以逆转紧密连接蛋白(如 ZO-1,occludin)的下降,与前人的研究结果相一致;Xue 等的研究发现二甲双胍可以增加杯状细胞的分泌,再次验证了二甲双胍提高肠道屏障的功能。

国际糖尿病联盟(IDF)最新发布的糖尿病地图数据显示,每 11 个人中就有一名糖尿病患者,截至 2017 年,糖尿病患病人数比 2015 年新增了 1 000 万,按照这个趋势发展,预计到 2045 年,患病人数将升高至 6.29 亿。作为糖尿病的一线药物,二甲双胍的更多药理作用也在不断被人们发现。肠道菌群的改变参与了糖尿病的发病,它在糖尿病的发生发展中发挥了不容忽视的作用,肠道菌群的检测在未来可能为糖尿病的预测、早期诊断与治疗提供帮

助。二甲双胍的使用改变了肠道菌群的组成与丰度,二甲双胍使用后可逆转糖尿病患者体内的肠道菌群厚壁菌门/拟杆菌门比值增高的状态,该作用可能与其调节肠源 GLP-1 和 PYY 的分泌,调节胆汁酸代谢等有关,但此结论尚需更多的实验与临床证据加以证实,并深入探讨其机制。

参 考 文 献

[1] 中国内分泌相关专家小组. 中国糖尿病防控专家共识[J]. 中华预防医学杂志,2017,51(1):12.

[2] Prevention or delay of type 2 diabetes:standards of medical care in diabetes-2018[J]. Diabetes care, 2018,41(1):51-54.

[3] Perez-Munoz M E, Arrieta M C, Ramer-Tait A E, et al. A critical assessment of the "sterile womb" and "in utero colonization" hypotheses:implications for research on the pioneer infant microbiome [J]. Microbiome,2017,5(1):48.

[4] Luckey T D. Introduction to intestinal microecology[J]. Am J Clin Nutr,1972,25(12):1292-1294.

[5] Sender R, Fuchs S, Milo R. Revised estimates for the number of human and bacteria cells in the Body[J]. PLoS Biol,2016,14(8):e1002533.

[6] Sun Y, Tian T, Gao J, et al. Metformin ameliorates the development of experimental autoimmune encephalomyelitis by regulating T helper 17 and regulatory T cells in mice[J]. J Neuroimmunol, 2016,292:58-67.

[7] Park M J, Lee S Y, Moon S J, et al. Metformin attenuates graft-versus-host disease via restricting mammalian target of rapamycin/signal transducer and activator of transcription 3 and promoting adenosine monophosphate-activated protein kinase-autophagy for the balance between T helper 17 and Tregs[J]. Transl Res,2016,173:115-130.

[8] Gualdoni G A, Mayer K A, Goschl L, et al. The AMP analog AICAR modulates the Treg/Th17 axis through enhancement of fatty acid oxidation[J]. FASEB J,2016,30(11):3800-3809.

[9] Wang X, Wang F, Zhang Y, et al. Diabetic cognitive dysfunction is associated with increased bile acids in liver and activation of bile acid signaling in intestine[J]. Toxicol Lett,2018,287:10-22.

[10] Cabreiro F, Au C, Leung K Y, et al. Metformin retards aging in C. Elegans by altering microbial folate and methionine metabolism[J]. Cell,2013,153(1):228-239.

[11] Tilg H, Adolph T E, Gerner R R, et al. The intestinal microbiota in colorectal cancer[J]. Cancer cell,2018,33(6):954-964.

[12] Korem T, Zeevi D, Suez J, et al. Growth dynamics of gut microbiota in health and disease inferred from single metagenomic samples[J]. Science,2015,349(6252):1101-1106.

[13] Qin J, Li Y, Cai Z, et al. A metagenome-wide association study of gut microbiota in type 2 diabetes [J]. Nature,2012,490(7418):55-60.

[14] Karlsson F H, Tremaroli V, Nookaew I, et al. Gut metagenome in European women with normal, impaired and diabetic glucose control[J]. Nature,2013,498(7452):99-103.

[15] 马苏娴,张锐锐,王苏,等. 2 型糖尿病患者肠道菌群变化及意义[J]. 山东医药,2017(16):20-23.

[16] Lin H V, Frassetto A, Kowalik E J, et al. Butyrate and propionate protect against diet-induced obesity and regulate gut hormones via free fatty acid receptor 3-independent mechanisms[J]. PLoS One, 2012,7(4):e35240.

［17］Rebello C J，Burton J，Heiman M，et al. Gastrointestinal microbiome modulator improves glucose tolerance in overweight and obese subjects：a randomized controlled pilot trial［J］. J Diabetes Complications，2015，29(8)：1272-1276.

［18］Firouzi S，Majid H A，Ismail A，et al. Effect of multi-strain probiotics(multi-strain microbial cell preparation) on glycemic control and other diabetes-related outcomes in people with type 2 diabetes：a randomized controlled trial［J］. Eur J Nutr，2017，56(4)：1535-1550.

［19］Burton J H，Johnson M，Johnson J，et al. Addition of a gastrointestinal microbiome modulator to metformin improves metformin tolerance and fasting glucose levels［J］. J Diabetes Sci Technol，2015，9(4)：808-814.

［20］Dao M C，Everard A，Aron-Wisnewsky J，et al. Akkermansia muciniphila and improved metabolic health during a dietary intervention in obesity：relationship with gut microbiome richness and ecology ［J］. Gut，2016，65(3)：426-436.

［21］Plovier H，Everard A，Druart C，et al. A purified membrane protein from akkermansia muciniphila or the pasteurized bacterium improves metabolism in obese and diabetic mice［J］. Nat Med，2017，23 (1)：107-113.

［22］Mikkelsen K H，Frost M，Bahl M I，et al. Effect of antibiotics on gut microbiota，gut hormones and glucose metabolism［J］. PLoS One，2015，10(11)：e142352.

［23］Effect of intensive blood-glucose control with metformin on complications in overweight patients with type 2 diabetes(UKPDS 34). UK prospective diabetes study(UKPDS) Group［J］. Lancet，1998，352(9131)：854-865.

［24］苏青. 二甲双胍降糖作用的分子机制［J］. 中华内分泌代谢杂志，2016，9：716-722.

［25］Stepensky D，Friedman M，Raz I，et al. Pharmacokinetic-pharmacodynamic analysis of the glucose-lowering effect of metformin in diabetic rats reveals first-pass pharmacodynamic effect［J］. Drug Metab Dispos，2002，30(8)：861-868.

［26］Duca F A，Cote C D，Rasmussen B A，et al. Metformin activates a duodenal ampk-dependent pathway to lower hepatic glucose production in rats［J］. Nat Med，2015，21(5)：506-511.

［27］Buse J B，Defronzo R A，Rosenstock J，et al. The primary glucose-lowering effect of metformin resides in the gut，not the circulation：results from short-term pharmacokinetic and 12-week dose-ranging studies［J］. Diabetes care，2016，39(2)：198-205.

［28］Lee H，Ko G. Effect of metformin on metabolic improvement and gut microbiota［J］. Appl Environ Microbiol，2014，80(19)：5935-5943.

［29］Lee H，Lee Y，Kim J，et al. Modulation of the gut microbiota by metformin improves metabolic profiles in aged obese mice［J］. Gut Microbes，2018，9(2)：155-165.

［30］de la Cuesta-Zuluaga J，Mueller N T，Corrales-Agudelo V，et al. Metformin is associated with higher relative abundance of mucin-degrading akkermansia muciniphila and several short-chain fatty acid-producing microbiota in the gut［J］. Diabetes care，2017，40(1)：54-62.

［31］Opinto G，Natalicchio A，Marchetti P. Physiology of incretins and loss of incretin effect in type 2 diabetes and obesity［J］. Arch Physiol Biochem，2013，119(4)：170-178.

［32］Bahne E，Hansen M，Bronden A，et al. Involvement of glucagon-like peptide-1 in the glucose-lowering effect of metformin［J］. Diabetes Obes Metab，2016，18(10)：955-961.

［33］Kappe C，Patrone C，Holst J J，et al. Metformin protects against lipoapoptosis and enhances GLP-1 secretion from GLP-1-producing cells［J］. J Gastroenterol，2013，48(3)：322-332.

［34］Napolitano A，Miller S，Nicholls A W，et al. Novel gut-based pharmacology of metformin in patients with type 2 diabetes mellitus［J］. PLoS One，2014，9(7)：e100778.

［35］Vardarli I，Arndt E，Deacon C F，et al. Effects of sitagliptin and metformin treatment on incretin hormone and insulin secretory responses to oral and "isoglycemic" intravenous glucose［J］. Diabetes，2014，63(2)：663-674.

［36］Bronden A，Alber A，Rohde U，et al. Single-dose metformin enhances bile acid-induced glucagon-like peptide-1 secretion in patients with type 2 diabetes［J］. J Clin Endocrinol Metab，2017，102 (11)：4153-4162.

［37］Preiss D，Dawed A，Welsh P，et al. Sustained influence of metformin therapy on circulating glucagon-like peptide-1 levels in individuals with and without type 2 diabetes［J］. Diabetes Obes Metab，2017，19(3)：356-363.

［38］Cuthbertson J，Patterson S，O'Harte F P，et al. Investigation of the effect of oral metformin on dipeptidylpeptidase-4(DPP-4) activity in type 2 diabetes［J］. Diabet Med，2009，26(6)：649-654.

［39］Migoya E M，Bergeron R，Miller J L，et al. Dipeptidyl peptidase-4 inhibitors administered in combination with metformin result in an additive increase in the plasma concentration of active GLP-1［J］. Clin Pharmacol Ther，2010，88(6)：801-808.

［40］Gao Z，Yin J，Zhang J，et al. Butyrate improves insulin sensitivity and increases energy expenditure in mice［J］. Diabetes，2009，58(7)：1509-1517.

［41］Wang L，Zhang J，Guo Z，et al. Effect of oral consumption of probiotic lactobacillus planatarum P-8 on fecal microbiota，SIgA，SCFAs，and TBAs of adults of different ages［J］. Nutrition，2014，30 (7-8)：776-783.

［42］Martoni C J，Labbe A，Ganopolsky J G，et al. Changes in bile acids，FGF-19 and sterol absorption in response to bile salt hydrolase active L. Reuteri NCIMB 30242［J］. Gut microbes，2015，6(1)：57-65.

［43］Deng J，Zeng L，Lai X，et al. Metformin protects against intestinal barrier dysfunction via AMP-Kalpha1-dependent inhibition of JNK signalling activation［J］. J Cell Mol Med，2018，22(1)：546-557.

［44］Spruss A，Kanuri G，Stahl C，et al. Metformin protects against the development of fructose-induced steatosis in mice：role of the intestinal barrier function［J］. Lab Invest，2012，92(7)：1020-1032.

［45］Xue Y，Zhang H，Sun X，et al. Metformin improves ileal epithelial barrier function in interleukin-10 deficient mice［J］. PLoS One，2016，11(12)：e168670.

［46］Montandon S A，Jornayvaz F R. Effects of antidiabetic drugs on gut microbiota composition［J］. Genes(Basel)，2017，8(10)：250.

［47］Sakumoto T，Tokunaga Y，Tanaka H，et al. Insulin resistance/hyperinsulinemia and reproductive disorders in infertile women［J］. Reprod Med Biol，2010，9(4)：185-190.

［48］Schneider M B，Matsuzaki H，Haorah J，et al. Prevention of pancreatic cancer induction in hamsters by metformin［J］. Gastroenterology，2001，120(5)：1263-1270.

［49］Malik F，Mehdi S F，Ali H，et al. Is metformin poised for a second career as an antimicrobial? ［J］. Diabetes Metab Res Rev，2018，34(4)：e2975.

［50］Allin K H，Tremaroli V，Caesar R，et al. Aberrant intestinal microbiota in individuals with prediabetes［J］. Diabetologia，2018，61(4)：810-820.

［51］Clemente J C，Manasson J，Scher J U. The role of the gut microbiome in systemic inflammatory disease［J］. BMJ，2018，360：5145.

第十章 二甲双胍和风湿性疾病

二甲双胍（metformin，MET）作为临床常用的降糖药物，应用于临床已有 60 多年的历史，其药理作用和对腺苷酸激活蛋白激酶（AMPK）的激活有关。二甲双胍除了降糖作用外，它在抗炎、抗氧化、恢复内皮功能的异常、促进经典巨噬细胞向选择性巨噬细胞转化的作用也逐渐被人们发现，包括在一些自身免疫炎症诱导的风湿性疾病方面的抗炎作用，尤其是在自身免疫病（如系统性红斑狼疮、类风湿关节炎）中的应用，让二甲双胍在风湿界受到了日益增加的关注。

第一节 二甲双胍与类风湿关节炎

一、类风湿关节炎概述

类风湿关节炎（rheumatoid arthritis，RA）是一种以侵蚀性、对称性多关节炎为主要临床表现的慢性、全身性自身免疫性疾病，好发于手、腕、足等小关节，反复发作，早期有关节红肿热痛和功能障碍，晚期关节可出现不同程度的畸形，并伴有骨破坏和骨骼肌的萎缩，极易致残。基本病理表现为关节滑膜的慢性炎症，细胞浸润，滑膜翳形成，软骨及骨组织的侵袭，关节结构的破坏等，并常伴有关节外的系统性损伤。RA 病因和发病机制复杂，在遗传、感染、环境等多因素共同作用下，自身免疫炎症反应导致的免疫损伤和修复是 RA 发生和发展的基础。早期诊断、早期治疗至关重要。该病分布于全球，是造成人类劳动力丧失和致残的主要原因之一。流行病学资料显示，RA 可发生于任何年龄，80% 发病于 35～50 岁，女性患者数量是男性的 2～3 倍。世界范围内 RA 的患病率为 0.5%～1.0%，我国 RA 的患病率为 0.32%～0.36%。目前 RA 不能根治，治疗的主要目标为达到临床缓解或低疾病活动度，临床缓解的定义是没有明显的炎症活动症状和体征，药物治疗包括非甾体抗炎药、传统改变病情的抗风湿药（disease modifying antirheumatic drugs，DMARDs）、生物 DMARDs、糖皮质激素等，临床上在积极治疗缓解病情的同时，药物带来的不良副作用也不容乐观，如骨髓抑制、感染、胃肠道反应、肝损害、血糖升高等，目前治疗上积极寻找针对类风湿关节炎发病中的免疫、炎症或骨/软骨破坏等相互关联的治疗靶点，寻找新的既能改善 RA 病情又安全的药物仍然是临床面临的挑战性问题。近年来研究表明，二甲双胍可以发挥全身性的抗炎作用，降低炎症因子水平，升高抗炎因子水平，那么二甲双胍能不能在 RA 中起到抗炎，进而保护关节的作用呢？这个问题还有待我们进一步探索。

二、RA 与炎症

　　RA 是一种炎症性疾病，且炎症生物学标志，如 C 反应蛋白、IL-6 和 TNF-α 均在患者关节滑液及血清中高量表达，水平与 RA 的严重程度呈正相关。RA 中炎症的主要部位在滑膜组织，滑膜组织中浸润的单核-巨噬细胞、淋巴细胞等能够产生大量的细胞因子，这些细胞因子通过作用于多种细胞并相互调节，形成一个复杂的网络。许多细胞因子，如 IL-1、IL-6、IL-8、IL-12、IL-17、TNF-α，干扰素-γ 以及细胞集落刺激因子（GM-CSF），都参与关节炎症和骨破坏过程，最终导致了 RA 的发生和发展。实验证实，TNF-α 是在 RA 的发病机制中居于中心地位的炎症因子，它不仅能够通过 NF-κB、JAK/STAT 等通路介导 RA 的炎症及关节破坏，还可促使滑膜细胞、纤维母细胞、巨噬细胞等以自分泌或旁分泌的形式产生多种炎症因子，例如，IL-1β、IL-6 等，TNF-α、IL-1 和 IL-6 具有促使滑膜细胞、软骨细胞释放前列腺素、活性氧、中性蛋白酶如胶原酶和基质溶酶的能力。这些酶类可以降低胶原和蛋白聚糖含量，导致软骨损伤。RA 患者关节滑液中的 IL-6 水平与关节损伤程度相互关联，并且可能促进破骨细胞的产生。破骨细胞是从巨噬细胞和破碎骨中分化而来的大型多核细胞，共同作用于 RA 的炎症及关节破坏。

三、RA 与骨代谢、骨破坏

　　正常骨代谢是成骨细胞介导的骨形成与破骨细胞介导的骨吸收之间的平衡过程，生理条件下，成骨细胞和破骨细胞共同控制正常的骨转化，维持骨稳态，骨代谢失衡将导致骨疾病的发生，如 RA。现已证实机体免疫系统与骨代谢系统之间存在着密切联系。免疫系统与骨代谢系统间共享多种调控分子，包括细胞因子、转录因子、受体等。骨骼系统与免疫系统的空间分布联系紧密，破骨细胞起源于骨髓造血干细胞，与免疫系统的单核细胞、巨噬细胞同源。成骨细胞起源于骨髓基质干细胞，与四周的破骨细胞前体细胞紧密接触，这是实现共同调控骨稳态的基础。免疫系统由免疫细胞、免疫因子等组成，与骨骼系统除了共同受白介素（interleukin，IL）、干扰素（interferon，INF）和集落刺激因子（CSF）的调控外，核因子 κB 受体活化因子（receptor activator for nuclear factor-κB，RANK）及其配体 RANKL（receptor activator for nuclear factor-κB ligand）对两种系统的调控作用尤为关键。机体免疫应答过程中，病原刺激物由树突状细胞吞噬并传递给原始 T 细胞，活化的 T 细胞表达 RANKL，RANKL 可与破骨细胞前体细胞表面 RANK 结合，促进破骨细胞的产生。但树突状细胞也可通过上调破骨细胞抑制因子（osteoclastogenesis inhibitory factor，OCIF）抑制 RANKL 与 RANK 的结合，从而抑制 RANKL 的活性，减少破骨细胞的产生。可见，免疫系统通过调控 RANKL/RANK/OPG 这一破骨细胞的形成和分化机制，进而影响骨代谢。一旦 RANKL/RANK/OPG 平衡被打破，就会表现出骨破坏等临床症状。目前多方面的研究已证实，破骨细胞的增殖活化在 RA 患者骨破坏的发病机制中起着决定性作用。在 RA 动物模型中，发病 5 周后可在血管翳和软骨下骨观察到破骨细胞前体细胞及破骨细胞连续不断地在骨侵蚀部位聚集形成。Matsuoka 等发现在 RA 患者滑膜关节血管翳与骨交界处的吸收陷窝中具有破骨细胞表型的多核细胞，证实了滑膜关节局部含有大量破骨细胞前体细胞、破骨细胞以及促进破骨细胞分化激活的细胞及分子。T 细胞介导的免疫应答反应是免疫系统参与调控骨代谢、骨破坏过程的重要方式,其中 CD4⁺ T 细胞,即辅助性 T 细胞(helper T cell,Th)尤为受关注。CD4⁺ T 细胞在不同的微环境及细胞因子作用下分化成多种亚型,包括 Th1 细胞、Th2 细胞、Th17 细胞及调节性 T 细胞(Regulatory T cells,Treg)等,它们相互影响、相互制约,形成网络维持动态平衡。其中,Th17 细胞和 Treg 细胞在机体细胞免疫过程中发挥着重要作用。Th17 细胞主要分泌促炎因子 IL-17,促进炎症反应,而 Treg 细胞作为免疫应答的调控者,可抑制效应 T 细胞的过度活化,维持自身免疫耐受,抑制炎症反应。同时,局部过表达的 IL-17 能够上调 RANKL 及其受体的表达,从而破坏 RANKL/OPG 平衡,加重骨破坏。Treg 分泌产生的 IL-10 可上调 OPG 的表达并下调 RANKL 的表达,从而调节 RANKL/OPG 平衡,抑制骨吸收。Th17/Treg 细胞平衡与骨代谢关系密切,一旦这个平衡失调,最终会导致骨吸收等病理改变,参与 RA 的发生发展。

四、二甲双胍的抗炎机制以及在 RA 中的应用

研究表明,包括 2 型糖尿病、肥胖、代谢综合征及相关心血管并发症等在内的一些疾病的发生发展都与慢性炎症有关,动物模型以及患者体内均可见免疫系统的激活及过多的炎性因子产生,且抗炎治疗包括 IL-1β 拮抗剂、IL-1 受体拮抗剂及水杨酸盐的应用有效,因此这些疾病现被归为炎症性疾病。在临床上,二甲双胍不仅对糖尿病患者有降血糖、改善胰岛素抵抗、减少心血管并发症的发生的作用,而且还可改善糖耐量正常的代谢综合征患者的血管内皮功能,提示其保护心血管作用还存在其他非糖依赖的机制,故在非糖尿病状态下的心血管疾病亦有一定的应用前景。近来大量研究证实,二甲双胍可通过多种机制——单核苷酸依赖的蛋白激酶(AMPK)依赖途径与直接的抗炎作用的非依赖途径表现出抗炎作用。

(一)二甲双胍在 RA 中抗炎机制

1. 腺苷酸激活蛋白激酶(AMPK)/哺乳动物雷帕霉素靶蛋白(mTOR)相关信号通路

AMPK 是受多种代谢刺激调控的高度保守的细胞能量感受器,通过感受细胞内外能量的变化,调节细胞葡萄糖、脂肪酸代谢。AMPK 与细胞生长、生存等多种信号途径相关。mTOR 是进化保守的苏氨酸/丝氨酸蛋白激酶,是磷脂酰肌醇 3-激酶(PI3K)家族的成员之一。mTOR 可以被诸如氨基酸、氧浓度、细胞能量状态、细胞生长因子等多种信号激活,在调节细胞生长、增殖、存活、代谢等方面起到重要作用。除此之外,在辅助 T 细胞的活化和分化过程中,多种外界刺激信号也通过 mTOR 进行调节整合。在激活的 T 淋巴细胞中,mTOR 及其下游的缺氧诱导因子-1α(HIF-1α)参与的糖酵解代谢,在 T 细胞的分化发展过程中起到重要作用。HIF-1α 还调节多种参与糖酵解代谢的基因,包括葡萄糖转运蛋白-1(Glut-1)、丙酮酸激酶 M2(pyruvate kinase M2,PKM2),这些基因编码了参与调节糖酵解代谢的酶,并在效应 T 细胞的分化过程中起作用。研究认为,二甲双胍可能通过作用于 AMPK 上游的激酶激活胞内的 AMPK,也有可能作为一种前体药物通过修饰作用促进 AMPK 形成活性形式。mTOR 是 AMPK 信号通路的一个下游物质,当 AMPK 被激活后,活化的 mTOR 相应减少,即二甲双胍可通过激活 AMPK 抑制 mTOR 信号通路,后者进一步抑制了 STAT3 及 HIF-1α 的表达,减少炎症因子,调节 CD4⁺ T 细胞的分化,降低 Th17 细胞,同时增加 Treg 细胞,从而调节 Th17/ Treg 细胞平衡,抑制自身免疫炎症,诱导免疫

耐受。

2. 二甲双胍调节 Th17/Treg 细胞平衡

Th17 细胞是依据分泌细胞因子不同而命名的一类 T 细胞,其在抗原刺激后能够特异性分泌细胞因子 IL-17。其可由初始 T 细胞在 TGF-β、IL-6 同时存在时,通过表达特异性转录因子维甲酸相关孤独核受体-γt(retinoic acid-related orphan receptor-γt,ROR-γt)分化而来。Th17 细胞具有前炎症特质,主要通过分泌 IL-17 参与致病过程。IL-17 不仅能促进中性粒细胞的增殖和成熟,亦能招募中性粒细胞和其他炎性细胞,如巨噬细胞和淋巴细胞。IL-17 还能促进自身免疫的发生。越来越多的证据表明,Th17 细胞是自身免疫病的致病因素,包括 RA 等。调节性 T 细胞作为一种新型的 T 细胞亚群,主要由初始 T 细胞分化形成,而该过程必须在高浓度的 TGF-β 存在下完成。在体内,它主要通过分泌 IL-10 和 TGF-β 来抑制机体自身免疫性反应。目前,调节性 T 细胞主要是指表型为 CD4$^+$ CD25$^+$ Foxp3$^+$ 的 T 细胞亚群。近年来,随着对调节性 T 细胞研究的深入,在许多动物模型和人类自身免疫病中观察到 Treg 细胞数量减少或功能丧失。研究表明,Th17 细胞有促炎特性而 Treg 细胞有抗炎作用,Th17 细胞与调节性 T 细胞之间的平衡在类风湿关节炎中起重要作用,即平衡向Th17 偏移会促进自身免疫病的发生发展,反之则抑制。因此,调节机体免疫状态成为治疗自身免疫病的关键。二甲双胍基于 mTOR 对 T 细胞进行分化调节,二甲双胍主要通过各种机制抑制 mTOR,进而调控 Th17/Treg 细胞的平衡。

3. 二甲双胍调节细胞自噬

自噬(autophagy)是细胞维持自身稳态的基本代谢过程,对健康细胞内需降解的蛋白质、细胞器等物质的清除以及有用成分的再利用至关重要。而功能失常的自噬则与肿瘤、神经退行性病、心血管病、血液病以及内分泌和自身免疫性等一系列疾病有关。自噬与 RA 生理病理状态相关。慢性滑膜炎是 RA 的病理基础。Th17 细胞、B 细胞、巨噬细胞、中性粒细胞、肥大细胞和成纤维细胞样滑膜细胞(fibroblast-like synoviocytes,FLS)等多种细胞都参与了滑膜炎的发生和持续。其中,FLS 与 RA 的发生发展关系最密切,是促炎细胞因子和RANKL 的主要来源。由于 RA-FLS 中细胞凋亡途径受到抑制,以致滑膜细胞增生,呈肿瘤细胞样生长,并可分泌以 TNF-α 为代表的多种炎性细胞因子及基质金属蛋白酶,最终导致滑膜炎及软骨和骨的破坏。而通过自噬,RA-FLS 中的病原体、错误折叠的蛋白及衰老的细胞器可被清除,同时,滑膜细胞可以通过自噬作用将胞内大分子物质降解而获得存活所需的能量,避免其损伤的加剧。Huimin Yan 等在 K/BxN 血清转移 RA 模型小鼠实验中观察到滑膜细胞中自噬活动受到了抑制,应用二甲双胍可通过激活 AMPK,抑制 mTOR,从而增强细胞自噬,抑制炎症反应及凋亡。

4. 二甲双胍的关节保护作用

AMPK 可抑制 NF-κB 受体活化因子(RANK)信号转导,抑制破骨细胞生成,且二甲双胍可刺激骨保护素(OPG)的分泌,降低 RANKL 表达,从而抑制破骨细胞的分化,减少骨破坏。这一作用在 RA 累及骨或关节时尤其重要,起到关节保护的作用。

5. 二甲双胍通过 AMPK 激活调节免疫细胞分化

免疫细胞在炎症过程中发挥重要作用,AMPK 可以调节巨噬细胞分化。AMPK 的激活会引起 STAT3 的活性抑制,进而抑制单核细胞向巨噬细胞分化。同时,在体内外不同的微环境影响下,巨噬细胞可以分化为具有不同功能的表型,目前根据活化状态和发挥功能的不同,巨噬细胞可分为促炎表型 M1 和抗炎表型 M2。二甲双胍可促进巨噬细胞向抗炎型极化,主要为 IL-10 介导的 AMPK 的激活通过 Akt/mTOR 途径和 JAK/STAT3 途径来实现巨噬细胞功能极化的调控。

(二)二甲双胍在 RA 中的应用

二甲双胍在 RA 动物模型上取得了一定的治疗效果,目前暂无应用于人体实验的报道。Son 和 Lee 通过给胶原诱导的关节炎(collagen-induced arthritis,CIA)小鼠喂食二甲双胍(每周 3 次,每次 5mg/只,初次免疫后第 7 天开始,持续 9 周)后,发现关节炎症状得到改善,关节周围组织得到保护,滑膜中 IL-17、IL-6、TNF-α 表达下降;体内免疫球蛋白产生减少,Th17 细胞分化减少,调节性 T 细胞分化增多,且体内外实验表明破骨细胞分化受到抑制。郭强等通过给 CIA 大鼠喂食不同剂量的二甲双胍,即高剂量二甲双胍(100 mg/(kg·d))和低剂量二甲双胍(50 mg/(kg·d)),连续观察 4 周,监测小鼠清中炎症因子 TNF-α,IL-1β,IL-6 水平,以及抗炎因子 IL-10 水平,并行大鼠踝关节 X 片,MICRO-CT 三维数据重建,踝关节骨组织 HE 染色,发现二甲双胍对 CIA 大鼠模型具有剂量依赖性的抗炎和关节保护作用。Yan 等研究二甲双胍对 K/BxN 血清转移 RA 模型小鼠的作用时(尾静脉注射,150 mg/(kg·d),造模前 1d 开始至实验结束),发现其不但通过 AMPK-mTOR 途径调节免疫,而且可调节细胞自噬,有效控制关节炎症。此外,二甲双胍对 RA 动物模型的骨破坏也有一定的改善作用,其机制主要是抑制破骨细胞的分化和功能。除二甲双胍外,其他调节代谢的药物也起到类似的效果,且与二甲双胍有协同作用,如辅酶 Q10。Jhun 等通过辅酶 Q10 联合二甲双胍治疗实验性自身免疫性关节炎模型(即 CIA)获得了较好的疗效,超过单独使用两者中任何一种,提示线粒体功能异常参与炎症反应,而二甲双胍和辅酶 Q10 在调节免疫,改善线粒体功能,以及治疗关节炎保护关节等方面有协同作用。二甲双胍治疗类风湿关节炎主要是通过影响 AMPK/mTOR 信号转导通路,调节免疫 Th17/调节性 T 细胞平衡,调节细胞自噬,调节免疫细胞分化,影响炎症浸润,达到减轻类风湿关节炎症状,延缓病程的效果,有望成为除非甾体、激素、免疫抑制剂和生物制剂之外的免疫调节剂。但二甲双胍在类风湿关节炎中的应用处在动物实验阶段,且需要更多的研究来找到二甲双胍激活这些途径的有效剂量,目前缺乏大量临床数据支持,其效果还有待一步临床研究佐证。

第二节 二甲双胍与系统性红斑狼疮

一、系统性红斑狼疮概述

系统性红斑狼疮(systemic lupus erythematosus,SLE)是一种以致病性自身抗体和免疫复合物形成并介导器官、组织损伤的自身免疫病,临床上常存在多系统受累表现,血清中存在以抗核抗体为代表的多种自身抗体。SLE 的患病率因人群而异,全球患病率为(12~39)/10 万,北欧约为 40/10 万,黑种人患病率约为 100/10 万。我国患病率为(30.13~70.41)/10万,以女性多见,尤其是 20~40 岁的育龄期女性。其发病原因复杂,发病机制较多。以往的研究表明,遗传、感染、环境及雌激素等造成的免疫紊乱可能是 SLE 的根本致病原因,而其中 T 淋巴细胞依赖的 B 细胞功能亢进是其免疫学异常的主要表现。近年来,进一步的研究表明 I 型干扰素(IFN)的产生、I 型 IFN 诱导基因的广泛表达以及 IFN 在免疫系统的活化和功能已成为系统性红斑狼疮发病的核心机制。同时发现,Th17 和 Treg、中性粒细胞胞外诱捕网(NETs)的形成、免疫细胞的能量代谢异常等参与 SLE 的发病。正是因为其发病机制的多样性和复杂性,导致迄今为止 SLE 尚无特效疗法且 SLE 临床表现复杂,诊疗难度大,严重危害人群健康。目前 SLE 的治疗主要是以非特异性治疗方案为主:在激素治疗的基础上,联用免疫抑制剂、生物制剂。传统的治疗方案虽然取得了一定疗效,但随之而来的激素和免疫抑制剂的不良反应也不容忽视,且仍然没能打破 SLE 疾病复发、缓解交替的局面,患者依然无法保持疾病的长期稳定。二甲双胍是一种应用于临床 60 余年的经典老药,主要通过激活 AMPK/mTOR 信号传导通路来实现其药理作用,其在调节免疫系统疾病和能量代谢中起举足轻重但相反的作用,同时基于二甲双胍对 Th17 细胞、Treg 细胞的调节,故可能在 SLE 的治疗过程中有一定的前景。

二、二甲双胍对 Th17 细胞、Treg 细胞的调节

越来越多的证据表明,Th17 细胞是自身免疫病的致病因素,如 SLE 等。多项独立研究证实,在不同类型(初发、儿童、少年、孕妇)的 SLE 患者中,其 Th17 细胞百分率均偏高,且与疾病活动度相关。Treg 细胞是由初始 T 细胞在外周耐受性树突状细胞提呈的抗原作用下形成的,主要通过分泌抗炎细胞因子 TGF-β 发挥负向免疫调节作用,在体内发挥抗炎性反应。目前 Treg 细胞主要是指表型为 $CD4^+CD25^+Foxp3^+$ 的 T 细胞亚群。在 SLE 动物模型中观察到 Treg 细胞数量减少或功能丧失,且与疾病活动呈负相关。故 SLE 的发生、发展与 Th17 细胞数量的增加、Treg 细胞数量的减少密切相关。对有哮喘疾病的动物模型研究表明,在体内应用二甲双胍可以增加 Treg 的数量。在胶原诱导的小鼠关节炎模型中,Kang 等研究了二甲双胍对 Th17 细胞分化的影响,其结果表明,二甲双胍不仅减少了促炎因子 TNF-α 和 IL-1 的释放,同时减少了外周腋窝引流淋巴结 Th17 细胞的产生,而且减轻了 CIA 小鼠的临床症状及关节损伤。Sun 等对实验性自身免疫性脑脊髓炎(experimental autoimmune encephalomyelitis,EAE)模型小鼠的研究表明,给予二甲双胍干预可减少 EAE 小鼠外周免疫器官 Th17 细胞及 IL-17 的产生,促进 Treg 及其抑炎因子的生成。推测二甲双胍调节 Th17/Treg 细胞比例平衡的机制为:二甲双胍进入细胞后,通过 AMPK 介导及非依赖 AMPK 途径抑制 mTOR 活性使下游 HIF-1α 表达减少,而 TGF-β 细胞因子增多促使初始 $CD4^+$ T 细胞向 Treg 细胞分化增多而向 Th17 细胞分化减少,从而实现对 Th17 细胞/Treg 细胞平衡的调节。

三、二甲双胍通过下调 NET-pDC-IFNα 通路在 SLE 中的应用

SLE 是一种影响多种组织器官的自身免疫性疾病,I 型干扰素通路(IFN)的异常活化是狼疮的重要特征。浆细胞样树突状细胞(plasmacytoid dendritic cells,pDCs)是 IFN-α 的最主要分泌细胞,而近年发现中性粒细胞胞外诱捕网(NETs)在 SLE 患者体内可以通过作用其表面的 Toll 样受体 9(Toll-like receptors 9,TLR-9)激活其释放 IFN-α。2004 年,Zychlinsky 等研究发现,12-豆蔻酸-13-乙酸佛波醇(Phorbol 12-myristate 13-acetate,PMA)

可诱导中性粒细胞活化并释放出包裹着组蛋白、弹性蛋白酶等多种胞内物质的网状 DNA 纤维结构,该结构具有包裹、限制及杀伤病原菌的作用。这一中性粒细胞释放的防御反应性网状 DNA 纤维结构被命名为 NETs。随着 NETs 在病原微生物所致的感染炎症性疾病的抗病作用机制逐渐阐明的同时,NETs 释放引起胞内成分外露、清除缺陷及随后反应过程的调节失衡在诸如系统性红斑狼疮等多种自身免疫性疾病病程中的致病作用也不断被人们揭示出来。中性粒细胞形成 NETs 的过程称 NETosis,这是一种有别于细胞坏死和凋亡的特殊细胞死亡过程,可以被多种有机和/或无机因素始动,如脂多糖、PMA、免疫复合物、一氧化氮、过氧化氢等。研究证实,SLE 患者体内异常数量的 NETs,不仅是自身抗原的重要来源之一,还可刺激内皮细胞、pDCs 等细胞产生炎性因子,参与狼疮肾炎、皮肤病变和血管损伤等过程,加重 SLE 的发展。在 SLE 中,NETs 生成增多和降解受损的机制仍有待研究。因此,以 NETosis 和 NETs 组分作为靶点控制 NETs 的释放和清除有望成为临床治疗 SLE 的方向。二甲双胍通过有机阳离子转运体转入细胞膜。一旦进入胞质,线粒体便成为二甲双胍的首要作用对象。它通过选择性的阻断复合体 I 电子传递链及降低还原型烟酰胺腺嘌呤二核苷酸磷酸氧化酶活性,从而减少线粒体活性氧的生成,而 NET 的形成是依赖线粒体活性氧的,故推测二甲双胍能减少 NETs 的释放。体外实验研究也证实二甲双胍有助于减少中性粒细胞 PMA 诱导下的 NET 生成及浆细胞样树突状细胞 Toll 样受体 9 介导的干扰素 α 分泌。在 SLE 中,NET 生成增加而清除障碍,同时 NET 中的 DNA 获得了进入 pDC 的能力,可以通过 TLR-9 触发 pDCs 活化释放 IFN-α。正常人的中性粒细胞 NET-DNA 的成分中既包含细胞 DNA,也包含线粒体 DNA(mitochondrial DNA,mtDNA)。尽管线粒体及 mtDNA 参与 NETosis 的确切机制仍然不清楚,但有研究表明,SLE 患者 NET 中 mtDNA 含量显著增加,同时血浆检出抗 mtDNA 抗体,且与 SLE 疾病活动度和干扰素水平呈正相关性,并且还发现抗 mtDNA 抗体滴度与活动性狼疮肾炎的相关性。在人体临床研究中,Wang 等在研究中发现,二甲双胍不但可以抑制 PMA 诱导的外周血中性粒细胞 NETs 形成,减少浆细胞样树突状细胞产生 IFN-γ,而且可以作为辅助用药(目标剂量 500 mg,每日 3 次),降低轻、中度 SLE 患者体质量指数、泼尼松使用量及病情复发次数,并且无低血糖和乳酸酸中毒等不良反应。

四、二甲双胍对 SLE 免疫紊乱的能量代谢调节

SLE 发病机制中免疫耐受的破坏以及免疫稳态的失衡一直是研究的热点。近年来的研究提示,免疫细胞的能量代谢异常可导致机体的免疫稳态失衡,并参与 SLE 的发病。免疫代谢是指机体免疫细胞特定的代谢状态,主要涉及免疫细胞内代谢状态的改变对机体免疫功能的调节,以及不同代谢产物对免疫细胞活化、分化及效应发挥的影响。免疫细胞的代谢状态与其在免疫系统中的功能密切相关。SLE 患者空腹胰岛素水平增高,易发生胰岛素抵抗以及代谢相关疾病。在狼疮小鼠模型中也出现上述现象,并且该种小鼠在非高脂肪饲养的条件下出现了葡萄糖不耐受的现象。此外,SLE 患者血清中多种代谢产物及代谢通路相关分子表达异常,并且与疾病活动度以及临床表现相关。SLE 患者和狼疮小鼠模型中 T 细胞、B 细胞、巨噬细胞、树突状细胞等多种免疫细胞均存在能量代谢异常,其中 $CD4^+$ T 细胞的免疫代谢改变在狼疮发病机制中最为突出,同时研究证实 mTOR 信号传导通路的异常激活是参与 SLE 发病过程中 $CD4^+$ T 代谢改变的重要机制。SLE 患者以及小鼠模型中的

$CD4^+$ T 细胞存在氧化磷酸化水平升高、线粒体功能障碍、ATP 合成下降、氧化应激反应增强等代谢异常,且除氧化磷酸化增强以外,SLE 患者以及小鼠模型体内 $CD4^+$ T 细胞的糖酵解水平也显著升高。据此推测,二甲双胍可能通过激活 AMPK,抑制 mTOR 信号传导通路的异常激活,进一步调节 SLE 发病过程中 $CD4^+$ T 代谢改变方式来改善 SLE 的病情。这也在动物模型和人体中得到证实。Yin 等发现狼疮模型小鼠(B6. Sle1. Sle2. Sle3)体内 $CD4^+$ T 细胞的糖酵解和线粒体氧化代谢较正常组均增加,而二甲双胍可通过改善 $CD4^+$ T 细胞线粒体代谢,减少 IFN-γ 和 IL-17 的产生,改善 IL-2 的分泌,同时在人体试验上,Yin 等发现 SLE 患者外周血 $CD4^+$ T 细胞糖酵解水平和线粒体氧化代谢水平均上升,与活动状态相关,而二甲双胍可显著减少 IFN-γ 的产生。

总之,二甲双胍通过作用于 AMPK/mTOR 信号转导通路,调节免疫 Th17/Treg 细胞的平衡,调节免疫细胞的能量代谢,以及对 NETs 的影响,达到辅助缓解 SLE 病情,在免疫调节的舞台上展示着老药新用的风采。二甲双胍将来可能在临床上应用于治疗 SLE,SLE 动物模型的研究结果与人类 SLE 本身有一定的差距,且现今并没有大量且规模较大的关于二甲双胍治疗 SLE 的临床研究,故二甲双胍治疗 SLE 的具体效果仍需要进一步探究,不过,这也为临床治疗 SLE 提供了方向,为 SLE 患者带来了曙光。

此外,风湿病是一大类累及骨与关节及其周围软组织(如肌肉、肌腱、滑膜、滑囊、韧带和软骨等)及其他相关组织和器官的慢性疾病,病因多种多样,发病机制不确切,但多数与自身免疫介导的炎症反应密切相关,除 RA、SLE 外,尚有皮肌炎、多肌炎、干燥综合征、系统性血管炎、强直性脊柱炎等其他风湿病,推测二甲双胍可能也在这些风湿病中有应用前景。目前有关二甲双胍在皮肌炎、多肌炎、干燥综合征和系统性血管炎等动物及人体的实验研究未见报道。但在强直性脊柱炎患者体外实验中,Qin 等研究表明:二甲双胍可能通过激活 Pi3k/Akt/Ampk 通路抑制髋关节囊组织中成纤维细胞的成骨分化及炎症,进而缓解强直性脊柱炎的炎性骨破坏和新骨形成。由于目前缺乏大量体外实验及临床数据支持,其治疗效果还有待进一步研究佐证。

参 考 文 献

[1] Yoshifumi S. Metformin and inflammation: its potential beyond glucose-lowering effect[J]. Endocrine, metabolic and immune disorders drug targets, 2015, 15(3): 196-205.

[2] Ouslimani N, Peynet J, Bonnefont-Rousselot D, et al. Metformin decreases intracellular production of reactive oxygen species in aortic endothelial cells[J]. Metabolism, 2005, 54(6): 829-83.

[3] Smolen J S, Aletaha D, McInnes I B. Rheumatoid arthritis[J]. Lancet(London, England), 2016, 388(10055): 2023-2038.

[4] 陈灏珠,钟南山,陆再英. 内科学[M]. 北京:人民卫生出版社,2018:807-824.

[5] 鲁晨阳,王彩虹,武晓燕,等. 二甲双胍在自身免疫病中应用的研究进展[J]. 中华风湿病学杂志,2017, 21(7): 498-502.

[6] Wendling D, Prati C, Toussirot E, et al. Targeting intracellular signaling pathways to treat rheumatoid arthritis: Pandora's box? [J]. Joint Bone Spine, 2010, 77(2)96-98.

[7] Isoda K, Young J L, Zirlik A, et al. Metformin inhibits proinflammatory responses and nuclear

factor-κB in human vascular wall cells[J]. Arterioscler Thromb Vasc Biol, 2006, 26(3): 611-617.

[8] 郭强，曹晓瑞，张大伟，等. 二甲双胍对Ⅱ型胶原诱导类风湿性关节炎大鼠模型的抗炎及关节保护作用的研究[J]. 国际外科学杂志，2014，41(4)：261-264.

[9] Kang K Y, Kim Y K, Yi H, et al. Metformin downregulates Th17 cells differentiation and attenuates murine autoimmune arthritis[J]. Int Immunopharmacol, 2013, 16(1): 85-92.

[10] Rajaei E, Haybar H, Mowla K. Metformin one in a million efficient medicines for rheumatoid arthritis complications: inflammation, osteoblastogenesis, cardiovascular disease, malignancies[J]. Curr Rheumatol Rev, 2019,15(2):166-122.

[11] Kang K Y, Kim Y K, Yi H, et al. Metformin downregulates Th17 cells differentiation and attenuates murine autoimmune arthritis[J]. International immunopharmacology, 2013, 16(1): 85-92.

[12] Kato H, Perl A. Mechanistic target of rapamycin complex 1 expands Th17 and IL-4 + CD42CD82 double-negative T cells and contracts regulatory T cells in systemic lupus erythematosus[J]. J Immunol, 2014, 192(9): 4134-4144.

[13] Son H J, Lee J, Lee S Y, et al. Metformin attenuates experimental autoimmune arthritis through reciprocal regulation of Th17/Treg balance and osteoclastogenesis[J]. Mediators of inflammation, 2014: 973986.

[14] 郝美华，景晓娜，梁赵云，等. 二甲双胍通过调节辅助性T细胞17和调节性T细胞平衡治疗系统性红斑狼疮的应用前景[J]. 中华风湿病学杂志，2018，22(7)：489-492.

[15] Shi L Z, Wang R, Huang G, et al. HIF1α-dependent glycolytic pathway orchestrates a metabolic checkpoint for the differentiation of TH17 and Treg cells[J]. J Exp Med, 2011, 208(7): 1367-1376.

[16] Dang E V, Barbi J, Yang H Y, et al. Control of T(H)17/(Treg)balance by hypoxia-inducible factor 1[J]. Cell, 2011, 146(5): 772-784.

[17] Mai Q, Zhang Z, Xu S, et al. Metformin stimulates osteoprote-gerin and reduces RANKL expression in osteoblasts and ovariectomized rats[J]. J Cell Biochem, 2011, 112(10): 2902-2909.

[18] Yan H, Zhou H F, Hu Y. Suppression of experimental arthritis through AMP-activated protein kinase activation and autophagy modulation[J]. Journal of rheumatic diseases and treatment, 2015, 1(1): 5.

[19] Wahren-Herlenius M, Dörner T. Immunopathogenic mechanisms of systemic autoimmune disease [J]. The Lancet, 2013, 382: 819-831.

[20] Brinkmann V, Reichard U, Goosmann C, et al. Neutrophil extracellular traps kill bacteria[J]. science, 2004, 303: 1532-1535.

[21] Nath N, Khan M, Paintlia M K, et al. Metformin attenuated the autoimmune disease of the central nervous system in animal models of multiple sclerosis[J]. The Journal of immunology, 2009, 182 (12): 8005-8014.

[22] Jhun J, Lee S, Kim S Y, et al. Combination therapy with metformin and coenzyme Q10 in murine experimental autoimmune arthritis[J]. Immunopharmacol Immunotoxicol, 2016, 38: 103-112.

[23] 王海婷. 系统性红斑狼疮NET线粒体DNA的致病机制及其临床干预研究[D]. 上海交通大学，2014：1-59.

[24] Wang H, Li T, Chen S, et al. Neutrophil extracellular trap mitochondrial DNA and its autoantibody in systemic lupus erythematosus and a proof-of-concept trial of metformin[J]. Arthritis and rheumatology, 2015, 67(12): 3190-3200.

[25] Yin Y, Choi S C, Xu Z, et al. Normalization of CD4$^+$ T cell metabolism reverses lupus[J]. Science translational medicine, 2015, 7(274): 274.

[26] Yin Y, Choi S C, Xu Z, et al. Glucose oxidation is critical for CD4$^+$ T cell activation in a mouse

model of systemic lupus erythematosus[J]. Journal of immunology，2016，196(1)：80-90.

［27］刘喆，王海婷，王慧静，等．二甲双胍治疗系统性红斑狼疮的临床试验后随访研究[J]．上海交通大学学报(医学版)，2018，38(10)：1186-1190.

［28］Qin X，Jiang T，Liu S，et al. Effect of metformin on ossification and inflammation of fibroblasts in ankylosing spondylitis：an in vitro study[J]. J Cell Biochem，2018，119(1)：1074-1082.

第十一章　二甲双胍和衰老的关系

第一节　衰老的机制

　　衰老是指个体随着时间的推移，在生命后期受基因的调控而引起全身组织器官器质性和功能性衰退的渐进过程，衰老发生在生物体的整体水平、组织细胞水平及分子水平。

　　细胞衰老是细胞的一种应激反应，是指可增殖细胞在信号通路的调控下脱离细胞周期，并丧失应对生长因子或有丝分裂原的增殖能力而进入一种相对稳定的状态，这一过程通常是不可逆的，其形态学改变表现为细胞扁平、胀大。调控细胞衰老的信号通路有很多，目前研究最多的是 p53-p21 和 p16-Rb 两条经典通路。p21 抑制细胞生长是通过抑制细胞周期依赖性蛋白激酶(cyclin-dependent kinase，CDK)阻断 Rb 和 E2F 磷酸化来实现的。p16 通过抑制细胞周期蛋白和 CDK 构成的复合物对 Rb 蛋白的磷酸化，从而抑制结合 E2Fs 转录因子，抑制 DNA 复制相关基因的转录。在衰老细胞中，β-半乳糖苷酶活性增加可引起细胞周期阻滞，使 p53、p21 和 p16 等细胞周期蛋白依赖激酶抑制因子(cyclin-dependent kinase inhibitor，CKI)表达增多，从而促进衰老的发生。衰老细胞在组织内不断累积增加，同时还能限制干细胞的再生潜能，引起机体衰老。生物体的衰老是组织器官功能、形态整体发生退行性变化的过程，生物体由细胞构成，衰老始于细胞。衰老是一个多因素作用的复杂过程，有关衰老的准确机制仍在探索当中，目前尚没有一个理论能准确、彻底地阐明衰老的发生发展，其具体的机制仍需要更多的临床与实验数据加以解释与验证。目前被大部分研究人员所认同的有关衰老的机制主要有端粒的缺失、衰老相关基因突变、自由基产生。

一、端粒的缺失

　　人类的端粒由 5′-TTAGGG-3′重复序列构成，端粒可保护染色体，防止染色体被酶解，提高染色体的稳定性。DNA 的复制过程伴有端粒序列的缺失，当端粒缩短到一定程度后，细胞停止有丝分裂，发生凋亡。衰老被认为是一种特殊的 DNA 损伤，衰老过程中伴有端粒的进行性缩短，且这一过程难以恢复。已有研究显示端粒的长短与年龄呈负相关，与寿命呈正相关。

二、衰老相关基因

p16 是目前研究较多的与细胞周期密切相关的衰老主导基因,随着衰老的进展,p16 在细胞的表达增加,呈现高表达水平。研究发现,p16 可以影响端粒的长度,影响衰老进展。抗衰老基因(Klotho 基因)为研究较多的长寿基因之一,实验发现,Klotho 基因突变的小鼠寿命会缩短,同样,Klotho 基因过度表达的小鼠寿命可延长。Klotho 基因的表达对衰老具有保护作用,可减少氧化应激的损伤,减少细胞的凋亡,在衰老进展中发挥着重要作用。

三、自由基产生

生物体的代谢过程中产生的中间代谢产物自由基可损伤 DNA,破坏细胞膜的稳定性,影响蛋白质和核酸等大分子的生理功能,促使衰老的发生。使用氧化剂的实验研究显示,自由基的产生促进了衰老的发生,通过体内外实验证实,抗氧化剂的使用可延长实验细胞与动物的寿命,延缓衰老的进展。随着年龄的增长,衰老过程中不断产生的自由基堆积,同时体内自由基清除能力下降,形成自由基与衰老中间的恶性循环。

第二节　糖尿病对衰老的影响

糖尿病是最常见的慢性疾病之一。有研究显示,衰老、体重指数、腹部肥胖与糖尿病和糖耐量异常的患病率增长有明显的相关关系。衰老同时伴有全身和腹型肥胖,可加大糖尿病和糖耐量异常的患病风险。慢性低度炎症是衰老的特征之一,也是当前老年医学研究的热点之一。老年人常处于慢性低度炎症状态,这是一种无症状、持续性、非特异性、全身性的轻微炎症状态,表现为体内非特异性的炎性标志物(CRP、IL-6、TNF-α 等)浓度轻微升高。研究表明:血浆中 CRP、IL-6、TNF-α 等炎症因子水平与年龄呈正相关,与阿尔茨海默病、骨质疏松症、冠心病、糖尿病、肥胖症等多种老年疾病的发生、发展和预后关系密切。糖尿病是一个慢性低度炎症性疾病,暴露于高糖环境中可加速衰老的发生,可能与高糖增加机体氧化应激损伤和蛋白质的非酶糖基化增加等有关。胰岛素抵抗与衰老相关,有研究证实胰岛素抵抗可加速白细胞端粒的损耗,实验发现 2 型糖尿病患者白细胞内的端粒较对照组明显缩短。

第三节　二甲双胍对衰老的影响

1980 年,Dilman 等首次在 C3H/Sn 小鼠中观察到,双胍类药物丁双胍可使小鼠生存时间延长 21%。Anisimov 等在 HER-2/neu 转基因小鼠的研究中发现,二甲双胍除抑制肿瘤的发生之外,还有抗衰老作用;之后,同一研究组还发现,对于 SHR 小鼠,二甲双胍可延长雌性小鼠寿命,而在 129/Sv 小鼠中,二甲双胍只延长雄性小鼠而不是雌性小鼠寿命。Martin-montalvo 等在雄性 C57BL/6 小鼠中也观察到,二甲双胍与限制能量摄入一样,可改善小鼠的健康状况和延长小鼠寿命。总的来说,目前多数研究显示,二甲双胍可使小鼠生存时间延长 5%~38%。此外,Onken B 等在线虫研究中显示,二甲双胍线虫生存时间可延长约 40%。Cabreiro 等发现,在 25 mol/L、50 mol/L、100 mol/L 浓度作用下可使秀丽隐杆线虫的平均寿命分别增加 18%、36% 和 3%。Jiangbo Song 等研究发现,二甲双胍在不降低体重的情况下延长了雄性家蚕的寿命,用二甲双胍处理的雄性家蚕总平均寿命和成虫寿命分别延长 1.2 天(2.68%)和 0.99 天(9.45%)。英国卡迪夫大学通过 18 万例的大样本研究发现,服用二甲双胍的 DM 患者的生存时间比非 DM 患者平均长 15%,尽管理论上 DM 应该让他们平均减寿 8 年。这些研究结果均支持二甲双胍可能有延缓寿命的特性。二甲双胍抗衰老的确切机制尚不清楚,目前的共识是二甲双胍通过多种细胞信号通路与衰老的发展密切相关,如炎症、细胞存活、应激防御、自噬和蛋白质合成。

第四节　二甲双胍延缓衰老的机制

一、AMPK 途径的激活

腺苷酸活化的蛋白激酶(AMPK)是一种与能量代谢有关的丝氨酸/苏氨酸蛋白激酶,由 α、β、γ 三种亚基组成,α 亚基含有 N 端的激酶结构域及 C 端的自抑制调节域,β 亚基具有稳定三聚体结构的作用,γ 亚基通过其 Bateman 结构域与 ATP 或 AMP 特异性结合而感知能量变化状态,是所有真核生物中保持细胞能量水平所必需。为了应对细胞内 ATP 下降,AMPK 激活能量产生途径并抑制能量消耗过程。激活 AMPK 足以延长模型生物的寿命。二甲双胍既能通过抑制电子传递链复合物 I 来激活 AMPK,也能通过改变细胞内的 AMP/ADP:ATP 平衡,来间接激活 AMPK。AMPK 激活后可抑制细胞的合成代谢,促进分解代谢,关闭消耗 ATP 的信号通路,恢复细胞能量平衡,AMPK 除了与能量代谢有关,与热量限制也有联系。

二、抑制 mTOR

哺乳动物雷帕霉素靶蛋白(mTOR)是一种进化上十分保守的丝氨酸/苏氨酸蛋白激酶,与胰岛素、氨基酸和激素合成有关,从而调节细胞功能,包括蛋白质和脂质合成、自噬作用、炎性反应、线粒体功能和葡萄糖代谢,是衰老和衰老相关疾病的一个关键调节因子。mTOR 抑制延长了哺乳动物的寿命,这使得许多人推测 mTOR 抑制剂可以用来延长人类的寿命。二甲双胍对 mTOR 通路具有抑制作用,具体如图 11.1 所示。mTORC1 和 mTORC2 都含有催化亚单元 mTOR,这两种复合物对细胞的生长至关重要,并接受来自各种能量和激素信号的刺激。mTORC1 通过不同的途径接收信号,如胰岛素、IGF1、IGF2 和 AMPK 。二甲双胍通过 AMPK 通路抑制 mTORC1 是通过激活肿瘤抑制基因 TSCI 和 TSC2,TSCI 和

TSC2 分别编码 tuberin 和 hamartin 蛋白。此外,二甲双胍可以通过 AMPK 直接抑制 mTORC1,这是通过 AMPK 抑制 RAPTOR(mTOR 的调控相关蛋白)实现的。AMPK 磷酸化 RAPTOR,这种磷酸化作用是抑制 mTORC1 复合物的必要条件。二甲双胍还可以通过 IGF1 和胰岛素信号通路抑制 mTORC1。二甲双胍也可诱导 p53,p53 是一种可以抑制 mTORC1 的抑癌基因。p53 通过复合物 LKB-1-p53 激活 AMPK,随后激活 TSC1 和 TSC2,从而抑制 mTORC1。

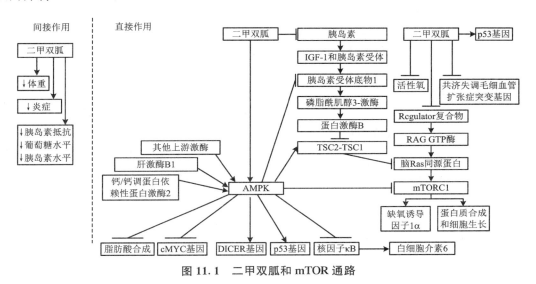

图 11.1　二甲双胍和 mTOR 通路

三、下调 ROS 水平

根据氧化应激理论,ROS 产生和清除的不平衡导致 ROS 水平增加,对一些大分子(如 DNA、蛋白质和脂质等)造成损伤,进而促进衰老。低 ROS 水平通过诱导适应性反应改善防御机制,有助于抗应激和延长寿命,而高 ROS 水平诱导无后续适应性反应,可能会加速衰老的发生和进展。通过清除自由基和增强抗氧化防御来降低 ROS 的干预被广泛认为是一种抗衰老策略。二甲双胍能抑制线粒体电子传递链复合物而减少内源性活性氧的产生。二甲双胍不是一种典型的抗氧化剂,而是一种线粒体再吸收剂,它能降低氧化磷酸化相关的 ROS 生成。

四、上调 SIRTs 表达

不少动物(如酵母菌、线虫、果蝇和鼠类等)实验显示能量限制(calorie restriction,CR)即低于或限制随意饮食摄取,但又不至于引起营养不良的一种食物摄入量的限制可使生物的寿命延长。CR 对灵长类动物寿命延长的相关研究也正在进行中,并已经获得初步阳性结果。CR 在延缓或部分或完全可以预防由年龄或老化导致的有关疾病如心血管疾病、各种癌症、神经退化性疾病和糖尿病等方面的研究得到越来越多的重视。相关基因的研究显示,CR 延长寿命的效应是由沉默信息调节因子 2(silent information regulator 2,Sir2)调节的,它是在酵母菌的研究中首次被发现的。哺乳类动物有 7 个 Sir2 的同源基因,人们将它们命名为 Sirtuins,即 SIRT1-7。多种 SIRT 通过调节线粒体的功能影响寿命。SIRT 家族是一类依赖 NAD(+)的酶类,对年龄相关疾病起着重要的保护作用。哺乳动物 SIRT 蛋白(SIRT2)起着调节代谢和老化作用。酵母中 SIRT2、SIRT3 及 SIRT4 基因突变,间接导致 DNA 突变,缩短酵母寿命。SIRT1 是一种细胞代谢调节器,在高胰岛素耐受性其水平是降低的,SIRT1 上调能提高胰岛素的敏感性。SIRT1 起着脱乙酰作用,能够影响调节细胞代谢的关键转录因子。SIRT3 是一种线粒体脱乙酰酶,在能量限制饮食中保持线粒体谷胱甘肽抗氧化系统的一个关键成分。所以 SIRTs 对于控制细胞代谢和保持细胞稳定起着非常重要的作用,SIRTs 是一种长寿基因。在 ob/ob 小鼠中,二甲双胍可明显改善体重和葡萄糖的稳定,同时二甲双胍可上调 SIRT1 表达,激活 SIRT1,同时促进自噬作用。

五、增加饥饿耐受性和抗氧化能力

Jiangbo Song 等的研究结果表明,二甲双胍在延长蚕寿命的过程中,增强了蚕对饥饿的耐受性和抗氧化能力,进一步提示二甲双胍可能的潜在作用机制。Jiangbo Song 等比较了 BmAMPK、Bmp53 和 BmFoxO 在家蚕体内的基因表达谱,观察到 FoxO 在 L4D1 和 P1 表达上增加,推测二甲双胍可能通过触发 FoxO 及其下游靶点的信号转导介导抗氧化活性和饥饿耐受性。且在 FoxO 上游存在维持 FoxO 适当表达的调控因素,推测二甲双胍通过激活其直接靶点 AMPK 延长寿命,AMPK 通过调节 p53 促进 FoxO 活性。该 AMPK-p53-FoxO 信号通路至少部分影响寿命的延长。

六、上调内质网谷胱甘肽过氧化物酶 7(GPx7)的表达

Fang J 等研究报道,GPx7 的表达水平随着人类细胞衰老显著降低,而降低 GPx7 可加速人类细胞衰老并促进体内干细胞的耗竭,在 Nrf2 遗传增强的"长寿"干细胞中,GPx7 的表达水平明显升高,慢性低剂量(与服用二甲双胍的糖尿病患者静脉血中的药物浓度相近)二甲双胍治疗通过增强抗氧化转录因子 Nrf2 的转录活性,进而上调内质网 GPx7 的表达而延长人类二倍体成纤维细胞(HDFs)和人类间充质干细胞(HMSCs)的寿命。二甲双胍亦可通过激活线虫中 Nrf2 的同源蛋白 SKN-1,进而上调秀丽隐杆线虫 GPX-6(人源 GPx7 的同源物)的表达,而敲低 GPX-6 可显著抑制二甲双胍对线虫的延寿作用。

七、调节胰岛素/胰岛素样生长因子 1 信号通路

胰岛素信号通路是已知调控生物体发育和衰老的重要信号通路,在不同的生物体中具有高度的保守性。该信号通路包括胰岛素样受体(IGFs)/DAF-2、磷脂酰 3 羟基酶等激酶,这些激酶之间的级联反应,最终导致重要转录因子 FOXO/DAF-16 磷酸化,磷酸化的 FOXO/DAF-16 不能进核,从而阻止了抗氧化应激和 DNA 损伤修复等抗衰老基因的转录启动。体内、体外研究均提示二甲双胍可以影响胰岛素/胰岛素样生长因子 1 水平,降低肿瘤发生。哺乳动物中的胰岛素/胰岛素样生长因子 1 信号通路可以改变寿命,这条信号通路在线虫模型中得到证实。该通路相关信号的减少或失活延长了线虫、果蝇和小鼠的寿命。在小鼠中降低 IGF-1 也能延长寿命。二甲双胍可能通过胰岛素/胰岛素样生长因子 1 信号

通路,参与延缓衰老。

目前,虽然有不少研究显示二甲双胍能延缓模型生物的寿命,但尚无确切证据表明其可延缓健康人类的寿命,亦有研究表明二甲双胍并不能延长寿命,且二甲双胍导致维生素 B_{12} 缺乏等不良反应亦不容忽视。两项大型临床试验,糖尿病前期二甲双胍对动脉粥样硬化心血管结局的研究(veterans affairs' investigation of metformin in pre-diabetes on athero-sclerotic cardiovascular outcomes,VA-IMPACT)和二甲双胍靶向衰老的研究(targeting aging with metformin,TAME)正在进行中,旨在评估二甲双胍对非糖尿病患者的作用,尤其是对衰老过程的影响,预计它们将为二甲双胍抗衰老、延长寿命提供重要信息。如果研究能够证实二甲双胍除了对 2 型糖尿病患者有良好的疗效外,还参与调节衰老和寿命,将会极大地改变目前老年相关疾病的治疗模式。

参 考 文 献

[1] Gladyshev V N. Aging: progressive decline in fitness due to the rising deleteriome adjusted by genet-ic, environmental, and stochastic processe[J]. Aging cell, 2016, 15(4): 594-602.

[2] Carmona J J, Michan S. Biology of healthy aging and longevity[J]. Rev Invest Clin, 2016, 68(1): 7-16.

[3] Saisho Y. Metformin and inflammation: its potential beyond glucose lowering effect[J]. Endocr Metab Immune Disord Drug Targetsn, 2015, 15(3): 196-205.

[4] Lushchak O, Strilbytska O, Piskovatska V, et al. The role of the tor pathway in mediating the link between nutrition and longevity[J]. Mechanisms of ageing and development, 2017, 164: 127-138.

[5] Anisimov V N. Metformin for cancer and aging prevention: is it a time to make the long story short? [J]. Oncotarget, 2015, 6(37): 39398-39407.

[6] Anisimov V N, Berstein L M, Egormin P A, et al. Metformin slows down aging and extends life span of female SHR mice[J]. Cell Cycle, 2008, 7(17): 2769-2773.

[7] Anisimov V N, Popovich I G, Zabezhinski M A, et al. Sex differences in aging, life span and spon-taneous tumorigenesis in 129/Sv mice neonatally exposed to metformin[J]. Cell cycle, 2015, 14(1): 46-55.

[8] Martin-Montalvo A, Mercken E M, Mitchell S J, et al. Metformin improves healthspan and lifespan in mice[J]. Nature communications, 2013, 4(7): 2192.

[9] Onken B, Driscoll M. Metformin induces a dietary restriction-like state and the oxidative stress response to extend C. elegans healthspan via AMPK, LKB1, and SKN-1[J]. PLoS one, 2010, 5(1): e8758.

[10] Cabreiro F, Au C, Leung K Y, et al. Metformin retards aging in C. elegans by altering microbial folate and methionine metabolism[J]. Cell, 2013, 153(1): 228-239.

[11] Song J, Jiang G, Zhang J, et al. Metformin prolongs lifespan through remodeling the energy distri-bution strategy in silkworm, bombyx mori[J]. Aging(Albany NY). 2019, 11(1): 240-248.

[12] Bannister C A, Holden S E, Jenkins-Jones S, et al. Can people with type 2 diabetes live longer than those without? A comparison of mortality in people initiated with metformin or sulphonylurea mono-therapy and matched, non-diabetic control[J]. Diabetes Obes Metab, 2014, 16(11): 1165-1173.

[13] Barzilai N, Crandall J, Kritchevsky S, et al. Metformin as a tool to target aging[J]. Cell Metab, 2016, 23(6): 1060-1065.

[14] Hardie D G. AMPK-sensing energy while talking to other signaling pathways[J]. Cell Metab, 2014, 20(6): 939-952.

[15] Hardie D G, Ross F A, Hawley S A. AMPK: a nutrient and energy sensor that maintains energy homeostasis[J]. Nat Rev Mol Cell Biol, 2012, 73: 251-262.

[16] Xiao B, Sanders M J, Underwood E, et al. Structure of mammalian AMPK and its regulation by ADP[J]. Nature, 2011, 472(7342): 230-233.

[17] Burkewitz K, Zhang Y, Mair W. AMPK at the nexus of energetics and aging[J]. Cell metabolism, 2014, 20(1): 10-25.

[18] Pryor R, Cabreiro F. Repurposing metformin: an old drug with new tricks in its binding pockets[J]. Biochem J, 2015, 471(3): 307-322.

[19] Laplante M, Sabatini D M. mTOR signaling in growth control and disease[J]. Cell, 2012, 149(2): 274-293.

[20] Saxton R A, Sabatini D M. mTOR signaling in growth, metabolism, and disease[J]. Cell, 2017, 168(6): 960-976.

[21] Wang Y, Zhang M X, Duan X Y, et al. Effects of antidiabetic drug metformin on human breast carcinoma cells with different estrogen receptor expressing in vitro[J]. Xi bao yu fen zi mian yi xue za zhi, 2011, 27(3): 253-256.

[22] Inoki K, Li Y, Zhu T, et al. TSC2 is phosphorylated and inhibited by Akt and suppresses mTOR signalling[J]. Nat Cell Biol, 2002, 4: 648-657.

[23] Gwinn D M, Shackelford D B, Egan D F, et al. AMPK phosphorylation of raptor mediates a metabolic checkpoint[J]. Mol Cell, 2008, 30: 214-226.

[24] Ning J, Clemmons D R. AMP-activated protein kinase inhibits IGF-I signaling and protein synthesis in vascular smooth muscle cells via stimulation of insulin receptor substrate 1 S794 and tuberous sclerosis 2 S1345 phosphorylation[J]. Mol Endocrinol, 2010, 24: 1218-1229.

[25] Karuman P, Gozani O, Odze R D, et al. The Peutz-Jegher gene product LKB1 is a mediator of p53-dependent cell death[J]. Mol Cell, 2001, 7: 1307-1319.

[26] Pernicova I, Korbonits M. Metformin-mode of action and clinical implications for diabetes and cancer[J]. Nat Rev Endocrinol, 2014, 10: 143-156.

[27] Barja G. Free radicals and aging[J]. Geriatrics, 2004, 27(10): 595-600.

[28] Yan L J. Positive oxidative stress in aging and aging-related disease tolerance[J]. Redox biology, 2014, 2: 165-169.

[29] Pierpaola D, Tijana M, Andrea C, et al. ROS, cell senescence, and novel molecular mechanisms in aging and age-related diseases[J]. Oxidative medicine and cellular longevity, 2016, 2016: 1-18.

[30] Bridges H, Jones A Y, Pollak M, et al. Effects of metformin and other biguanides on oxidative phosphorylation in mitochondria[J]. Biochemical journal, 2014, 462(3): 475-487.

[31] Algire C, Moiseeva O, Deschênes-Simard X, et al. Metformin reduces endogenous reactive oxygen species and associated DNA damage[J]. Cancer Prev Res, 2012, 5(4): 536-543.

[32] Fang J, Yang J, Wu X, et al. Metformin alleviates human cellular aging by upregulating the endoplasmic reticulum glutathione peroxidase7[J]. Aging cell, 2018: e12765.

[33] Antebi A. Genetics of aging in caenorhabditis elegans[J]. PLoS Genetics, 2007, 3(9): 1565-1571.

[34] Kenyon C. The plasticity of aging: insights from long-lived mutants[J]. Cell, 2005, 120(4): 449-460.

[35] Kimura K D, Tissenbaum H A, Liu Y, et al. Daf-2, an insulin receptor-like gene that regulates longevity and diapause in caenorhabditis elegans[J]. Science, 1997, 277(5328): 942-946.

[36] Baker D J, Wijshake T, Tchkonia T, et al. Clearance of P16Ink4a-positive senescent cells delays ageing-associated disorders[J]. Nature, 2011, 479(7372): 232-236.

[37] Lin K, Dorman J B, Rodan A, et al. daf-16: an HNF-3/forkhead family member that can function to double the life-span of caenorhabditis elegans[J]. Science, 1997, 278(5341): 1319-1322.

[38] Lamitina S T. Transcriptional targets of DAF-16 insulin signaling pathway protect C. Elegans from extreme hypertonic stress[J]. AJP: Cell physiology, 2005, 288(2): 467-474.

[39] Jia K, Chen D, Riddle D L. The TOR pathway interacts with the insulin signaling pathway to regulate C. Elegans larval development, metabolism and life span[J]. Development, 2004, 131(16): 3897-3906.

[40] Liu B, Fan Z, Edgerton S M, et al. Potent anti-proliferative effects of metformin on trastuzumab-resistant breast cancer cells via inhibition of erbB2/IGF-1 receptor interactions[J]. Cell Cycle, 2011, 10(17): 2959-2966.

[41] Algire C, moiseeva O, Deschense-Simard X, et al. Metformin reduces endogenous reactive oxygen species and associated DNA damage[J]. Cancer prevention research, 2012, 5: 536-543.

[42] Reddy B R, Maitra S, Jhelum P, et al. Sirtuin 1 and 7 mediate resveratrol-induced recovery from hyper-anxiety in high-fructose-fed prediabetic rats[J]. J Biosci, 2016, 41(3): 407-417.

[43] Someya S, Yu W, Hallows W C, et al. Sirt3 mediates reduction of oxidative damage and prevention of age-related hearing loss under caloric restriction[J]. Cell, 2010, 143: 802-812.

[44] Song Y M, Lee Y H, Kim J W, et al. Metformin alleviates hepatosteatosis by restoring SIRT1-mediated autophagy induction via an AMP-activated protein kinase-independent pathway[J]. Autophagy, 2015, 11(1): 46-59.

[45] Cathy S, Andrea F, Linda P, et al. Activation of AMPK by the putative dietary restriction mimetic metformin is insufficient to extend lifespan in drosophila[J]. PLoS One, 2012, 7(10): e47699.

[46] Shay J W, Wright W E. Hallmarks of telomeres in ageing research[J]. J Pathol, 2010, 211(2): 114-123.

[47] Cawthon R M, Smith K R, O'Brien E, et al. Association between telomere length in blood and mortality in people aged 60 years or older[J]. Lancet, 2003, 361(9355): 393-395.

[48] Leontieva O V, Blagosklonny M V. CDK4/6-inhibiting drug substitutes for p21 and p16 in senescence: duration of cell cycle arrest and MTOR activity determine geroconversion[J]. Cell Cycle, 2013, 12(18): 3063-3069.

[49] Wang Y, Sun Z. Current understanding of klotho[J]. Aging research review, 2009, 8(1): 43-51.

[50] Masaya Y, Clark J D, Pastor J V, et al. Regulation of oxidative stress by the anti-aging hormone klotho[J]. J Biol Chem, 2005, 280(45): 38029-38034.

[51] Jose V A, Consuelo B, Abdelaziz K M, et al. The free radical theory of aging revisited: the cell signaling disruption theory of aging[J]. Antioxid Redox Sign, 2013, 19(8): 779-787.

[52] Gardner J P, Shengxu L, Srinivasan S R, et al. Rise in insulin resistance is associated with escalated telomere attrition[J]. Circulation, 2005, 111(17): 2171-2177.

[53] Adaikalakoteswari A, Balasubramanyam M, Mohan V. Telomere shortening occurs in Asian Indian type 2 diabetic patients[J]. Diabet Med, 2010, 22(9): 1151-1156.

[54] Kinouchi Y. Telomere shortening of peripheral blood mononuclear cells in coronary disease patients with metabolic disorders[J]. Internal Med, 2003, 42(2): 150-153.

第十二章　二甲双胍和痴呆

第一节　痴呆的发生机制

随着人类生活水平的改善,痴呆作为影响老年人生活质量的重要因素,得到人们极大的关注,近年来的多项研究表明,痴呆的发生率呈逐年上升的趋势,目前全世界约有 4 400 万人患有痴呆症。据预测,到 2050 年,随着人口老龄化,这一数字将增加 3 倍以上,仅在美国,每年的痴呆症费用就可能超过 6 000 亿美元。在英格兰和威尔士,痴呆症是总的死亡原因,占 2015 年登记死亡人数的 11.6%。在世界范围内,糖尿病患者数量惊人,且患病率也在逐年升高,2017 年,中国糖尿病患病率为 10.9%。糖尿病的流行带来了严重的社会及经济负担,2017 年,中国有超过 84 万人死于糖尿病,其中 33.8% 的人年龄小于 60 岁,而国内外多项研究表明糖尿病与痴呆的发生密切相关,其具体机制仍不明确。

痴呆是由于脑功能障碍而产生获得性、持续性的智能损害综合征。根据其发病机制的不同主要分为阿尔茨海默病(Alzheimer's disease,AD)、血管性痴呆(vascular dementia,VD)及混合型痴呆。

一、阿尔兹海默病

AD 发生于老年及老年前期,是一种以进行性认知功能障碍和行为损害为特征的中枢神经系统退行性变。临床上主要表现为记忆障碍、失语、失认等严重损害生活质量的症状。阿尔茨海默病病理学的主要特征是淀粉样斑块和神经纤维缠结,还发现神经丝、营养不良性神经炎、相关的星形胶质细胞增生和小胶质细胞活化,脑淀粉样血管病经常并存。接下来主要介绍最常见的两种发病机制假说。

(一)细胞外 β-淀粉样蛋白(Aβ)沉积形成老年斑(SP)

细胞外 β-淀粉样蛋白(Aβ)学说是 AD 研究中的核心观点之一。Aβ 在大脑沉积形成淀粉样斑块是 AD 的特征性病理变化之一,Aβ 是淀粉样前体蛋白(APP)代谢产物,由 APP 在 β-淀粉样前体蛋白裂解酶 1(BACE-1)、β-分泌酶或 γ-分泌酶等作用下生成的。正常人体中,Aβ 的产生和降解会保持一定的平衡。但在 AD 患者的体内,可发现 Aβ 蛋白的产生增加或清除减少。Aβ 在多项研究中均被证实具有神经毒性,可使神经元细胞内的胆碱释放到细胞外导致能量代谢紊乱,也能引起神经胶质细胞的激活及炎症反应进而破坏神经元。而 Aβ 由可溶性蛋白转化为不溶性蛋白是 AD 发病的重要因素,不溶状态下的 Aβ 易沉积,形成老年斑,从而导致 AD 的发生。

(二)tau 蛋白过度磷酸化形成神经纤维缠结(NFT)

tau 蛋白是一种微管相关蛋白,它主要分布在人类大脑的额叶、颞叶、海马等部位,通过与微管结合,维持细胞骨架的稳定性。tau 蛋白在 AD 患者的脑内发现有异常磷酸化,磷酸化的 tau 蛋白聚集形成双股螺旋细丝,也就是 NFT 最主要的组成成分,具有神经毒性。由于大量 tau 蛋白的磷酸化,正常的 tau 蛋白减少,过度磷酸化的 tau 蛋白与微管的亲和力下降,会使得神经元微管不稳定,导致轴突变性的发生,进而使神经元死亡。有研究发现,变形的 tau 蛋白可通过其 N 末端结构域与突触囊泡结合,干扰突触囊泡的迁移和释放,对神经元突触传递产生损害。

二、血管性痴呆

VD 多在 60 岁以后发病,患者有卒中史,病情呈阶梯式发展,病程波动,表现为认知功能受损达到痴呆标准,并伴有局灶性神经系统受损的症状体征。VD 患者的认知障碍表现为执行功能受损显著,常有近记忆力和计算能力的减退,可伴有表情淡漠、少言、焦虑、抑郁等精神症状,会大幅度地降低患者的生活质量。血管性痴呆作为目前可预防的痴呆类型,在对于老年患者的诊治中应给予更多的关注。血管性痴呆的主要发病机制如下:

(一)氧化应激

大脑在受到缺氧损伤时,脑组织发生氧化应激。氧化应激主要会导致线粒体的功能障碍,通过一氧化氮合酶(NOS)途径对神经元造成损伤甚至导致凋亡。氧化应激也会造成细胞内抗氧化剂和氧化剂的比例失调,使神经元细胞、胶质细胞及血管内皮细胞受损,可能导致缺氧进一步加重。而过量的活性氧(ROS)又可以对线粒体的功能造成破坏,反过来加重氧化应激。以上的机制可在脑组织发生氧化应激时形成恶性循环,使缺氧导致的神经损害进一步加重。

(二)脑缺氧

脑缺氧可导致细胞死亡和微血管功能障碍,血管炎性因子增加,并引发内皮功能障碍,进而导致血管和血脑屏障渗漏,增加神经炎症反应。有研究表明,缺氧主要是通过上调内皮细胞及神经元细胞内的 Toll 样受体,使肿瘤坏死因子,白介素-10(Il-10)及一氧化氮合酶(NOS)等细胞因子产生增加,对血管内皮细胞及神经元造成损伤,还可使中性粒细胞募集增加,导致神经炎性反应,进而对认知功能产生损害。

第二节　糖尿病与痴呆的关系

　　越来越多的流行病学证据表明糖尿病患者的痴呆症风险增加。与非糖尿病患者相比,2型糖尿病患者的脑萎缩增加,脑功能受损更严重,影像学研究为此提供了大量证据。然而,现在人们更加认识到认知障碍也发生在 1 型糖尿病患者身上。最近的研究表明,患有 1 型糖尿病的年轻人和中年人的结构和功能也发生了类似的变化。然而,与 2 型糖尿病的研究相比,1 型糖尿病的数据较少。体外和体内动物研究已经为胰岛素抵抗、2 型糖尿病对痴呆病理学和神经功能累积的影响提供了重要的见解,生物学基础尚不完全清楚,但可能涉及多种机制,包括胰岛素信号传导受损、炎症或氧化应激,促进代谢、血管和神经元功能障碍。糖尿病可表现为高血糖及胰岛素抵抗,而在糖尿病患者中则发现神经元胰岛素抵抗增加、胰岛素信号传导受损、炎症状态、线粒体功能障碍和血管损伤,这些都会增加 β-淀粉样蛋白和 tau 蛋白沉积,以及增加血管病变发生的可能性,从而导致早期痴呆症的发生。糖尿病增加痴呆发生可能与下列因素有关:

一、胰岛素抵抗

　　有研究发现,胰岛素抵抗可使蛋白激酶 B(protein kinase B,PKB) 活性降低,导致糖原合成酶激酶-3β(glycogen synthase kinase-3β,GSK-3β) 活性升高,从而促进 tau 蛋白的过度磷酸化和神经元纤维缠结形成,最终导致神经元退行性变性。在另一途径中,胰岛素抵抗使患者体内的胰岛素水平升高,而胰岛素降解酶(insulin-degrading enzyme,IDE)是神经元和胶质细胞内 Aβ 水平的调节剂,作用底物是胰岛素和 Aβ,可以消除 Aβ 的神经毒性作用,糖尿病患者体内增加的胰岛素与 Aβ 竞争 IDE,导致 Aβ 分解减少、沉积增加,从而导致痴呆风险升高。

二、高血糖

　　长期高血糖使细胞内葡萄糖含量增加,干扰细胞内第二信号通路,氧自由基产生增加,促进脑毛细血管基底膜增厚等血管内皮结构异常,从而导致慢性脑缺血和微血管栓塞等病变,可能与血管性痴呆的发生相关。此外,高血糖还可以使细胞内高级糖化产物(advanced glycation end products,AGEs) 生成增加,AGEs 可通过以下途径导致痴呆发生率升高:① 与细胞外蛋白质交联,加速 Aβ 的沉积;② 在细胞微管中破坏 tau 蛋白的稳定性,促使 NFT 形成;③ 降低与 AD 病理过程相关的蛋白质的溶解度,并增加其对蛋白酶的抵抗;④ AGEs 可与 Aβ 一样使细胞色素 C 从线粒体内流入胞浆中,同时使最大呼吸功能、环氧合酶及线粒体膜电位降低,从而导致神经元细胞的凋亡。

三、低血糖

大脑对低血糖事件极为敏感,低血糖会导致部分海马和皮质神经元坏死从而影响认知功能。一些糖尿病患者认知功能的明显减退可能与其长期治疗过程中反复出现的急性低血糖发作或亚急性慢性低血糖有关。一些证据表明,与非糖尿病大脑相比,糖尿病患者低血糖引起的神经损伤或许会增强,这可能是由于葡萄糖代谢改变或胰岛素缺乏所致。低血糖症可能会导致离子稳态丧失或 ROS 物质增加,从而导致神经元死亡。

四、血管病变

糖尿病相关的脑血管病变可导致脑白质疏松、大动脉缺血性卒中和皮质萎缩,而这些结构的改变是认知功能衰退和痴呆的危险因素;糖尿病并发症导致血管的完整性被破坏,血脑屏障被破坏后,血浆中的免疫球蛋白和 Aβ 沉积在神经元细胞表面形成斑块,进入细胞内则导致神经元损伤、突触丢失、细胞死亡。这些改变最终导致痴呆的发生和发展。

五、炎症

神经系统中失控的慢性微炎症反应使胶质细胞释放神经毒性因子,如炎症介质、ROS等,对神经元造成损害,进而导致临床出现认知衰退。炎症过程可以直接促进炎症部位产生Aβ,使 Aβ 沉积增多。AD 患者大脑内补体系统明显激活,膜攻击复合物(membrane attack complex,MAC)可以嵌入神经细胞膜中,使细胞代谢紊乱,最终导致神经细胞溶解。2 型糖尿病中的葡萄糖脂质毒性导致线粒体损伤炎症的形成,由线粒体的不稳定引起,虽然炎症通路保护患者的大脑不受感染,但由于细胞应激而形成的无菌炎症体可导致神经元损伤,进而导致痴呆。

六、脑代谢障碍

糖尿病患者体内可发现线粒体功能障碍,其中途径之一为脂质过氧化导致线粒体 DNA发生突变,抗氧化物质的减少会进一步损害线粒体呼吸链并导致功能障碍:① 线粒体损伤可触发炎症小体的形成,间接导致神经元功能障碍进而损害认知功能;② 线粒体功能障碍可导致 Aβ 的产生和积累,反过来 Aβ 的神经毒性作用于线粒体导致线粒体功能障碍。这一恶性循环最终导致 tau 蛋白过度磷酸化、突触损伤和神经细胞死亡。

第三节　二甲双胍对痴呆的影响

二甲双胍作为治疗糖尿病的一线药物,其对于痴呆的影响尚不能完全确定。一项来自中国台湾的大型研究是从 80 万的数据库中选取一个样本量约为 12.7 万的 50 岁以上非痴呆人群,进行了为期 8 年的观察研究,所有人均使用了口服降糖药。通过计算痴呆人群的发病密度和应用 COX 回归模型评估发病风险比(HR)来判断痴呆与糖尿病和口服降糖药的关系,其结果显示为 2 型糖尿病患者痴呆的患病风险增加两倍以上,而口服降糖药二甲双胍能降低该风险。另外一项类似的来自中国台湾的临床研究观察了 67 731 例非糖尿病非痴呆的 65 岁老年人,统计 6 年来新发 2 型糖尿病的例数及单一使用各类降糖药的人数,并计算其相对风险系数,亦得出相似的结论,二甲双胍可降低 2 型糖尿病患者痴呆的发病风险。Ng 等的研究也表明,老年糖尿病患者长期使用二甲双胍将降低认知功能损伤的风险。最近一项平行的随机对照临床试验中,将研究对象 80 人均分成两组,分别予二甲双胍和等量的安慰剂进行观察研究,两组成员都诊断有轻度认知功能障碍,且不包含已明确诊断为糖尿病的患者。通过评测服药后认知功能的变化发现,二甲双胍对其选择性回忆测试(SRT)的成绩有所改善。但也有研究显示二甲双胍的长期使用可能增加认知功能障碍的发生风险。一项来自英国大数据回顾性病例对照研究发现,长期使用二甲双胍较之不使用者患 AD 的风险增加 1.71 倍。上述结论产生差异的原因并不清楚,有可能与种族的不同有一定的关系。

第四节　二甲双胍影响痴呆的机制

一、正性作用

(一) 改善糖代谢

二甲双胍通过以上的分子机制在肝细胞及外周组织发挥作用,降低肝糖输出及促进外周组织对葡萄糖的应用从而降低血糖,而血糖的降低则可以使 AD 病理过程中的标志物 Aβ 在神经元细胞的沉积减少。Liao 等人的研究发现,对于通过动脉内输注(125)I-Aβ(1-40)的 db/db 小鼠,长期使用二甲双胍等抗糖尿病药物治疗可使通过血脑屏障的 Aβ 流入量降低,还可下调细胞内参与 Aβ 流入的晚期糖基化终产物(RAGE)受体的表达,从而显著降低 Aβ 穿过血脑屏障的能力,减少大脑内的 Aβ 数量。二甲双胍影响 β-分泌酶(Bace1)和 β-淀粉样前体,在加入胰岛素后,二甲双胍可以激活胰岛素信号通路,改善神经元胰岛素抵抗,并损害葡萄糖摄取和 AD 相关的神经病理学特征蛋白(App)的水平。

(二) 抗氧化作用

葡萄糖浓度升高会导致脑组织发生氧化应激。氧化应激促进几种内皮细胞内的 PTP 开放和随后的细胞死亡,二甲双胍可防止线粒体通透性转换孔(permeability transition pore,PTP)开放相关的细胞死亡。Batchuloun 等人描述了二甲双胍对 ROS 产生、蛋白激酶 C(PKC)和 NAD(P)H 氧化酶的激活以及对人主动脉内皮细胞高葡萄糖暴露的信号分子变化的影响。研究发现,二甲双胍能通过抑制以上的通路抑制高糖环境下 ROS 的过度生成,线粒体功能障碍在氧化应激中起着关键作用。在氧化应激的状态下,线粒体膜电位耗散,渗透性过渡孔(PTP)在细胞内充当凋亡级联的调节器,触发凋亡蛋白的释放和随后的神经元细胞死亡,二甲双胍可通过抑制 PTP 开放和阻断细胞色素-C 的释放来阻断异位肽诱导的细胞死亡模型中的凋亡级联,从而降低神经细胞的凋亡。也有研究表明,二甲双胍可能通过其对呼吸链复合物 I 的轻度抑制作用,延迟钙超载引起的通透性神经元中环孢素 A(cyclosporin A,CsA)敏感的 PTP 开放,来达到减少神经细胞凋亡的效果。有研究称二甲双胍可以通过轻度和短暂的抑制线粒体复合物 I 来减少 ROS,并直接通过胰岛素依赖机制及降糖作用,间接降低晚期糖基化终产物(AGE)的生成。该研究还表明二甲双胍可使还原型谷胱甘肽增加,从而改善细胞的氧化应激。解偶联蛋白(UCPS)是降低线粒体氧化磷酸化效率的转运蛋白。UCP2 被认为可以保护机体免受氧化应激,但也可以起到能量耗散的作用。二甲双胍治疗导致脂肪细胞中 UCP2 的过度表达,以减少氧化应激。

(三)减轻炎症

在动脉粥样硬化过程中,细胞因子和趋化因子刺激血管平滑肌细胞(VSMCs)加速炎症反应并迁移至受损内皮,Pten 是 AMPK 的下游因子,具有抑制炎症的作用,二甲双胍通过激活血管平滑肌细胞内的 AMPK,从而改善血管平滑肌细胞的炎症反应。这种作用在大脑的血管平滑肌细胞中同样可以检测到,所以二甲双胍可以通过以上通路起到改善血管炎症的作用,减少大脑内的动脉粥样硬化发生,从而降低血管性痴呆的发生风险。

(四)抑制 AGE 形成

二甲双胍可阻止 AGE 诱导的细胞色素 C 从线粒体释放到神经干细胞的胞质溶胶中,AGE 还可使神经元细胞的最大呼吸功能、环氧合酶(COX)活性和线粒体膜电位下降,而二甲双胍则改善了 AGE 诱导的这种下降,保护了神经细胞的线粒体,进而减少神经干细胞的死亡。

二、负性作用

有学者对使用二甲双胍治疗了 6 天的小鼠进行研究表明,该药物通过激活 AMPK 途径对淀粉样前体蛋白(APP)加工产生影响。研究人员发现,在一个三重转基因 AD 小鼠模型中,二甲双胍治疗导致 β-分泌酶(bace1)的表达增加,bace1 是分裂 APP 生成 Aβ 的两种酶之一,其表达上调伴随着 Aβ 生成量的增加和小斑块的形成,潜在增加 AD 的发病风险。Picone 等人的研究也发现二甲双胍会增加 AD 发病的可能性。研究描述了 NF-κB 转录因子在调节 App 和早老素 1(presenilin1,pres 1)表达中的作用。在二甲双胍治疗糖尿病患者后,NF-κB 被激活并从细胞质转移到细胞核,在那里它诱导增加的 APP 和 PRES 1 转录。二甲双胍增加了与 AD 相关的 App 和 pres 1 水平。App 和 pres 1 的过度表达增加了 App 的分裂和 β-淀粉样蛋白(Aβ)的细胞内积累,这反过来又促进了 Aβ 的聚集。有临床研究报告长期口服二甲双胍的糖尿病患者可能存在维生素 B_{12} 不足的风险,而维生素 B_{12} 不足被证实与认知功能下降有关,而补充维生素 B_{12} 和钙剂可能缓解二甲双胍导致的维生素 B_{12} 不足,对认知功能有所改善。

总之,糖尿病患者发生痴呆的风险高于一般人群,有关二甲双胍对认知或痴呆影响的明确结论尚需更多的研究来证实,以明确二甲双胍能否用于改善痴呆,从而降低糖尿病患者的死亡率并改善老年人群的生活质量。

参 考 文 献

［ 1 ］ Prince M, Albanese E, Guerchet M, et al. World alzheimer report 2014: dementia and risk reduction and analysis of protective and modifiable factors[J]. Alzheimer's and Dementia, 2015, 11(7): 837.

［ 2 ］ Li J, Cesari M, Liu F, et al. Effects of diabetes mellitus on cognitive decline in patients with Alzheimer disease: a systematic review[J]. Can J Diabetes, 2016, 41(1): 114-119.

［ 3 ］ Zhou J. Metformin: an old drug with new applications[J]. International journal of molecular sciences, 2018, 19(10): 28.

［ 4 ］ Serrano-Pozo A, Frosch M P, Masliah E, et al. Neuropathological alterations in Alzheimer disease [J]. Cold Spring Harb Perspect Med, 2011, 1(1): a006189.

［ 5 ］ Viola K L, Klein W L. Amyloid β oligomers in Alzheimer's disease pathogenesis, treatment, and diagnosis[J]. Acta Neuropathologica, 2015, 129(2): 183-206.

［ 6 ］ Ribé E M, Pérez M, Puig B, et al. Accelerated amyloid deposition, neurofibrillary degeneration and neuronal loss in double mutant App/tau transgenic mice[J]. Neurobiology of disease, 2005, 20(3): 814-822.

［ 7 ］ Maccioni R B, Muñoz J P, Barbeito L. The molecular bases of Alzheimer's disease and other neurodegenerative disorders[J]. Arch Med Res, 2001, 32(5): 367-381.

［ 8 ］ Li H, liu C, Zheng H, et al. Amyloid, tau, pathogen infection and antimicrobial protection in Alzheimer's disease-conformist, nonconformist, and realistic prospects for AD pathogenesis[J]. Translational neurodegeneration, 2018, 7:34. doi:10.1186/S40035-018-0139-3.

［ 9 ］ Zhou L, McInnes J, Wierda K, et al. Tau association with synaptic vesicles causes presynaptic dysfunction[J]. Nat Commun, 2017, 8: 15295.

［10］ O'Brien J T, Thomas A. Vascular dementia[J]. Lancet, 2015, 386(10004): 1698-1706.

［11］ Ritz M F, Grondginsbach C, Engelter S, et al. Gene expression suggests spontaneously hypertensive rats may have altered metabolism and reduced hypoxic tolerance[J]. Curr Neurovasc Res, 2012, 9(1): 10-19.

［12］ Bello-Chavolla O Y, Antonio-Villa N E, Vargas-Vázquez A, et al. Pathophysiological mechanisms linking type 2 diabetes and dementia: review of evidence from clinical, translational and epidemiological research[J]. Current diabetes reviews, 2019.

［13］ Pugazhenthi S, Qin L, Reddy P H. Common neurodegenerative pathways in obesity, diabetes, and Alzheimer's disease[J]. Biochimica et Biophysica Acta(BBA)-Molecular basis of disease, 2017, 1863 (5): 1037-1045.

［14］ Olga P, Annika H, Tilman G, et al. Insulin-degrading enzyme: new therapeutic target for diabetes and Alzheimer's disease? [J]. Annals of Medicine, 2016, 48(8): 614-624.

［15］ Farris W, Mansourian S, Chang Y, et al. Insulin-degrading enzyme regulates the levels of insulin, amyloid protein, and the amyloid precursor protein intracellular domain in vivo[J]. P Natl Acad Sci, 2003, 100(7): 4162-4167.

［16］ Biessels G J, Staekenborg S, Brunner E, et al. Risk of dementia in diabetes mellitus: a systematic review[J]. Lancet Neurol, 2006, 5(1): 64-74.

［17］ Gudala K, Bansal D, Schifano F, et al. Diabetes mellitus and risk of dementia: a meta-analysis of prospective observational studies[J]. J Diabetes Investig，2013，4(6)：640-650.

[18] Chung M M，Chen Y L，Pei D，et al. The neuroprotective role of metformin in advanced glycation end product treated human neural stem cells is AMPK-dependent[J]. Bioch Bioph Acta，2015，1852 (5)：720-731.

[19] McNay E C. The impact of recurrent hypoglycemia on cognitive function in aging[J]. Neurobiol aging，2005，26(1)：76-79.

[20] Bree A J，Puente E C，Daphnaiken D，et al. Diabetes increases brain damage caused by severe hypoglycemia[J]. American journal of physiology endocrinology and metabolism，2009，297 (1)：194-201.

[21] Suh S W，Hamby A M，Swanson R A. Hypoglycemia，brain energetics，and hypoglycemic neuronal death[J]. Glia，2007，55(12)：1280-1286.

[22] Goldwaser E L，Acharya N K，Sarkar A，et al. Breakdown of the cerebrovasculature and blood-brain barrier：a mechanistic link between diabetes mellitus and Alzheimer's disease[J]. J Alzheimer Dis，2016，54(2)：445-456.

[23] Kloppenborg R P，Berg E V D，Kappelle L J，et al. Diabetes and other vascular risk factors for dementia：which factor matters most? A systematic review[J]. Eur J Pharmacol，2008，585(1)：97-108.

[24] Mcgeer P L，Rogers J，Mcgeer E G. Inflammation，anti-inflammatory agents，and Alzheimer's disease：the last 22 years[J]. J Alzheimer Dis，2016，54(3)：853-857.

[25] Poitout V，Robertson R P. Glucolipotoxicity：fuel excess and beta-cell dysfunction[J]. Endocr Rev，2008，29：351-366.

[26] Kaushal V，Dye R，Pakavathkumar P，et al. Neuronal NLRP1 inflammasome activation of Caspase-1 coordinately regulates inflammatory interleukin-1-beta production and axonal degeneration-associated Caspase-6 activation[J]. Celldeath and differentiation，2015，22(10)：1676-1686.

[27] Low P A，Nickander K K，Tritschler H J. The roles of oxidative stress and antioxidant treatment in experimental diabetic neuropathy[J]. Diabetes，1997，46(2)：38-42.

[28] Lamkanfi M，Dixit V M. Mechanisms and functions of inflammasomes[J]. Cell，2014，157：1013-1022.

[29] Stefanova N，Muraleva N，Maksimova K，et al. An antioxidant specifically targeting mitochondria delays progression of Alzheimer's disease-like pathology[J]. Aging，2016，8(11)：2713-2733.

[30] Hardie D G，Ross F A，Hawley S A. AMPK：a nutrient and energy sensor that maintains energy homeostasis[J]. Nature reviews Molecular cell biology，2012，13(4)：251-262.

[31] Hawley S A，Ross F A，Chevtzoff C，et al. Use of cells expressing gamma subunit variants to identify diverse mechanisms of AMPK activation[J]. Cell metab，2010，11(6)：554-565.

第十三章　二甲双胍和甲状腺疾病

第一节　糖尿病合并甲状腺疾病流行病学

糖尿病和甲状腺疾病均是内分泌系统的常见疾病,糖尿病患者常合并甲状腺疾病,早在1979 年就有文献报道两者之间有一定的关联。国内外研究中报道的患病率差异较大,可能与地理位置、当地人群的免疫状态、日常摄碘率、促甲状腺(TSH)的检测方法和参考值等因素有关。国外报道糖尿病患者甲状腺疾病的患病率约为 13%,其中女性 1 型糖尿病患者甲状腺疾病的患病率更高,约为 30%。国内曾有研究者对 2 型糖尿病患者进行甲状腺功能指标和相关抗体检测,发现甲状腺功能异常的发生率达 26.33%,以亚临床甲减为主要表现,女性多见。近来的一项荟萃分析发现,在 10 920 例糖尿病患者中,甲状腺疾病的患病率为11%,1 型和 2 型糖尿病患者甲状腺疾病的患病率无明显差异,女性糖尿病患者甲状腺疾病的患病率是男性的 2 倍。临床上,各种甲状腺疾病(包块非毒性甲状腺肿、甲状腺结节、甲状腺炎和甲状腺肿瘤等)的发病率均是女性高于男性,这种差异可能与性激素水平有关。有研究发现,雌激素可增强 TSH 细胞对促甲状腺激素释放激素(TRH)的反应性。甲状腺组织存在性激素受体,而且癌组织中的雌激素受体和孕激素受体数目明显高于正常甲状腺组织和甲状腺肿、甲状腺结节,甚至甲状腺腺瘤组织。似乎甲状腺滤泡增生的程度与雌激素受体及孕激素受体数目存在一定关系。这说明,甲状腺组织增生和甲状腺癌具有一定的性激素依赖性。女性易患甲状腺肿,因为甲状腺滤泡上皮细胞含 E2 受体 α,雌激素通过 E2 受体促进细胞生长,这可能是女性易患甲状腺肿的原因之一。有报道显示,在 1 型糖尿病患者中约23.4%的患者甲状腺过氧化物酶抗体呈阳性,7.8%的患者甲状腺球蛋白抗体呈阳性。成人隐匿性自身免疫性糖尿病(LADA)合并自身免疫甲状腺病亦为常见,其中合并甲状腺抗体阳性(甲状腺过氧化物酶抗体为 16.7%、甲状腺球蛋白抗体为 6.7%、任一抗体阳性占18.9%)和亚临床甲状腺功能异常(亚临床甲减或甲亢,约为 27.4%)最常见;GAD 高滴度(指数>0.5)的 LADA 患者中有 50%的患者甲状腺自身抗体阳性,而甲状腺自身抗体阳性的 LADA 患者中有 47.1%有亚临床甲状腺功能异常。此外,自身免疫性甲状腺疾病和 1 型糖尿病之间的联系也被发现与 APS3 基因变异相关。目前认为甲状腺激素能够调节碳水化合物的代谢及胰岛功能,另一方面糖尿病在一定程度上也对甲状腺功能产生影响,二者之间的关联是一系列信号转导通路相互作用的结果,其中 1 型糖尿病及自身免疫性甲状腺疾病还与遗传易感性有关。

一、糖尿病与甲状腺功能亢进

有研究显示,甲亢在 2 型糖尿病女性中发病率为 2.0%,男性为 1.1%,在 1 型糖尿病患者中发病率更高,而甲亢合并糖尿病患者达 38%。糖尿病患者发生甲亢时,甲亢症状可更加明显,代谢紊乱较难控制,体重下降明显,胰岛素需要量增加,有时甚至可发生酮症。一方面,甲状腺素使糖的吸收、利用、糖原合成与分解均加速。甲状腺素可通过非核受体作用,改变 Ca^{2+}、Na^+、葡萄糖的转运和代谢,大剂量甲状腺素促进糖的吸收,促进肝糖原分解,产生"甲亢性糖尿病"。另一方面,甲状腺素亦可加速外周组织对糖的利用,因此,多数轻型甲亢患者的血糖可维持在正常范围,而重症患者出现高血糖症或糖耐量减低。另外患甲亢时,还可通过以下一系列机制产生糖代谢紊乱:胰岛素半衰期缩短,胰岛素降解速度加快及无生物学活性的胰岛素前体增加;过量甲状腺素可增加肠道对葡萄糖的吸收,同时餐后胰岛素原水平增加及 C 肽与胰岛素原比值降低,提示甲亢时机体存在胰岛素原加工障碍;甲状腺素亦可增加肝细胞膜葡萄糖转运体 2 的浓度,其浓度增加可导致肝糖输出增加,引起血糖增加;甲状腺激素增多促进儿茶酚胺介导的脂肪分解,导致游离脂肪酸产生增多,刺激肝糖生成;甲亢可引起葡萄糖无氧酵解增加,乳酸增多,通过血液流入肝脏,经过糖异生重新生成葡萄糖;甲亢可同时伴有生长激素、胰高血糖素水平增高,进一步影响糖代谢。总之,甲亢时出现的甲状腺激素升高、胰岛素抵抗以及胰岛功能损害是引起糖代谢紊乱的主要发病机制。此外,随着糖尿病患者空腹血糖和糖化血红蛋白(HbA1c)的升高,亦可能影响游离三碘甲状腺原氨酸(FT_3)和 TSH 水平。2 型糖尿病合并甲状腺功能异常的患者 HbA1c 偏高,提示血糖控制较差者发生甲状腺疾病的风险可能更高。甲亢合并 2 型糖尿病应与 2 型糖尿病伴有甲状腺功能异常鉴别,大多数甲亢患者的糖耐量有轻度损害,在进行口服葡萄糖耐量试验时,基础血糖、血糖峰值和胰岛素水平均增高,已有部分指南提出应在新诊断的糖尿病患者中进行基线甲状腺功能筛查。目前认为,当糖尿病患者血清 TSH<0.10mU/L 时,心房颤动和心力衰竭的风险明显增加,而对绝经后的女性来说,其骨质疏松的发病率也有所增高。还有报道发现,糖尿病患者使用胰岛素增敏剂可增加甲状腺相关眼病的突眼和胫前黏液性水肿,且停药后不一定恢复,所以此类药物对糖尿病合并甲亢患者应慎用。

二、糖尿病与甲状腺功能减退

糖尿病患者最常见的甲状腺功能异常是甲状腺功能减退。一项横向研究报道称,1 型糖尿病患者中甲减的发生率为 12%～24%,男性约为 6%,2 型糖尿病中甲减的发生率为 3%～6%。甲状腺功能减退症同样对糖代谢产生影响,口服葡萄糖耐量试验时血糖浓度有轻度下降,甲状腺激素替代后,血糖可恢复正常,一般不发生低血糖。其机制包括以下几个方面:甲减时肝脏葡萄糖生成速率降低,这可解释为何伴有甲减的糖尿病患者胰岛素需要量减少;甲减时胃肠道对葡萄糖的吸收明显减低;外周组织对葡萄糖的利用减少,但葡萄糖刺激的胰岛素分泌有所增加,机体存在一定程度的胰岛素抵抗,其机制可能与葡萄糖转运体 4 易位相关,这种易位会进一步导致葡萄糖转运率减低。糖尿病患者的甲减起病较为隐匿,很少有临床表现,常为亚临床型,但血清甘油三酯和胆固醇增高明显,故在糖尿病患者脂代谢紊乱严重且难以纠正时,应考虑做甲状腺功能检查。一项在甲状腺功能正常者中进行的横断面研究发现,TSH 与稳态模型胰岛素抵抗指数(HOMA-IR)呈正相关。目前认为,甲减和亚临床甲减患者代谢综合征的患病率增多,TSH 水平增高可能是代谢综合征的危险因素。亚临床甲减可加重糖尿病患者体内的脂质紊乱,且亚临床甲减可增加糖尿病患者发生心血管疾病的风险。合并亚临床甲减的糖尿病患者由于心输出量减少和外周血管阻力增加,使肾血流量和肾小球滤过率减少,因此发生糖尿病肾病的概率增高。还有研究发现,当糖尿病患者体内血清 TSH≥2.5mU/L,其发生糖尿病视网膜病变的风险也增大。糖尿病患者可因代谢紊乱、酸碱失衡、感染、组织缺氧等因素,直接或间接从下丘脑-垂体-细胞 T3 受体等多种途径影响甲状腺功能。高血糖时胰岛素分泌绝对或相对不足,可使甲状腺素水平及活性减低;机体代谢紊乱可影响甲状腺滤泡细胞的能量利用,致碘泵功能障碍,甲状腺对 TSH 的反应性降低,影响甲状腺素的合成。严重应激时,皮质醇抑制 TRH 分泌及 TSH 对 TRH 刺激的反应性,多巴胺浓度的增高使垂体功能受抑制,影响 TSH 的分泌。炎症反应使体内的细胞因子,如 IL-1、IL-6、TNF-α 等增多,抑制 TRH、TSH 和甲状腺结合球蛋白和合成,细胞因子还能降低甲状腺素与核受体的结合能力,增加瘦素分泌及建设神经肽 Y 表达。糖尿病复杂的代谢紊乱决定病程长的患者更易发生甲状腺功能减低,甚至有学者认为 TSH 水平可以作为能量代谢失衡严重程度的指标。

三、糖尿病和甲状腺结节

糖尿病伴有甲状腺超声异常的发生率可达 42%,表现为体积改变、回声异常、甲状腺结节与肿瘤。成人 1 型糖尿病患者的甲状腺肿大及甲状腺瘤风险较低,甲状腺形态异常以低回声结节多见,2 型糖尿病患者甲状腺结节和实质的甲状腺肿发生率较高。有报道显示,葡萄糖代谢异常可以显著增加患者甲状腺的体积,并增加甲状腺结节的发病率。体外细胞研究则发现,单纯予 TSH 培养甲状腺细胞的数量非常少,但加入胰岛素后,培养出来的甲状腺细胞数量较前明显增加。国外的一项研究也证实了甘精胰岛素和普通胰岛素对甲状腺良恶性细胞均有增殖作用。此外,还有研究对甲状腺功能正常的甲状腺结节患者与正常对照组进行对比发现,结节患者 HOMA-IR 明显升高,且 HOMA-IR 与甲状腺结节大小显著相关,与甲状腺结节数量无关,提示胰岛素抵抗可能是形成甲状腺结节的危险因素。目前已有学者提出甲状腺结节与代谢综合征具有相关性,而作为代谢综合征发病中心环节的胰岛素抵抗,亦被认为可能与甲状腺结节发病率的增加有关。

四、糖尿病和甲状腺癌

已有研究发现糖尿病患者甲状腺癌的发病风险增加,其可能的机制为:胰岛素抵抗和高胰岛素血症常促使胰岛素样生长因子(IGF-1)水平的升高,IGF-1 与其受体结合后可参与细胞的代谢和增殖,并易使细胞发生该病。瘦素与 TSH 水平呈正相关,瘦素作为连接肥胖和甲状腺激素变化之间的因子起主要作用,调控 TSH 的分泌。TSH 是促进甲状腺细胞生长、分化的主要调控激素,胰岛素/IGF-1 信号通路可能参与了 TSH 介导的细胞增殖。此外,还有研究发现,合并糖尿病的高度分化型甲状腺癌患者首次手术时的 TNM 分期高于未合并糖尿病的患者,术后死亡率、复发率及合并其他部位的原发肿瘤的概率均相对较高。

第二节　二甲双胍使用与甲状腺疾病

一、二甲双胍的非降糖作用

二甲双胍是治疗 2 型糖尿病最常用的口服降糖药物,主要通过激活一磷酸腺苷活化的蛋白激酶(AMPK)信号系统,抑制肝葡萄糖的产生和输出,减轻胰岛素抵抗,改善外周组织对胰岛素的敏感性,促进外周组织利用葡萄糖,抑制脂肪分解从而降低血糖,被多国临床指南定为一线降糖药物。其非降糖作用目前越来越受到重视,主要表现在以下几个方面:

1. 抗动脉粥样硬化作用

(1) 葡萄糖毒性的氧化应激对组织产生的损害主要与多元醇通路、蛋白激酶 C(PKC)通路、晚期糖基化终末产物(AGEs)通路和氨基己糖通路等代谢通路有关,二甲双胍可针对性地作用于这些通路,减轻氧化应激对组织的损伤,可抑制 AGEs 的生成与堆积。

(2) 二甲双胍对内皮细胞有保护作用,如改善内皮介导的舒张功能,抑制单核细胞的黏附,降低黏附因子、C 反应蛋白和纤维蛋白原的水平,抑制单核细胞向巨噬细胞的分化,抑制脂质沉积和平滑肌细胞增殖,减低凝血因子 VII、凝血因子 XIII、PAI-1 水平,抑制纤维蛋白原交联和血小板聚集,纠正血液高黏、高凝状态,减少心脏终点事件。

(3) 纠正血脂谱异常:二甲双胍能改善糖尿病患者的脂代谢异常,减少脂肪氧化 10%～30%,降低游离脂肪酸、低密度脂蛋白、极低密度脂蛋白和甘油三酯水平,升高高密度脂蛋白水平,有利于减缓糖尿病大血管并发症进程。

(4) 抗氧化作用:二甲双胍对高糖诱导的 PKCβ2 通路活化有抑制作用,可使血浆抗氧化活性增高,通过降低 AGEs 前体甲基乙二醛生成,避免高血糖对血管内皮的损伤,但其具体抗氧化作用的机制尚不明确。

(5) 减低血压和心率:糖尿病时胰岛素传递信号异常,导致血管收缩增强,引起高血压。正常时胰岛素通过 PI-3 激酶通路激活一氧化氮(NO)合酶,升高平滑肌细胞上钠泵活性及葡萄糖穿膜转运能力,当胰岛素的舒张血管作用受损时,NO 的血管扩张作用受损,增加平滑肌细胞的钙离子内流,损害血压升高时的血管舒张功能。二甲双胍对血压无直接影响,但能刺激钠泵活性,增加乳酸生成,具有中枢抗高血压和抑制肾交感神经的作用。

2. 其他作用

二甲双胍可协助治疗多囊卵巢综合征、脂肪肝,预防糖尿病,减少糖尿病患者罹患肿瘤和风湿病的风险,延缓衰老和防治痴呆等。近年不少学者的研究发现,二甲双胍可能会影响甲状腺功能和一些甲状腺疾病,如甲状腺结节和肿瘤的发生和发展。

二、二甲双胍对甲状腺功能减退症的影响

2006 年,美国学者 Vigersky 最早提出二甲双胍对甲状腺功能存在影响,他对 4 例甲状腺功能减退的患者进行了甲状腺素替代治疗,甲状腺功能正常后,对其中 3 例合并糖尿病、1

例合并酒精性肝炎的患者加用二甲双胍,意外发现二甲双胍可显著降低 TSH 水平,但 FT_4 未见明显改变,此后,有关二甲双胍与甲状腺功能之间联系的研究相继出现。有人曾对合并原发性甲减的 2 型糖尿病患者进行了观察,发现二甲双胍可降低 TSH,停药后可反跳,且其降低水平与初始水平有关,血甲状腺素水平基本不受影响。一项回顾性分析也发现,在伴有甲减的患者中使用二甲双胍可降低 TSH 水平,且减低 TSH 多在用药后 90～180 天出现。伊朗的随机、双盲、安慰剂对照临床研究显示,二甲双胍治疗组和安慰剂对照组相比,尽管两者血清 TSH 水平无显著性差异,但基线 TSH 水平介于 2.6～5.5 uIU/mL 的患者经二甲双胍治疗后,TSH 水平得到显著降低。国内最近的研究也发现,2 型糖尿病合并亚临床甲减的患者,给予二甲双胍后也可显著降低血清 TSH 水平,且治疗前后血清 FT_4 水平的差异无统计学意义,给予非二甲双胍类的其他降糖药物则不影响血清 TSH 水平,说明并不是有效的血糖控制影响了患者的 TSH 水平,其中二甲双胍组女性的血清 TSH 水平在治疗前后的下降幅度较男性更显著,血清 TSH 变化值与性别有关,经多元逐步回归分析显示性别是影响血清 TSH 变化值的独立因素,提示二甲双胍对 TSH 的抑制作用可能存在性别差异,其差异原因尚不明确,可能与两性体脂分布具有不同的年龄变化特征相关,随着年龄增长且具有相似腰围的男性内脏脂肪聚集程度比女性明显。此外,由于男性肥胖相关性低度炎症程度往往较重,而这与甲状腺功能尤其是 TSH 改变可能具有一定的相关性。二甲双胍对 TSH 水平的影响,增加了甲状腺功能判断的复杂性,对于糖尿病合并甲减,尤其是亚临床甲减诊断更容易遗漏。对于这些患者应用二甲双胍时要注意考虑其降低 TSH 的作用,目前多数学者认为,对于甲减和亚临床甲减患者,如同时使用二甲双胍治疗,建议 6～12 个月后应该重新评估甲状腺功能。最近的临床流行病学研究发现,即使血清甲状腺激素水平正常,TSH 水平升高的亚临床甲减的患者,亦表现为血清甘油三酯升高等脂代谢异常,同时心血管疾病风险也明显增加。国内学者曾对甲状腺功能正常的受试者随访发现,TSH 水平与血清胆固醇、甘油三酯呈线性正相关,即使在参考范围内的 TSH 水平增高,亦可增加 65 岁以下人群的冠心病风险。目前尚无直接证据表明二甲双胍对血脂等代谢组分改善的作用与其调节甲状腺轴相关,但代谢综合征患者合并 TSH 不适当增高,二甲双胍既可以改善代谢,如降低血脂、血压和尿酸,改善胰岛素抵抗等,亦可以降低 TSH 水平。如果二甲双胍引起 TSH 水平降低成立,则可能有助于解决亚临床甲减。但值得注意的是,尽管 TSH 的降低具有统计学意义,但大部分报告中显示降低的幅度仍是中等强度。

三、二甲双胍对甲状腺功能正常患者的影响

目前认为二甲双胍对甲状腺功能正常的患者不会产生明显影响。虽然一项对甲状腺功能正常的糖尿病患者进行的横断面研究显示,接受了二甲双胍治疗组的 TSH 水平明显高于未治疗组,但在该组研究中,二甲双胍治疗组的体质指数更大,可能影响研究结果。而另一项回顾性研究则发现,二甲双胍对甲状腺功能正常患者的甲状腺功能并不会产生明显影响。该现象在其他类似研究中均得到了证实,如 Cappelli 等对合并亚临床甲减或临床甲减的 2 型糖尿病患者经过约 1 年的随访观察,发现二甲双胍可降低甲减、亚临床甲减患者的 TSH 水平,而对甲状腺功能正常患者的甲状腺功能无影响。还有多个报道对多囊卵巢综合征合并亚临床甲减或临床甲减的患者予以二甲双胍治疗,发现 TSH 水平降低,其他甲状腺功能指标无影响,但在甲状腺功能正常合并多囊卵巢综合征的患者中却并未观察到甲状腺功能

如何变化。目前普遍认可的观点是二甲双胍治疗甲状腺功能正常的糖尿病患者不会对其甲状腺功能产生明显影响。

四、二甲双胍对甲状腺功能亢进患者的影响

二甲双胍对甲亢患者甲状腺功能影响的资料较少,这可能与甲亢发生率较甲减发生率低部分有关。另外在甲亢控制前,患者体重下降明显,且可能合并有肝功能损害,故影响二甲双胍的使用。在一项 2 型糖尿病女性患者亚临床甲亢发病风险的调查研究中发现,糖尿病人群亚临床甲亢风险较正常人群增加,但 TSH 的降低与年龄、甲状腺肿有关,与二甲双胍治疗无相关性。这提示二甲双胍可能不会加重甲亢患者的病情。在一些特殊情况下,从二甲双胍用药对甲状腺功能的影响方面也有发现,1 例全身型甲状腺激素抵抗综合征合并糖尿病的患者,在二甲双胍治疗后出现 TSH 水平显著降低,而甲状腺激素水平敏感性增强,患者出现心率增快,基础代谢率增加。

五、二甲双胍影响甲状腺功能的机制

既往认为二甲双胍可能通过促进胃肠道吸收利用甲状腺腺素($L-T_4$)从而抑制 TSH 水平,然而,目前的研究发现无论是否同服 $L-T_4$,二甲双胍均有独立降低血清 TSH 的作用。二甲双胍可能通过作用于中枢系统,抑制下丘脑 AMPK 活性,加强下游甲状腺激素对垂体 TSH 的负反馈调节作用,降低 TSH 水平。动物实验表明,二甲双胍可通过血脑屏障,且其在下丘脑的浓度和血清相当,但作为小分子水溶性物质的二甲双胍能否通过血脑屏障尚存争议。但也有证据显示,二甲双胍治疗可能通过增加多囊卵巢综合征患者下丘脑多巴胺的活性,进而改善胰岛素敏感性。二甲双胍可能影响整个甲状腺轴,可改变 TSH 受体的活性,增加 TSH 敏感性,还可诱导甲状腺激素受体的亲和力或数量增加,降低甲状腺激素的总需求量,改善甲减患者的甲状腺功能储备。需注意的是,二甲双胍对 TSH 水平的影响多发生在服药后数月,而在服药后短时间内 TSH 水平可能并不会发生明显改变,故循环中甲状腺激素的生物利用度或某些激素转运蛋白的变化,可能也是二甲双胍的作用途径。此外,肥胖与减重亦可以影响甲状腺功能的检测,故有观点认为 TSH 的降低可能与二甲双胍治疗降低体重的效应相关。已有研究显示,体质指数与 TSH 水平呈正相关,随着 TSH 增加,肥胖或超重的患病风险增加,而肥胖患者体内的低度炎症状态和内源性激素分泌增加可能导致其甲状腺功能改变。另外,内脏脂肪过多会导致瘦素分泌增加,瘦素是一种能量过剩时的反馈激素,其既可调节促甲状腺激素释放激素的表达,又可促进体内 TSH 水平的升高。总之,二甲双胍影响甲状腺功能的机制尚未完全阐明,目前学术界对此仍缺乏一致结论,尚有待更深入的观察研究。

六、二甲双胍与甲状腺结节

甲状腺结节亦为临床常见疾病,常伴有糖尿病、血脂异常等。二甲双胍是否可以像甲状腺素降低 TSH 来缩小甲状腺结节的体积甚至减少结节,值得关注。2011 年,Rezzonico 等人选取了细针穿刺细胞学检查明确为良性甲状腺结节和胰岛素抵抗的女性受试者,经随机

分组后分别予以二甲双胍、二甲双胍联合 L-T$_4$、L-T$_4$ 及安慰剂干预。随访 6 个月后发现,二甲双胍治疗两组的 TSH 和胰岛素抵抗均得到改善,结节体积也明显缩小,其中二甲双胍联合 L-T$_4$ 治疗组的体积缩小更为显著。而 L-T$_4$ 治疗两组的 TSH 显著降低,但未观察到结节体积的变化。近年来国内也有相似的研究,进一步证实了二甲双胍可使糖尿病患者伴有的甲状腺结节体积缩小,但对降低 TSH 水平无确切作用,若结合 L-T$_4$ 治疗,则可协同缩小甲状腺结节体积,提高疗效。值得注意的是,有研究者发现了一些有趣的现象,即在女性患者中,口服除二甲双胍外的其他降糖药物治疗组的甲状腺体积大于口服二甲双胍治疗组,而在男性患者中则没有变化。目前认为,该现象可能与二甲双胍能在一定程度上降低睾酮水平,使雌激素水平上升有关。总之,现有的研究提示二甲双胍可缩小结节体积的作用可能与其降低 TSH 及改善胰岛素抵抗有关,且改善胰岛素抵抗似乎比降低 TSH 更有助于缩小结节体积,但这一论点的形成仅仅是建立在一些样本量较小的相关研究上,今后仍需要更大样本的前瞻性临床观察来证实。

七、二甲双胍与甲状腺癌

2014 年,中国台湾的一项对 10 余万糖尿病患者的研究显示,与非二甲双胍治疗组相比,二甲双胍治疗组可降低甲状腺癌的发病风险(0.09% vs 0.26%),且该保护效应不受年龄和性别影响。也曾有针对分化型甲状腺癌合并 2 型糖尿病患者的回顾性研究发现,使用二甲双胍治疗的糖尿病组的甲状腺结节与非二甲双胍治疗的甲状腺结节以及对照组的甲状腺结节相比有明显差异,说明二甲双胍可以缩小甲状腺癌结节的体积,且患者年龄、局部转移、远处转移和糖尿病非二甲双胍治疗与无进展生存期缩短、风险增加有关。许多甲状腺肿瘤的发生和发展可能与 TSH 过度刺激或对 TSH 敏感性升高有关。TSH 和 8-溴-cAMP 呈剂量依赖性抑制甲状腺细胞 Fas 表达,从而减少抗 Fas 抗体介导的细胞凋亡。8-溴-cAMP 与 TSH 的作用相似,提示 TSH 对 Fas 表达及凋亡的抑制作用是通过活化蛋白激酶 A 实现的。鉴于目前研究结果显示二甲双胍可有效降低 TSH 水平,因此,二甲双胍可能对甲状腺癌的治疗有一定作用。近些年来,已有众多学者在探讨二甲双胍的抗肿瘤机制,包括抑制 AMPK、IGF 等肿瘤细胞增殖的相关信号通路、抑制肿瘤新生血管生成和炎症效应,促使细胞周期停滞、诱发细胞凋亡和增强 p53 表达等。通过体外细胞实验证明,二甲双胍通过上调甲状腺未分化癌细胞株中 miRNA34a、miRNA101、miRNA125b、miRNA138 的表达,从而激活 AMPK/mTOR 信号通路,发挥抑制肿瘤细胞生长、促进肿瘤细胞凋亡的作用。AMPK 在细胞能量平衡中发挥重要作用,广泛存在于肝脏、脑、骨骼肌等组织,它由 α、β、γ 三种亚基组成,其中 α 为催化亚基,该亚基的磷酸化意味着 AMPK 的激活,继而抑制下游 mTOR 蛋白的表达。mTOR 活性增高将促进细胞周期进展并促进细胞增殖,同时可促进癌细胞生长。而 AMPK 的磷酸化将抑制下游 mTOR 表达,从而抑制肿瘤生长。有研究发现,二甲双胍可以通过激活 AMPK/哺乳动物雷帕霉素靶蛋白通路来抑制甲状腺细胞的生长。胰岛素抵抗可能会导致甲状腺癌发生的风险增加,多数甲状腺肿瘤中胰岛素受体过度表达是其进展为甲状腺癌的早期阶段,因此,二甲双胍改善胰岛素抵抗的作用可能有助于对甲状腺癌的治疗。另外,二甲双胍可协同增强化疗药物的敏感性,减少化疗药物的使用剂量,抑制甲状腺肿瘤干细胞的作用。体外试验发现,二甲双胍与阿霉素具有明显的协同作用,可拮抗胰岛素的促甲状腺癌细胞的增殖作用,降低癌细胞耐药性,有效抑制癌细胞增殖,且这种抑制作用呈剂量-时间相关性。还有研究发现,二甲双胍可以抑制阿霉素耐药的人甲状腺未分化癌细胞 HTh74Rdox 的自我更新能力,对甲状腺未分化癌细胞具有靶向杀伤作用。同时二甲双胍还可以通过增强索拉非尼等新型抗甲状腺肿瘤的作用,减少后者的用药剂量。现认为二甲双胍可能具有独立的抗甲状腺肿瘤的作用,亦有可能应用于甲状腺切除术后抑制 TSH 的辅助治疗,尤其是甲状腺恶性肿瘤的治疗。目前,常用的 L-T₄ 抑制疗法存在诸多不足,如容易过量而诱发甲状腺素毒症,增加绝经后女性心血管事件和骨折风险。虽然已有多个研究显示,二甲双胍在降低 TSH 的同时,似乎并不影响甲状腺激素的水平,不会诱发甲状腺素毒症,故理论上可用于甲状腺癌术后的 TSH 抑制治疗,但目前尚缺乏大样本的研究去证实其确切疗效和安全性,短时间内还不能应用于临床,但对合并糖尿病的患者,在无禁忌证的情况下则可考虑为首选。

总之,近年来糖尿病合并甲状腺疾病的发病率呈上升趋势,甲状腺功能异常与糖尿病之间存在密切联系,胰岛素抵抗可能是形成甲状腺结节的危险因素,糖尿病患者甲状腺癌的发病风险增加。糖尿病患者(尤其是 1 型糖尿病患者)应尽早进行甲状腺功能、甲状腺相关抗体及甲状腺超声检查。目前研究者对二甲双胍与甲状腺疾病的研究时发现,二甲双胍可影响甲状腺相关疾病,它虽然可降低 TSH 水平,但基本不影响甲状腺激素水平,不会导致甲状腺功能亢进。二甲双胍还可缩小甲状腺良性结节的体积,减少甲状腺恶性肿瘤的发病风险,甚至可协同增强肿瘤对化疗药物的敏感性。因此,二甲双胍很可能在治疗甲状腺疾病方面发挥重要的作用。但是,二甲双胍在合并 TSH 升高的代谢综合征、甲状腺良性结节、甲状腺恶性肿瘤治疗及术后抑制治疗中的作用仍缺乏大样本的有效证据,对上述相关作用的机制尚不十分明确,需要进一步的探讨与研究。

参 考 文 献

[1] Kadiyala R, Peter R, Okosieme O E. Thyroid dysfunction in patients with diabetes: clinical implications and screening strategies[J]. Int J Clin Pract, 2010, 64(8): 1130-1139.

[2] Roos A, Bakker S J, Links T P, et a1. Thyroid function is associated with components of the metabolic syndrome in euthyroid subjects[J]. J Clin Endocrinol Metab, 2007, 92: 491-496.

[3] Yang G R, Yang J K, Zhang L, et al. Association between subclinical hypothyroidism and proliferative diabetic retinopathy in type 2 diabetic patients: a case-control study[J]. Tohoku J Exp Med, 2010, 222(4): 303-310.

[4] Yasar H Y, Ozden E, Bülent E, et al. Insulin resistance in nodular thyroid disease[J]. Endocr Res, 2011, 36(4): 167-174.

[5] Vigersky R A, Filmore-Nassar A, Glass A R. Thyrotropin suppression by metformin[J]. J Clin Endocrinol Metab, 2006, 91: 225-227.

[6] Fournier J P, Yin H, Yu O H Y, et al. Metformin and low levels of thyroid-stimulating hormone in patients with type 2 diabetes mellitus[J]. CMAJ, 2014, 186(15): 1138-1145.

[7] Mozhgan K, Ashraf A, Masoud A, et al. Effect of metformin on thyroid stimulating hormone and thyroid volume in patients with prediabetes: a randomized placebo-controlled clinical trial[J]. J Res Med Sci, 2014, 19(11): 1019-1026.

［8］马晓君，李至臻，吴丽娜，等. 二甲双胍对 2 型糖尿病合并亚临床甲状腺功能减退症患者血清促甲状腺激素水平的影响及性别差异分析［J］. 中华临床医师杂志，2016，40：2049-2053.

［9］Ruhla S，Weickert M O，Arafat A M，et al. A high normal TSH is associated with the metabolic syndrome［J］. Clin Endocrinol(Oxf)，2010，72(5)：696-701.

［10］Yang L，Zou J，Zhang M，et al. The relationship between thyroid stimulating hormone within the reference range and coronary artery disease：impact of age［J］. Endocr J，2013，60(6)：773-779.

［11］Cappelli C，Rotondi M，Rirola I，et al. TSH-lowering effect of metformin in type 2 diabetic patients：differences between euthyroid，untreated hypothyroid，and euthyroid on L-T$_4$ therapy patients［J］. Diabetescare，2009，32：1589-1590.

［12］Cappelli C，Rotondi M，Pirola I，et al. Thyrotropin levels in diabetic patients on metformin treatment［J］. Eur J Endocrinol，2012，167(2)：261-265.

［13］Krysiak R，Okopien B. Thyrotropin-lowering effect of metformin in a patient with resistance to thyroid hormone［J］. Clin Endocrinol(Oxf)，2011，75(3)：404-406.

［14］Ortega-González C，Cardoza L，Coutino B，et al. Insulin sensitizing drugs increase the endogenous dopaminergic tone in obese insulinresistant women with polycystic ovary syndrome［J］. J Endocrinol，2005，184(1)：233-239.

［15］Reinehr T. Obesity and thyroid function［J］. Mol Cell Endocrinol，2009，316(2)：165-171.

［16］Rezzónico J，Rezzónico M，Pusiol E，et al. Metformin treatment for small benign thyroid nodules in patients with insulin resistance［J］. Metab Syndr Relat Disord，2011，9(1)：69-75.

［17］Tseng C H. Metformin reduces thyroid cancer risk in Taiwanese patients with type 2 diabetes［J］. PLoS One，2014，9：e109852.

［18］浮迎迎，陈国芳，李兴佳，等. 二甲双胍通过 microRNA/mTOR 通路抑制甲状腺未分化癌细胞增殖［J］. 中华内分泌代谢杂志，2017，33(06)：506-512.

第十四章　二甲双胍和骨质疏松症

糖尿病患者的骨代谢异常受到人们越来越多的关注,糖尿病患者因骨重塑过程紊乱导致骨微结构受损,使骨折风险较正常人群明显增加,其他包括视力损害、肾衰竭等在内的糖尿病合并症从不同方面影响骨密度和骨质量,高血糖和晚期糖基化终末产物(advanced glycation end products,AGEs)的增多在糖尿病患者的骨代谢紊乱中也起了重要作用。双胍类降糖药物在骨组织中的作用日益受到重视,二甲双胍除对成骨细胞和骨髓基质干细胞的增生分化有影响外,还可影响糖尿病患者的骨代谢指标,对其骨折风险产生影响。二甲双胍作为 T2 DM 的一线用药,能有效地降低血糖,改善糖脂代谢和胰岛素抵抗,减轻体重,改善血管内皮功能,减少心血管的危险因素。近年来很多研究关注了二甲双胍在骨代谢中发挥的作用。

第一节　糖尿病与骨质疏松症

糖尿病是慢性代谢性疾病,在全球呈逐渐增高的流行态势。骨质疏松症是一种以骨强度降低、骨折风险性增加为特征的代谢性骨病。两病的患病率均随年龄而升高。早在 1927年,Morrison 和 Began 已报道长期患糖尿病的儿童存在骨发育延缓和骨萎缩。1947 年,Reifenstein 和 Albright 首次报道了一例血糖控制不佳的糖尿病患儿出现了骨量丢失及骨质疏松症。1952 年,Berney 阐述了糖尿病与骨质疏松症并存的状态以及二者的关系。1 型糖尿病是易发骨质疏松的危险因素已得到大家的基本认可,尤其是血糖控制不佳或合并微血管并发症者,但有关 2 型糖尿病与骨质疏松症的关系尚存在不同的意见。

文献报道约 50% 以上的 2 型糖尿病患者可发生骨质疏松症,且随着糖尿病患者寿命及病程的延长,其发病率有增加趋势。有关 2 型糖尿病患者骨密度变化的研究报告仍不一致。有报告女性 2 型糖尿病患者腰椎骨密度较正常对照组升高,Meta 分析也显示 2 型糖尿病患者骨密度水平较高,这可能与 2 型糖尿病患者体内胰岛素抵抗有关,体内存在高胰岛素血症,胰岛素通过受体作用于成骨细胞,有利于骨的形成和骨密度增加,尤其在 2 型糖尿病早期,但常病程或疾病后期由于胰岛 B 细胞功能的衰减,胰岛素逐渐缺乏,骨的吸收大于形成,最终导致骨密度减低,引起骨质疏松症。来自 Abdulameer 等的 Meta 分析的结果显示,绝大部分研究报告提示 2 型糖尿病患者的骨密度增加,一部分研究(13 篇)提示 2 型糖尿病患者的骨密度降低或与非糖尿病患者无明显差异。此外,2 型糖尿病患者体重指数、血糖控制和并发症的发生等也影响骨密度的变化。多数 2 型糖尿病患者中的肥胖或超重因素可能是导致人群骨密度偏高的主要原因,肥胖可能通过机械应力刺激及激素和细胞因子(胰岛素、雌激素、瘦素)等介导骨密度增加。也有研究认为肥胖是骨质疏松的危险因素,肥胖患者腰椎骨密度减低,应关注该人群,避免其脆性骨折的发生,这也可能与肥胖患者运动量相对不足和肌肉质量降低有关。有研究将患者体重按照体质成分细分为骨量、脂肪量及瘦体质之后,研究发现瘦体质才是骨量最重要的保护因素。一项老年肥胖人群的研究显示,体育锻炼减重后,由于肌肉量及瘦体重的保持,预防了体重下降所诱发的骨转换增加及骨量减少,可见肥胖或脂肪的增加不是骨质疏松的保护因素。大量研究显示,2 型糖尿病是骨质疏松性骨折的危险因素。尽管多数 2 型糖尿病患者超重或肥胖且骨密度不低,甚至增加,但其骨折风险显著增加 2.030 倍,骨密度较高的女性 2 型糖尿病患者的骨折风险与非糖尿病骨质疏松患者相当,股骨近端是糖尿病性骨质疏松引起骨折高风险的部位,其次是腰椎,可能与上述部位的松质骨比例较高,骨转换速率较快,对糖尿病高糖环境影响较为敏感等有关。有关 2 型糖尿病患者骨密度增高而骨折风险反而增加的矛盾现象,其机制尚不十分明确。Melton 等通过定量计算机体层摄影(QCT)时发现,糖尿病患者的骨密度增高主要集中于小梁骨部位,对于皮质骨的影响不大。Burghardt 等则发现糖尿病患者远端胫骨、桡骨的小梁骨骨密度含量增高的同时伴有桡骨骨皮质多孔性的增加。其他通过 QCT 测定骨密度的研究表明,糖尿病患者,无论绝经后女性还是 65 岁以上男性,其骨密度降低,皮质骨变薄、多孔,骨质量下降,尤以合并骨折者为甚,提示骨质量的降低可能是导致 2 型糖尿病人群骨折风险增加的更主要原因。此外,除了骨密度,骨质量还受到遗传、营养、环境、激素、生理及疾病等多方面因素的影响。另外,跌倒是 2 型糖尿病患者发生骨折的另一重要因素,糖尿病患者由于低血糖、夜尿增多、直立性低血压、视力下降(糖尿病视网膜病变/白内障)、平衡功能减退(神经病变/足溃疡或截肢)、反应减退、维生素 D 缺乏和某些药物的应用等原因,导致摔倒风险显著增加,从而增加了骨折发生的风险。

第二节 二甲双胍治疗和糖尿病骨质疏松性骨折

Vestergaard 等进行了一项包括 124 655 例骨折患者和 373 962 例正常人的大型药物流行病学的病例对照研究,评估糖尿病不同的治疗措施对骨折的作用,结果显示二甲双胍的使用降低了各部位骨折的风险,调整骨折史、饮酒、吸烟等危险因素后,服用二甲双胍降低了19%的骨折风险。近期国内学者 Zhu 的研究提示,二甲双胍可以减少糖尿病患者骨折后骨不连的风险。Monami 等的研究同样发现,长期的二甲双胍治疗会降低糖尿病患者的骨折风险。Zinman 等对参加 ADOPT 研究(a diabetes outcome progression trial)的研究对象,进行为期 1 年的随访,发现与罗格列酮组比较,二甲双胍显著了降低破骨细胞活性的标志——Ⅰ型胶原 C 端肽(C-terminal telopep-tides of type Ⅰ collagen,CTX-Ⅰ)的水平。罗格列酮、格列苯脲以及二甲双胍治疗组,成骨细胞活性的标志物——Ⅰ型前胶原氨基末端肽(procollagen type Ⅰ N-propeptide,PINP)和碱性磷酸酶(alkaline phosphatase,ALP)的结果也都有所下降,且二甲双胍治疗组的下降最明显。众多流行病学研究表明,二甲双胍影响骨的代谢。

第三节 二甲双胍治疗防治影响骨质疏松症的机制

一、二甲双胍减少 AGEs 的沉积

葡萄糖具有成骨细胞毒性,影响成骨细胞的增殖、分化。有研究发现,DM 患者血清骨钙素(osteocalcin,OC)的浓度被高血糖所抑制,高浓度的葡萄糖抑制了成骨细胞合成 OC 的能力。二甲双胍降低血糖的作用逆转了高血糖对骨代谢的影响。AGEs 是以蛋白质、脂肪及核酸的氨基和还原糖(葡萄糖、果糖、戊糖等)为原料,在生理环境中发生非酶催化反应,生成稳定的共价化合物。DM 患者由于长期的高血糖和代谢紊乱,体内 AGEs 蓄积过多。AGEs 的聚集可能与长期的高血糖以及肾功能损害有关。AGEs 堆积的主要靶点是结缔组织基质的组分,这种堆积改变了胶原的作用,进而影响骨的功能。AGEs 及其受体抑制成骨细胞的骨生成作用,促进破骨细胞对骨的吸收。在成骨细胞中,AGE 修饰的白蛋白诱导细胞死亡、caspase-3 的激活,改变细胞内的氧化应激状态,抑制了 ALP 的活性。二甲双胍可能通过影响 AGE 受体进而抑制 AGEs 诱导的上述作用。在细胞培养中,二甲双胍阻止 AGEs 诱导的成骨细胞的细胞凋亡和坏死以及 AGEs 诱导的活性氧的生成,由此说明,二甲双胍通过抑制 AGEs 对成骨细胞的毒副作用来发挥骨保护的作用。AGEs 对糖尿病相关骨代谢影响的机制如图 14.1 所示。

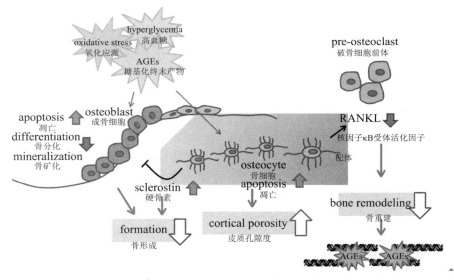

图 14.1 糖基化终末产物(AGEs)对糖尿病相关骨代谢影响的机制

二、二甲双胍通过骨重建相关信号传导通路影响成骨细胞功能

（一）促分裂原活化蛋白激酶（mitogen-activated protein kinase，MAPK）信号传导通路

MAPK 信号传导通路被认为广泛参与调节多种转录因子活性，从而在细胞增殖、分化、凋亡过程中发挥作用。Lai 等学者研究认为细胞外信号调节激酶（extracellular signal-regulated kinase，ERK）不但对于成骨细胞的生长与分化非常重要，而且对于成骨细胞的伸展、细胞间的黏附、移行也同样重要。研究发现，二甲双胍作为一种相对微弱的促有丝分裂剂刺激成骨样细胞内皮型一氧化氮合酶（endothelial nitric oxide synthase，eNOS）的表达，促进成骨样细胞 ERK 的磷酸化及其在细胞内的重新分布并呈现时间依从性；MAPK 信号通路对关键区域的作用及持续时间的调节是骨细胞增殖与分化过程中的重要环节之一，加入二甲双胍引起的 ERK 磷酸化和重置与促进成骨细胞的生长发育密切相关。

（二）磷酸腺苷蛋白激酶（AMPK）信号传导通路

AMPK 信号传导通路在骨重建过程中也发挥重要的作用。AMPK 分子是由 α、β、γ 三个亚基组成的三聚体，属于 Serine/Threonine 激酶家庭的一员。α 为催化亚基，β、γ 为调节亚基。α 亚基存在两种同工型：α_1 和 α_2。α_1、α_2 在动物体内的分布具有组织特异性，其中 α_1 分布很广，而 α_2 主要存在于肝脏、骨骼肌和心肌中。二甲双胍通过促进 AMPK 磷酸化，增强成骨样细胞 eNOS 以及骨形态发生蛋白-2（bone morphogenetic protein-2，BMP-2）的表达，促进成骨细胞的分化以及矿化；在大鼠原代成骨细胞中，二甲双胍对 AMPK 的 THr-172 位点磷酸化，骨形态发生蛋白（bone morphogenetic protein，BMP）与其受体结合，激活其下游的 Runx2、Osx 基因，促进成骨细胞 ALP 及降钙素（osteocalcin，OC）活性，促进矿化结节的形成。小异二聚体伴侣（small heterodimer partner，SHP）是一个不规则的缺乏 DNA 结合域的细胞核受体，其与甲状腺素受体、视黄酸受体及雌激素受体 α 和 β 等细胞核受体相互作用，作为这些受体的阴性调节剂，抑制受体与 DNA 的结合以及转录活性。SHP 调节与胆汁酸代谢和葡萄糖代谢相关的转录因子的活性。

近来研究发现，二甲双胍和肝细胞生长因子（hepatocyte growth factor，HGF）通过 AMPK 途径调节 SHP 基因表达，抑制肝细胞糖异生。BMP-2 可诱导 SHP 基因表达，通过与核心结合因子（runt related transcription factor2，Runx2）相互作用，促进成骨细胞分化。有研究发现，上游调节因子-1（upstream stimulatory factor-1，USF-1）作为 SHP 基因的上游转录因子，二甲双胍通过促进 AMPK 的磷酸化，经 USF-1 调节 SHP 基因表达，增强成骨细胞中 Runx2 基因的转录及蛋白的表达。转染表达 SHP 的成骨样细胞 ALP 活性明显增强，OC 产物增加。在 SHP－/－的原代颅骨细胞，二甲双胍无论对促成骨基因的表达，还是 ALP 的活性及 OC 产物的表达均不发挥作用。USF-1 和 SHP 不直接调控 Runx2 的表达，而是通过促进成骨细胞 MC3T3E1 中 SHP 与 Runx2 之间的相互作用，在成骨素基因启动子区域 SHP Runx2 形成复合体，进一步促进下游成骨相关基因的表达促进成骨。但另有研究发现，二甲双胍作为 AMPK 激动剂，促进 AMPKα 磷酸化，抑制 Runx2 基因表达，继而抑制下游成骨基因 OC、骨唾液蛋白（bone sialoprotein，Bsp）以及骨桥蛋白（osteopontin，OPN）

表达,阻碍成骨细胞 MC3T3E1 以及原代小鼠成骨细胞的分化及矿化结节的形成。

(三) Wnt/β-catenin 通路

成骨细胞的另外一个重要的信号通路是 Wnt/β-catenin 通路,诱导 T 细胞转录因子-1 (T-cell factor,TCF-1)依赖的基因转录。Wnt 蛋白是糖蛋白,通过受体介导信号转导,调控多种细胞功能。Wnt 蛋白与受体复合物结合,受体复合物包括一个卷曲蛋白和一个低密度脂蛋白受体相关蛋白 5/6(LDH receptor related protein 5/6,LRP5/6)。Wnt 蛋白与受体复合物结合,激活卷曲蛋白,抑制 β-catenin 的降解。如果缺乏 Wnt 蛋白,β-catenin 被酪蛋白激酶 1(casein kinase 1,CK1)和糖原合成酶激酶 3β(GSK3β)磷酸化,进一步通过泛肽-蛋白酶体通路降解。因此,Wnt 蛋白与受体复合物结合,聚集 β-catenin,β-catenin 进入细胞核与 TCF 作用,激活 Wnt 相关的目标基因。β-catenin 敲除大鼠逐渐表现出骨量减少。在人的成骨样 Saos-2 细胞中,二甲双胍促进 AMPK 的磷酸化,以剂量依赖的形式抑制 Wnt3a 诱导的 TCF 的活性;LiC1 通过抑制激酶对 β-catenin 的降解而促进 Wnt/β-catenin 信号通路的活性,二甲双胍则抑制 LiC1 的上述作用。由此可见,二甲双胍通过促进 β-catenin 的磷酸化和降解阻碍成骨样细胞的分化。二甲双胍通过不同信号传导途径对成骨细胞的生物学活性及功能产生影响。AMPK 信号传导通路在骨重建过程中的作用机制如图 14.2 所示。

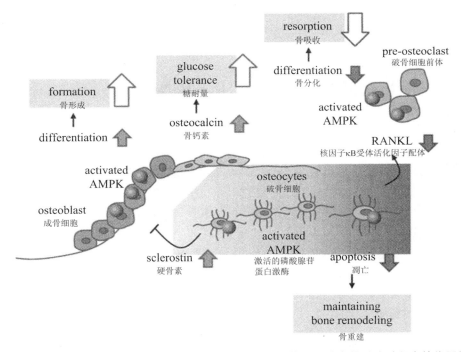

图 14.2　磷酸腺苷活化的蛋白激酶（AMPK）信号传导通路在骨重建过程中的作用机制

第四节　二甲双胍对体外破骨细胞功能的影响

骨重塑是成骨细胞骨形成和破骨细胞骨吸收的循环进行过程。骨保护素(OPG)/NF-κB 受体的配体(ligand of receptor activator of nuclear factor-kappa,RANKL)/NF-κB 受体活化因子(receptor activate of nuclear factor-kappa,RANK)形成一个调节系统,是影响破骨细胞分化发育,调节其功能的最主要途径,在多种骨质疏松的发病机制中起重要作用。胞外刺激因素作用于成骨/基质细胞,诱导其膜上表达 RANKL 分子,通过与破骨细胞膜上的 RANK 直接结合,激活调节破骨细胞分化的关键转录因子肿瘤坏死因子受体关联因子(TNFR associated factors,TRAFs),其与 RANK 的胞内区结合,通过钙离子通道激活下游 p38 MAPK、NFATc1(nuclear factor of activated T cells c1)、JNK(c-Jun N-terminus kinase)等通路,引起级联瀑布反应,调节基因表达,促进破骨细胞前体细胞分化,诱导破骨细胞成熟,导致骨质破坏。研究发现,可用二甲双胍体外培养小鼠骨髓源基质细胞(bone marrow derived stroma cell,BMSC),二甲双胍通过激活 p38 MAPK、NFATc1、JNK 通路,抑制破骨细胞形成,缩小骨片吸收陷窝面积。但也有研究发现,二甲双胍对小鼠 BMSC 向破骨细胞分化过程不产生影响。

第五节　二甲双胍对骨髓间充质干细胞分化诱导的作用

骨髓间充质干细胞是可分化为成骨细胞、软骨细胞、脂肪细胞等的多能干细胞,其分化受多种转录因子的调控。正常的骨代谢中,骨形成和脂肪形成达到一种动态平衡,两个过程的平衡状态取决于 BMSC 的趋向分化。在体内和体外实验均发现二甲双胍增加 ALP 的活性、Ⅰ型胶原的合成、OC 的合成以及骨髓间充质干细胞外钙的沉积。在大鼠体内,二甲双胍增加成骨细胞特异性转录因子 Runx2/Cbfa1 的表达以及 AMPK 的活性,并呈时间依赖关系。二甲双胍还可以促进糖尿病大鼠和非糖尿病大鼠骨病变的再生和修复。此外,在一定程度上,二甲双胍可抑制罗格列酮诱导的骨髓间充质干细胞向脂肪组织的分化。体内外试验都证实胰岛素增敏剂罗格列酮对骨代谢产生不良影响:罗格列酮导致祖骨细胞向脂肪细胞分化,抑制向成骨细胞的分化和骨骼的形成。

Runx2/Cbfa1 属于 Runx 家族的成员,是成骨细胞分化的关键转录调解因子。过氧化物酶体增殖物激活受体 γ(PPARγ)是 BMSC 向脂肪细胞分化过程中的重要元素。两种因子的表达程度直接影响脂肪细胞的分化过程。细胞实验显示,加入二甲双胍培养 BMSC,21d 后,细胞中促成骨基因表达增加而脂肪细胞的标志性物质基因表达减少;另外,二甲双胍显著刺激了矿化结节的形成,且阻止了细胞质脂滴的形成;增强了 Runx2 的表达,且明显减少了 PPARγ 的表达。

Molinuevo 等研究发现,用二甲双胍干预 15d 后,通过 AMPK-Runx2/Cbfa1 通路促进 SD 大鼠胫骨 BMSC 向成骨细胞的分化,显著增加正常血糖大鼠及糖尿病大鼠损伤颅骨的修复面积及厚度；此后的研究进一步发现，给 SD 大鼠单用罗格列酮 2 周，促进 BMSC 中 PPARγ 的表达，抑制 AMPK-Runx2/Cbfa1 通路表达，抑制成骨细胞的分化及矿化，从而明显阻碍损伤颅骨的修复，降低股骨近干骺端骨体积/总体积、骨小梁厚度、骨小梁数目及皮质骨厚度，且骨小梁分离度增加；二甲双胍明显促进了损伤颅骨的修复，增加了骨小梁厚度及数目；二甲双胍联合罗格列酮可以完全逆转罗格列酮对损伤颅骨修复的抑制作用，恢复罗格列酮导致的股骨近干骺端微结构的破坏。为进一步证实二甲双胍的这种促成骨作用，研究人员将二甲双胍 AMPK 的抑制剂复合物 C 联合给 SD 大鼠服用，发现二甲双胍对 AMPK 磷酸化的作用受到抑制，成骨细胞分化的标志产物骨 I-型胶原的产生受到抑制，证实了二甲双胍对 BMSC 的促分化作用是通过促进 AMPK 磷酸化过程而实现的。近来有研究进一步发现，去卵巢大鼠因雌激素缺乏导致胫骨骨小梁结构稀疏变薄，通过二甲双胍干预能够显著改善骨小梁结构，抑制骨溶解。利用双能 X 线吸收仪测定大鼠胫骨骨密度，在使用二甲双胍抑制雌激素缺乏导致的大鼠胫骨骨矿含量及骨密度的降低，甚至可以使去卵巢大鼠胫骨骨密度恢复到正常大鼠水平。二甲双胍干预 2 个月后，对去卵巢大鼠胫骨近干骺端进行显微 CT 扫描，发现胫骨近干骺端骨体积/总体积、骨小梁厚度以及骨小梁数目均明显增加，骨小梁分离度减少，皮质骨厚度明显增加。

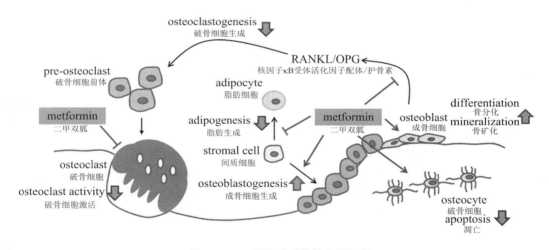

图 14.3　二甲双胍对骨的作用机制

综上所述，糖尿病患者发生骨质疏松性骨折的风险显著增加，二甲双胍的使用在一定程度上可以降低 DM 患者的骨折风险，在糖尿病患者 OP 防治中发挥着重要的作用。二甲双胍可降低血糖，减少 AGEs 在胶原中的沉积，改变骨重建相关信号传导通路，同时通过对骨髓间充质干细胞的分化，其对成骨细胞的增殖、分化、矿化以及抑制破骨细胞活性的影响发挥一定的作用。有关二甲双胍对糖尿病患者骨质疏松和骨质疏松性骨折的保护作用及其作用机制尚需进一步深入研究。

参 考 文 献

[1] Morriosn L B, Began I K. Bone development in diabetic children: a roentgen study[J]. Am J Med Sci, 1927, 174(3): 313-318.

[2] Reifenstein E C, Albright F. The metabolic effects of steroid hormones in osteoporosis[J]. J Clin Invest, 1947, 26(1): 24-56.

[3] Berney P W. Osteoporosis and diabetes mellitus: report of a case[J]. J Iowa State Med Soc, 1952, 42 (1): 10-12.

[4] Eller-Vainicher C, Zhukouskaya V V, Tolkachev Y V, et al. Low bone mineral density and its predictors in type 1 diabetic patients evaluated by the classic statistics and artificial neural network analysis[J]. Diabetes care, 2011, 34(10): 2186-2191.

[5] Vestergaard P. Discrepancies in bone mineral density and fracture risk in patients with type 1 and type 2 diabetes: a meta-analysis[J]. Osteoporosis Int, 2007, 18(4): 427-444.

[6] Hamilton E J, Rakic V, Davis W A, et al. A five-year prospective study of bone mineral density in men and women with diabetes: the Fremantle Diabetes Study[J]. Acta Diabetol, 2012, 49(2): 153-158.

[7] Hamilton E J, Rakic V, Davis W A, et al. Prevalence and predictors of osteopenia and osteoporosis in adults with type 1 diabetes[J]. Diabet Med, 2009, 26(1): 45-52.

[8] Nevitt M C, Johnell O, Black D M, et al. Bone mineral density predicts non-spine fractures in very elderly women[J]. Osteoporos Int, 1994, 4(6): 325-331.

[9] Ackuliak P, Payer J. Osteoporosis, fractures, and diabetes [J]. Int J Endocrinol, 2014, 2014: 820615.

[10] Gupta R, Mohammed A M, Mojiminiyi O A, et al. Bone mineral density in premenopausal Arab women with type 2 diabetes mellitus[J]. J Clin Densitom, 2009, 12(1): 54-57.

[11] Ma L, Oei L, Jiang L, et al. Association between bone mineral density and type 2 diabetes mellitus: a meta-analysis of observational studies[J]. Eur J Epidemiol, 2012, 27(5): 319-332.

[12] Dennison E M, Syddall H E, Aihie Sayer A, et al. Type 2 diabetes mellitus is associated with increased axial bone density in men and women from the Hertfordshire Cohort Study: evidence for an indirect effect of insulin resistance[J]. Diabetologia, 2004, 47: 1963-1968.

[13] Abdulameer S A, Sulaiman S A, Hassali M A, et al. Osteoporosis and type 2 diabetes mellitus: what do we know, and what we can do? [J] Patient Prefer Adherence, 2012, 6: 435-448.

[14] Greco E A, Fornari R, Rossi F, et al. Is obesity protective for osteoporosis? Evaluation of bone mineral density in individuals with high body mass index[J]. Int J Clin Pract, 2010, 64(6): 817-820.

[15] Shah K, Armamento-Villareal R, Parimi N, et al. Exercise training in obese older adults prevents increase in bone turnover and attenuates decrease in hip bone mineral density induced by weight loss despite decline in bone-active hormones[J]. J Bone Miner Res, 2011, 26(12): 2851-2859.

[16] Compston J E, Flahive J, Hosmer D W, et al. Relationship of weight, height, and body mass index with fracture risk at different sites in postmenopausal women: the Global Longitudinal Study of Osteoporosis in Women(GLOW)[J]. J Bone Miner Res, 2014, 29(2): 487-493.

[17] Schwartz A V, Sellmeyer D E, Ensrud K E, et al. Older women with diabetes have an increased risk

of fracture: a prospective study[J]. J Clin Endocrinol Metab, 2001, 86(1): 32-38.

[18] Koh W P, Wang R, Ang L W, et al. Diabetes and risk of hip fracture in the Singapore Chinese Health Study[J]. Diabetes Care, 2010, 33(8): 1766-1770.

[19] Melton L J, Riggs B L, Leibson C L, et al. A bone structural basis for fracture risk in diabetes[J]. J Clin Endocrinol Metab, 2008, 93(12): 4804-4809.

[20] Burghardt A J, Issever A S, Schwartz A V, et al. High-resolution peripheral quantitative computed tomographic imaging of cortical and trabecular bone microarchitecture in patients with type 2 diabetes mellitus[J]. J Clin Endocrinol Metab, 2010, 95(11): 5045-5055.

[21] Yamamoto M, Yamaguchi T, Yamauchi M, et al. Diabetic patients have an increased risk of vertebral fractures independent of BMD or diabetic complications[J]. J Bone Miner Res, 2009, 24(4): 702-709.

[22] Vestergaard P, Rejnmark L, Mosekilde L. Relative fracture risk in patients with diabetes mellitus, and the impact of insulin and oral antidiabetic medication on relative fracture risk[J]. Diabetologia, 2005, 48(7): 1292-1299.

[23] Monami M, Cresci B, Colombini A, et al. Bone fractures and hypoglycemic treatment in type 2 diabetic patients a case-control study[J]. Diabetes Care, 2008, 31(2): 199-203.

[24] Zinman B, Haffner S M, Herman W H, et al. Effect of rosiglitazone, metformin, and glyburide on bone biomarkers in patients with type 2 diabetes[J]. J Clin Endocrinol Metab, 2010, 95(1): 134-142.

[25] Zhu X, Zheng X. Metformin prevents nonunion after three-cannulated-screw fixation in displaced femoral neck fractures: a retrospective study X[J]. Biomed Res Int, 2016, 2016: 5682541.

[26] Kanazawa I, Yamaguchi T, Yamamoto M, et al. Serum osteocalcin level is associated with glucose metabolism and atherosclerosis parameters in type 2 diabetes mellitus[J]. J Clin Endocrinol Metab, 2009, 94(1): 45-49 .

[27] Zhen D, Chen Y, Tang X. Metformin reverses the deleterious effects of high glucose on osteoblast function[J]. J Diabetes Complications, 2010, 24(5): 334-344.

[28] Kurra S, Siris E. Diabetes and bone health: the relationship between diabetes and osteoporosis-associated fractures[J]. Diabetes-Metabolism Research and Reviews, 2011, 27(5): 430-435.

[29] Schurman L, Mccarthy A D, Sedlinsky C, et al. Metformin reverts deleterious effects of advanced glycation end-products(AGEs) on osteoblastic cells[J]. Exp Clin Endocrinol Diabetes, 2008, 116 (6): 333-340.

[30] Zhou G C, Myers R, Li Y, et al. Role of AMP-activated protein kinase in mechanism of metformin action[J]. J Clin Invest, 2001, 108: 1167-1174.

[31] Cortizo A M, SedJinsky C, McCarthy A D, et al. Osteogenic action of the anti-diabetic drug metformin on osteoblasts in culture[J]. Eur J pharmacol, 2006, 536: 38-46.

[32] Kanazawa I, Yamaguchi T, Yano S, et al. Metformin enhances differentiation mineralization of osteoblastic MC3T3-E1 cells via AMP kinase activation as well as eNOS and BMP-2 expression[J]. Biochem Biophys Res Commun, 2008, 375: 414-419.

[33] Kasai T, Bandow K, Suzuki H, et al. Osteoblast differentiation is functionally associated with decreased AMP kinase activity[J]. J Cell Physiol, 2009, 221: 740-749.

[34] Mai Q G, Zhang Z M, Xu S, et al. Metformin stimulates osteoprotegerin and reduces RANKL expression in osteoblasts and ovariectomized rats[J]. J Cell Biochem, 2011, 112(10): 2902-2909.

[35] Singh D K, Winocour P, Summerhayes B, et al. Low serum osteoprotegerin levels in normoal buminuric type 1 diabetes mellitus[J]. Acta Diabetologica, 2010, 471: 105-110.

[36] Bak E J, Park H G, Kim M, et al. The effect of metformin on alveolar bone in ligature-induced periodontitis in rats: a pilotStudy[J]. Journal of Periodontology, 2010, 81(3): 412-419 .

[37] Sedlinsky C, Molinuevo M S, Cortizo A M, et al. Metformin prevents anti-osteogenic in vivo and ex vivo effects of rosiglitazone in rats[J]. Eur J Pharmacol, 2011, 668(3): 477-485.

[38] Molinuevo M S, Schurman L, Mccarthy A D, et al. Effect of metformin on bone marrow progenitor cell differentiation: in vivo and in vitro studies[J]. J Bone Miner Res, 2010, 25(2): 211-221.

[39] Bornstein S, Moschetta M, Kawano Y, et al. Metformin affects cortical bone mass and marrow adiposity in diet-induced obesity in male mice[J]. Endocrinology, 2017, 158: 3369-3385.

[40] Lecka-Czernik B. Safety of anti-diabetic therapies on bone[J]. Clin Rev Bone Miner Metab, 2013, 11(1): 49-58.

[41] Kanazawa I, Sugimoto T. Diabetes mellitus-induced bone fragility[J]. Intern Med, 2018, 57: 2773-2785.

[42] Jennifer S, Walsh, Viiaca T. Obesity, type 2 diabetes and bone in adults[J]. Calcif Tissue Int, 2017, 100: 528-535.

[43] Ferrari S L, Abrahamsen B, Napoli N, et al. Diagnosis and management of bone fragility in diabetes: an emerging challenge[J]. Osteoporosis International, 2018, 29: 258-2596.

[44] Lecka-Czernik B. Diabetes, bone and glucose-lowering agents: basic biology[J]. Diabetologia, 2017, 60: 1163-1169.

[45] Kanazawa I. Interaction between bone and glucose metabolism[J]. Endocrine Journal, 2017, 64(11): 1043-1053.

第十五章 二甲双胍和糖尿病的预防

第一节 糖尿病前期概述

一、糖尿病前期的概念

在正常人与糖尿病患者之间,有一段胰岛素抵抗增加和胰岛 β 细胞损伤加重的时期,此阶段血糖水平介于正常和糖尿病诊断标准之间,临床表现为空腹血浆葡萄糖和/或口服葡萄糖耐量试验(OGTT)2h 血浆葡萄糖(2hPG)升高,虽未达到糖尿病的诊断标准,但又高于正常值。早在 1997 年,美国糖尿病协会(ADA)就提出了"葡萄糖调节受损(impaired glucose regulation,IGR)"的概念,其中又包括葡萄糖耐量减低(糖耐量受损,IGT),即空腹血糖正常,而餐后两小时血糖高于正常范围,但未达糖尿病诊断标准;空腹血糖受损(impaired fasting glucose,IFG),即空腹血糖大于正常值,但未达糖尿病诊断标准,餐后血糖正常。1999 年,WHO 采纳了 IGT 及 IFG 这两个糖调节受损概念。2003 年,ADA 将糖耐量异常及空腹血糖调节受损统称为葡萄糖调节受损,又称为糖尿病前期。

二、流行病学

糖尿病作为威胁人类健康的头号杀手之一,排在心血管疾病和肿瘤之后,位居人类死亡病因的第三位,严重威胁人类的健康及生命,造成沉重的经济负担,尤其在中低收入国家。我国糖尿病患病率节节攀升,现成年糖尿病患病率高达 9.7%,而其中糖尿病前期的比例高达 15.5%。预计到 2035 年,中国的糖尿病患病人数将达到 1.43 亿,糖尿病前期患者人数将更为庞大。

三、病因与发病机制

糖尿病的病因以及发病机制非常复杂,至今仍未完全阐明。总体说来,包含遗传因素和环境因素两大方面,其中,环境因素又包含饮食、运动、年龄等。在糖尿病的发病过程中,早期未达糖尿病诊断标准时,经历糖尿病前期阶段,糖尿病前期有着与糖尿病相同或相似的病因及发病机制。

（一）病因

1. 遗传因素

在同卵双胞胎中,1 型糖尿病的同病率达 30%～40%,2 型糖尿病的同病率甚至接近 100%。由此表明,无论是 1 型糖尿病还是 2 型糖尿病,遗传因素都是重要的病因之一。糖尿病前期作为糖尿病的开始阶段,遗传因素在其发病过程中也起着重要的作用,其中涉及多个基因,多基因异常共同参与,最终形成遗传易感性,影响胰岛 β 细胞功能,导致糖代谢异常。

2. 环境因素

环境因素包含年龄、饮食、运动、肥胖、应激、化学毒物等。

随着年龄的增长,机体细胞不断凋亡,胰岛 β 细胞数目不断减少,功能进行性减退。开始时,机体尚能代偿维持血糖水平的正常,随着病程的进展,糖代谢异常,最终导致糖尿病前期及糖尿病的发生。

由于人们生活水平的不断提高,越来越多的高糖及高脂食物进入到我们的餐桌上,大量的糖分及脂肪的摄入,尤其是“坏脂肪(饱和脂肪酸)”的摄入,加重了胰岛 β 细胞的负担,加快了细胞凋亡的脚步,最终导致糖代谢异常。

肥胖患者由于体内脂肪的堆积,脂肪细胞膨大,而脂肪细胞表面的胰岛素受体并未随着细胞的膨大而增加,因而相对减少,以致胰岛素无法与其受体结合发挥作用,从而导致胰岛素抵抗,进而导致糖尿病的发生。

收缩压变异可能是一种新的糖尿病前期的独立危险因素,可以作为糖尿病的早期预测因子,由于其简便性及经济性,可以很容易地将其纳入单次常规门诊检查,无需额外费用增加患者的经济负担。

（二）发病机制

机体空腹血糖的调节,需要足够量的基础胰岛素分泌,肝脏对胰岛素的敏感性以及肝脏对肝糖原的产生与输出;而餐后血糖的调节依赖于肝糖原输出的抑制,以及肝脏摄取血糖生成肝糖原和肌肉等其他组织对葡萄糖的摄取利用,需要餐后胰岛素的迅速分泌及外周组织对胰岛素的敏感性来维持餐后血糖的稳定。因此,IFG 的发病机制主要是肝脏胰岛素抵抗、肝糖原输出增加。而 IGT 除上述发病机制之外,主要系外周组织,包括骨骼肌、脂肪组织对胰岛素的不敏感,即胰岛素抵抗。

四、分类及临床表现

糖尿病前期的患者中,总体来说分为三种类型:第一种为空腹血糖受损(IFG),即空腹血糖大于正常值,但未达糖尿病诊断标准,餐后血糖正常;第二种为糖耐量受损(IGT),即空腹血糖正常,而餐后两小时血糖高于正常范围,但未达糖尿病诊断标准;第三种是患者同时合并有空腹血糖受损和糖耐量受损(IFG＋IGT)。

上述三类患者血糖值均未达到糖尿病诊断标准,且一般并无典型的多尿、口干、多饮以及体重下降等糖尿病典型症状,症状隐匿,以致多数患者没有及时诊治,错过了预防进展为糖尿病的最佳时机。

五、糖尿病前期的诊断

糖尿病前期由于患者的临床症状不典型，一般诊断需要通过静脉空腹血糖（FPG）和餐后血糖或 75 g 口服葡萄糖耐量试验（OGTT）2h 血浆葡萄糖（2hPG）来诊断，在 OGTT 同时加入空腹胰岛素及餐后胰岛素测定，可大大提高糖尿病前期的检出率。我国目前采用的是 1999 年世界卫生组织糖尿病定义、诊断和分型顾问委员会采纳的美国糖尿病协会建议的诊断标准，具体为：

（1）IFG 是指 FPG 处于 5.6～7.0 mmol/L 之间，2hPG＜7.8 mmol/L。

（2）IGT 是指 FPG＜5.6 mmol/L，且 2hPG 处于 7.8～11.1 mmol/L。

此外，糖化血红蛋白（HbA1c）作为一种可以反应患者长期平均血糖水平，不受短期饮食及运动影响的指标，在糖尿病及糖尿病前期的筛查中有着 FPG 和 2hPG 不具备的优点，故 ADA 于 2010 年正式提出将 HbA1c≥6.5% 作为诊断糖尿病的标准，而 HbA1c 在 5.7%～6.4% 即可诊断为糖尿病前期。2011 年，WHO 也建议条件成熟地区将 HbA1c 作为诊断标准之一。但由于受限于我国各个地区对于糖化血红蛋白的检测方法及标准的不同，目前我国未将 HbA1c 纳入糖尿病及糖尿病前期诊断的筛查标准，亦无专家委员会关于 HbA1c 在国内诊断糖尿病前期统一的切点值。另外，通过 BMI 和腰围估计，也可以早期发现青少年糖尿病前期，以进行进一步的诊断评估和管理。

六、糖尿病前期的预后

在糖尿病前期的人群中，有三种转归：第一种，血糖恢复正常水平；第二种，维持现状不变；第三种，发展为糖尿病患者。糖尿病前期的患者中，若不进行任何干预措施，很大一部分患者会发展为糖尿病患者，即走上第三种转归道路，加入糖尿病大军之中。

流行病学调查发现，成人糖尿病前期患者中，每 5～10 年，就有 25%～48% 的患者发展为 2 型糖尿病患者。IGT 患者若不进行任何干预，每年也有 10%～15% 发展为糖尿病，与糖尿病危害相当，甚至发生心脑血管病变的危险更加隐匿。从多个国家的多项不同研究结果统计发现，IFG 患者进展为糖尿病的概率为 4.7%～64.3%，IGT 患者进展为糖尿病的概率为 7.1%～67.6%，两者共存的患者（IFG + IGT）进展为糖尿病的概率则最高，高达 12.7%～72.7%。

第二节　糖尿病前期的预防

一、糖尿病前期的高危人群

在糖尿病前期筛查中，以下人群存在高危因素：① 一级亲属中存在糖尿病患者的人群；

② 年龄大于 40 岁,体重指数(BMI)大于 25 kg/m;③ 合并有高血压、冠心病及高脂血症等人群;④ 有巨大儿分娩史的人群;⑤ 既往曾有一次或者数次 5.6 mmol/l≤PFG<7.0 mmol/L 和(或)7.8 mmol/L≤2hPG<11.1 mmol/L,经复查 FPG 及 2hPG 正常的人群。

以上人群均为糖尿病前期的高危人群,定期复查血糖,早期发现糖尿病前期,早期干预,避免发展为糖尿病。

收缩压血压高变异性、高内脏脂肪含量可能是新的糖尿病前期的独立危险因素,也是糖尿病的早期预测因子,可以很容易地将其纳入单次常规门诊就诊,无需额外费用。

二、糖尿病前期的危害

糖尿病前期是形成糖尿病前的一个危险阶段。由于各种代谢及生化指标的异常,糖尿病前期往往造成大血管、微血管及神经纤维等损害,最终导致各个器官脏器功能受到损害。特别值得一提的是,由于糖尿病前期有隐匿性,其危害往往让人防不胜防。

(一)代谢异常及生化指标改变

1. 胰岛 β 细胞功能下降及胰岛素抵抗

研究显示,IFG 患者组与正常耐糖量(NGT)对照组相比较,前者胰岛素抵抗指数(HOMA-IR)升高,胰岛 β 细胞功能指数(HOMA-β)下降,但口服葡萄糖试验 30 min 胰岛素增量与葡萄糖增量的比值较 NGT 组相比较无明显差异。而在 IGT 组中,患者表现为 HOMA-IR 升高,胰岛 β 细胞功能指数[HBCI = 20 × FINS/(FPG − 3.5)]与 NGT 对照组无明显差异,李氏 B 细胞功能指数 MBCI = [(FINS × FPG)/(2hPG + 1hPG − 2FPG)]最差。换言之,在 IFG 患者中,主要存在肝脏胰岛素抵抗及基础状态下胰岛 β 细胞功能受损;而在 IGT 患者中,主要存在早期胰岛素分泌和糖负荷后胰岛素分泌功能减退以及外周组织胰岛素敏感性降低。

2. 脂代谢异常

研究发现,在糖尿病前期的患者中,载脂蛋白 B(ApoB)升高,而载脂蛋白 AI 降低。二者分别为低密度脂蛋白(LDL)和高密度脂蛋白(HDL)的主要载脂蛋白,所以糖尿病前期的患者相较于正常人群,LDL 升高,而 HDL 下降,这可能是糖尿病前期患者发生动脉粥样硬化的重要因素之一。

3. 血浆纤溶酶原激活物抑制物 1

有研究者将糖尿病组、糖耐量异常组和正常组对比时发现,从糖耐量异常开始,患者的血浆纤溶酶原激活物抑制物 1(PAI-1)已经高于正常组,同时随着病情的进展,糖尿病组患者的 PAI-1 水平又高于糖耐量异常组,同时指出 PAI-1 与动脉粥样硬化有关,合并有大血管并发症的糖耐量异常患者和糖尿病患者有着更高的 PAI-1 水平,这部分患者的纤溶状态受到抑制。

4. 糖尿病前期基质金属蛋白酶(MMP)及其抑制物(TIMP)

在糖尿病患者体内,MMP-9 水平及 MMP-9/TIMP-1 比值均发生异常,且在糖尿病前期阶段,MMP 水平已较正常人水平升高。相关研究发现,不管是否合并有糖尿病大血管病变的糖尿病前期人群,较正常组患者对比,其 MMP-9 和 TIMP-1 水平升高;而在合并有大血管病变的患者中,与正常组、不合并大血管病变的糖尿病前期组相比,MMP-9 和 TIMP-1 均进一步显著升高,MMP-9/TIMP-1 比值则为递减趋势,单纯的糖尿病前期组较正常组颈动脉内膜中层厚度(IMT)明显增厚,而合并大血管病变与不合并大血管病变的糖尿病前期组相比较,前者的 IMT 进一步增厚,因而证实 MMP-9 和 TIMP-1 与糖代谢异常大血管病变关系紧密,糖尿病前期患者血清 MMP-9 水平的升高可先于大血管病变。

5. C-反应蛋白

C-反应蛋白(CRP)是一种肝脏合成的急性炎症期反应蛋白。CRP 不仅是炎症期血清检测标志物之一,其本身也是一种强烈的促炎症因子,参与动脉粥样硬化的发生与发展。目前研究发现,在糖尿病患者体内,多种急性时相蛋白明显增高,其中包括 CRP。该研究还发现,在未达糖尿病指标的糖尿病前期患者中,血清 CRP 水平较正常组相比较,已出现明显升高。

6. E 选择素和血管内皮黏附分子 1

血管内皮黏附分子 1(VCAN-1)在血管内皮损伤及动脉粥样硬化中发挥着重要的作用,是最主要的两种细胞黏附分子。研究发现,在糖尿病前期的患者中,VCAN-1 已有明显的升高,早于糖尿病的发生。可见早在糖尿病发生之前,糖尿病前期患者就开始出现大血管病变。而且,研究显示,随着血糖的升高和病情的进展,可溶性 E 选择素不断升高,临床上可动态检测 E 选择素的水平来评估糖尿病前期的进展及病情的转归。

7. 脂联素

脂联素是一种由成熟脂肪细胞分泌的生物活性蛋白,其受体分布于胰岛素作用的靶组织中,包括肝脏、骨骼肌细胞及胰岛细胞等。脂联素在增加胰岛敏感性、抗动脉粥样硬化及抗炎等方面的作用备受关注。研究发现,在糖尿病前期的患者中,血清脂联素水平显著下降,且与 HDL 呈正相关关系,与 LDL、腰围及 HOMA-IR 呈高度负相关关系。血清脂联素水平的下降,是糖尿病前期患者心血管病变的风险因素之一。

8. 血浆可溶性 CD40 配体

血浆可溶性 CD40 配体(sCD40L)是一种由血小板激活后释放的炎症因子。在糖尿病前期患者中明显高于非糖尿病前期组。研究发现,sCD40 与 FPG 及体重指数、腰围及腰臀比等正相关,提示 FPG 升高和肥胖可能会导致体内血小板激活,进而导致 sCD40L 的释放。

(二) 大血管病变

糖尿病前期患者除一些代谢异常及生化指标的改变外,更加直观的是一些组织器官的损害。越来越多的研究表明,不止糖尿病患者,糖尿病前期的患者心脑血管的风险也明显增加。

国际糖尿病联盟(IDF)在 2001 年提出将糖尿病前期患者作为心脑血管风险的独立危险因素之一,IGT 患者 2hPG 越高,发血管病变的累计发生率就越高。一项研究通过对糖尿病患者组、IGT 患者组及 NGT 组进行冠脉造影检查发现:相较于 NGT 对照组,IGT 组冠脉平均直径(AVD)更细,平均受损长度(ALL)更长;糖尿病患者组相比 IGT 组,AVD 进一步减少,ALL 进一步延长,2hPG 与 AVD<3.0 mm 及 ALL>20 mm 显著相关;不仅糖尿病患者易发生冠脉病变,糖尿病前期患者同样存在冠脉狭窄。关于颈动脉中膜厚度,部分研究发现 IGT 患者较正常人厚度增加,而糖尿病患者较 IGT 患者厚度进一步增加。IGT 患者的脑卒中风险是正常人的 2 倍。因此,对于糖尿病前期患者来说,冠心病、脑卒中及血管闭塞性疾病风险均明显增加。

（三）微血管病变

糖尿病前期患者微血管病变发生率也较正常人增高。美国糖尿病预防研究小组最近的DPP研究显示,糖尿病视网膜病变在糖尿病前期就已经存在。大量研究显示,在糖尿病前期阶段,多数患者已出现微量白蛋白尿及视网膜病变;而在 IGT 人群中,相较于 IFG 人群,前者发生微血管并发症的危险性比后者高;提示与 FPG 的升高相比,餐后血糖的升高对微血管病变影响更大。在糖尿病前期阶段,出现尿微量白蛋白的升高,但血尿素氮及肌酐水平一般正常,肾脏损害多处于早期阶段。

（四）消化系统损害

在糖尿病前期患者中,血脂代谢异常,胆固醇合成增多,同时由于胆囊微血管病变引起胆囊供血不足,加之内脏植物神经功能紊乱,二者共同作用导致胆囊收缩功能减弱,排空延迟,胆结石危险增加。

（五）神经系统损害

在就诊的糖尿病前期患者中,有10%～18%的患者存在不同程度的神经病变,提示在糖尿病前期阶段,已经存在神经损伤。一项研究随访糖尿病前期及糖尿病患者 6 年,经活检腓肠神经,发现糖尿病前期患者神经内膜毛细血管腔缩小,出现血流灌注不足;到早期糖尿病阶段,神经内膜毛细血管网代偿性会增多,最终发展至神经病变阶段时,血管基底膜增厚,内膜血管减少。可见,一般在糖尿病前期阶段,不会出现严重的糖尿病神经病变,多数患者无周围神经病变症状,但部分自主神经病变已经出现,例如,出现内脏植物神经功能紊乱等,心电图呼气时 RR 间期的异常等。糖尿病周围神经病变是一个逐步发展的过程,在糖尿病前期阶段已经发生了病理生理的改变。

综上,糖尿病前期患者的血糖虽然未达糖尿病诊断标准,但多数患者已有发展为糖尿病多种并发症的基础。一半以上的糖尿病前期患者将进展为糖尿病,若不进行有效干预,会严重损害患者健康。有糖尿病前期研究发现,通过对糖尿病前期患者进行长达 20 年的随访观察,未进行干预治疗的糖尿病前期患者有 92.8%的个体进展为糖尿病,且早在进展为糖尿病之前,心血管事件的发生已显著增加。从经济效益角度来看,糖尿病前期会给患者个人及全社会带来沉重的经济负担,若对糖尿病前期患者进行干预治疗,能够极大地减少患者后期糖尿病带来的治疗费用。所以说糖尿病前期的干预治疗是糖尿病重要的一级预防治疗。但单纯的通过饮食及运动干预治疗,仍有 40%～50%的糖尿病前期患者发展为糖尿病,因此,除了单纯的饮食及运动干预,药物治疗也至关重要。

第三节　二甲双胍预防糖尿病的效果

糖尿病的一级预防包括饮食、运动及药物干预等,在多项研究中显示,以饮食和运动为内容的生活方式干预,可以有效并持久地减少糖尿病的发生。但是尽管如此,仍然有一半的糖尿病前期患者不能通过单纯的饮食及运动来预防糖尿病的发生。随着糖尿病前期发病机制的研究进展,药物干预在糖尿病预防中得到人们越来越多的关注,对于生活方式干预效果不佳的患者,尤其是合并有糖尿病及心血管疾病高危因素的糖尿病前期人群,可考虑药物治疗,以有效防止或延缓糖尿病和心血管疾病的发生。目前有研究证据支持用于糖尿病前期预防治疗的药物包括二甲双胍、α-糖苷酶抑制剂和噻唑烷二酮类。在这其中,二甲双胍由于其良好的预防效果及经济效益而备受关注。

从 1957 年二甲双胍诞生至今,已有 60 多年的历史。多项循证医学证据表明,二甲双胍不仅是糖尿病的一线治疗药物,而且对糖尿病的一级预防有着显著的作用,能够有效地减少糖尿病前期进展为糖尿病的风险。

美国糖尿病预防计划(DPP)是一项由美国 NIH 开展的随机对照研究,共纳入 3 234 例糖尿病前期患者,并随机分为安慰剂组、强化生活干预组和二甲双胍治疗组。其中,对二甲双胍治疗组给予二甲双胍 850 mg,2 次/d,随访观察 2.8 年。结果显示,相较于安慰剂组,强化生活干预组和二甲双胍治疗组糖尿病前期进展为糖尿病的风险分别下降 58% 和 31%。虽然强化生活方式干预能够显著预防糖尿病的发生,但是仅仅依靠生活方式干预,大部分糖尿病前期患者仍将罹患糖尿病。DPP 研究中,生活方式干预组近一半患者进展为糖尿病,而在生活方式干预基础上联合二甲双胍治疗,预防糖尿病的效果会更佳。另外,该研究显示二甲双胍在空腹血糖较高(6.1～6.9 mmol/L)的患者中效果优于空腹血糖较低(5.3～6.0 mmol/L)的患者,前者发生糖尿病的风险下降了 48%,而后者仅仅下降了 15%,提示二甲双胍用于 IFG 患者效果明显。此外,通过年龄分层发现,低龄亚组(25～44 岁)、中龄亚组(44～60 岁)及高龄亚组(≥60 岁)使用二甲双胍降低糖尿病发生风险分别为 44%、31% 和 11%,提示在年轻患者中预防糖尿病效果更佳。通过体重指数分层,分为 22 kg/m² ≤ BMI < 30 kg/m²、30 kg/m² ≤ BMI < 35 kg/m²、BMI ≥ 35 kg/m² 三个亚组,结果发现使用二甲双胍后三个亚组糖尿病风险分别下降 3%、16% 和 53%,提示二甲双胍对于肥胖的糖尿病前期患者效果更佳。

印度开展的糖尿病预防计划(IDDP)纳入 531 例糖尿病前期患者。研究结果显示,二甲双胍单独干预治疗,以及在强化生活方式基础上联合二甲双胍干预治疗糖尿病前期,两组均能显著降低糖尿病的发生率,使糖尿病的发生率分别下降 26.4% 和 28.2%。而在年轻、以空腹血糖升高为主和肥胖的糖尿病前期人群中,二甲双胍干预治疗的效果最好,其保护作用程度与强化生活干预的效果相当。一项国内研究显示,二甲双胍能够改善糖耐量异常患者的糖代谢情况,使用二甲双胍干预后,糖耐量异常患者人群进展为糖尿病的患病率下降了 76.8%,并且在强化生活干预的基础上,加用二甲双胍能有效地降低血糖,防止进展为糖尿病,促进向正常血糖水平转变,增加胰岛素的敏感性,还能降低甘油三酯和胆固醇水平,减轻体重。

由此可见,生活方式加二甲双胍干预糖尿病前期患者,可以平稳降糖,明显降低糖尿病前期人群进展为糖尿病的转归率,增加向正常人的转归,并且可以减少各种大血管的及微血管的并发症,降低心血管疾病的病死率,且二甲双胍费用低,不良反应少,低血糖风险少。

第四节　二甲双胍预防糖尿病的指南推荐

2016年,美国糖尿病协会(ADA)建议对于诊断为糖尿病前期或糖基化血红蛋白(HbA1c)在5.7%~6.4%水平的人群,尤其是体重指数(BMI)>35 kg/m²、年龄<60岁者以及有妊娠糖尿病病史的女性,可以考虑使用二甲双胍预防2型糖尿病。

中国2型糖尿病防治指南(2017版)中指出,在糖尿病前期人群中使用二甲双胍、a-糖苷酶抑制剂、噻唑烷二酮类药物、GLP-1受体激动剂以及奥利司他均可以降低其向糖尿病转化的风险,而其中二甲双胍和阿卡波糖的安全性证据较为充分,经济性、不良反应和耐受性方面等因素更佳。但相较于生活方式干预而言,药物干预尚无充分的长期疗效及卫生经济学益处证据,故而国内外相关指南尚未广泛推荐药物干预作为预防糖尿病前期转化为糖尿病的主要手段,只有生活方式干预6个月后,效果不佳,且合并有其他危险因素者,方可考虑药物干预。另外,2013年发布的《中国成人2型糖尿病预防的专家共识》中,专家们则推荐根据糖尿病前期人群不同的不同情况予以区别处理:单纯IFG患者,若强化生活方式干预6个月后,血糖仍控制不达标的,推荐使用二甲双胍或阿卡波糖或噻唑烷二酮类药物进行干预;对于单纯IGT患者,若强化生活方式干预6个月后,血糖控制不达标的患者,推荐使用阿卡波糖或噻唑烷二酮类药物;而对于IFG合并IGT的患者,则推荐早期药物干预,选择二甲双胍或阿卡波糖或噻唑烷二酮类药物。

2012年,IDF全球2型糖尿病指南推荐:预防糖尿病首先起始生活方式干预;但是对于IFG、年龄<60岁的肥胖人群,可考虑给予二甲双胍干预治疗。该指南建议,糖尿病前期人群应起始生活方式干预,对生活方式不能有效控制血糖的患者,给予二甲双胍可有效预防糖尿病;接受二甲双胍干预的患者应限于有预防糖尿病意愿、有很好的治疗依从性,有条件按照医嘱定期接受糖代谢评估的糖尿病前期个体。

参 考 文 献

[1] World Health Organization. Definition, diagnosis and classification of diabetes mellitus and its complications: report of a WHO consultation. Part 1: diagnosis and classification of diabetes mellitus [R]. Geneva: World Health Org, 1999.

[2] Shen J, Kondal D, Rubinstein A, et al. A multiethnic study of pre-diabetes and diabetes in LMIC [J]. Global Heart, 2016, 11(1): 61-70.

[3] Use of Giycated Haemoglobin(HbA1c) in the diagnosis of diabetes mellitus: abbreviated report of a WHO consultation albreviated report of a who consultation[R]. Geneva: WHO, 2011.

[4] DECODE Study Group in behalf of the European Diabetes Epidemiology Group. Age, body mass index and glucose tolerance in 11 European population-based surveys[J]. Diabetic Medicine, 2002, 19: 558-565

[5] Luo B, Zhang J, Hu Z, et al. Diabetes-related behaviours among elderly people with pre-diabetes in

rural communities of hunan，China：a cross-sectional study[J]. Bmj Open，2018，8(1)：e015747.

［6］张俊清，黄斌，郭晓蕙，等. 不同糖耐量人群胰岛素抵抗和胰岛 β 细胞功能减退的差异[J]. 中国糖尿病杂志，2008，16(2)：68-71.

［7］Joshipura K J，MunOz-Torres F J，Campos M，et al. Association between within-visit systolic blood pressure variability and development of pre-diabetes and diabetes among overweight/obese individuals[J]. J Hum Hypertens，2017，32(1)：26-33.

［8］Dinicolantonio J J，Bhutani J，Okeefe J H，et al. Postprandial insulin assay as the earliest biomarker for diagnosing pre-diabetes，type 2 diabetes and increased cardiovascular risk[J]. Open Heart，2017，4(2)：e000656.

［9］马小莉. 血清基质金属蛋白酶 9 及其组织抑制因子 1 与糖调节受损者大血管病变的关系[D]. 青岛：青岛大学，2009.

［10］Pandey U，Midha T，Rao Y K，et al. Anthropometric indicators as predictor of pre-diabetes in Indian adolescents[J]. Indian Heart J，2017，69(4)：474-479.

［11］Bantle A E，Chow L S，Steffen L M，et al. Association of mediterranean diet and cardiorespiratory fitness with the development of pre-diabetes and diabetes：the coronary artery risk development in young adults(CARDIA) study[J]. BMJ Open Diabetes Research and Care，2016，4(1)：e000229.

［12］Ge L，Han L，Wang Y，et al. Evaluation of ADA HbA1c criteria in the diagnosis of pre-diabetes and diabetes in a population of Chinese adolescents and young adults at high risk for diabetes：a cross-sectional study[J]. BMJ Open，2018，8(8)：e020665.

［13］Zhou X，Ruan X，Hao L，et al. Optimal hemoglobin A1C cutoff value for diabetes mellitus and pre-diabetes in Pudong New Area，Shanghai，China[J]. Primary Care Diabetes，2018，12(3)：238-244.

［14］张艳丽，可溶性 CD40 配体在预测糖尿病前期血管病变中的价值[D]. 大连：大连医科大学，2008.

［15］Alam D S，Talukder S H，Chowdhury M A H，et al. Overweight and abdominal obesity as determinants of undiagnosed diabetes and pre-diabetes in Bangladesh[J]. BMC Obesity，2016，3(1)：19.

［16］Bagheri F，Siassi F，Koohdani F，et al. Healthy and unhealthy dietary patterns are related to pre-diabetes：a case-control study[J]. British Journal of Nutrition，2016，116(5)：874-881.

［17］Burns S F，Lee S J，Bacha F，et al. Pre-diabetes in overweight youth and early atherogenic risk[J]. Metabolism，2014，63(12)：1528-1535.

［18］Diabetes prevention program Research Group. The prevalence of retinopathy in impaired glucose tolerance and recent-onset diabetes in the Diabetes Prevention Program[J]. Diabet Med，2007，24(2)：137-144.

［19］Xiao Q R，Fan L J，Jiang W，et al. Prevalence of chronic kidney disease and its risk factors in subjects with different glucose metabolism status[J]. Nan Fang Yi Ke Da Xue Xue Bao，2016，36(5)：697-700.

［20］Marathe P H，Gao H X，Close K L. American diabetes association standards of medical care in diabetes 2017[J]. Journal of Diabetes，2017，9(4)：320-324.

［21］Geerling J J，Boon M R，Zon G C V D，et al. Metformin lowers plasma triglycerides by promoting VLDL-triglyceride clearance by brown adipose tissue in mice[J]. Diabetes，2014，63：880-891.

［22］Woo S L，Xu H，Li H，et al. Metformin ameliorates hepatic steatosis and inflammation without altering adipose phenotype in diet-induced obesity[J]. PLoS One，2014，9：e91111.

［23］Yu L，Shanqin X，Mihaylova M M，et al. AMPK phosphorylates and inhibits SREBP activity to attenuate hepatic steatosis and atherosclerosis in diet-induced insulin-resistant mice[J]. Cell Metabolism，2011，13：376-388.

［24］Miller R A，Chu Q，Xie J，et al. Biguanides suppress hepatic glucagon signaling by decreasing production of cyclic AMP[J]. Nature, 2013, 494: 256-260.

[25] Bulatova N, Kasabri V, Qotineh A, et al. Effect of metformin combined with lifestyle modification versus lifestyle modification alone onproinflammatory-oxidative status in drug-naive pre-diabetic and diabetic patients: a randomized controlled study[J]. Diabetes and Metabolic Syndrome, 2018, 12(3): 257-267.

[26] Menegazzo L, Scattolini V, Cappellari R, et al. The antidiabetic drug metformin blunts NETosis in vitro and reduces circulating NETosis biomarkers in vivo[J]. Acta Diabetologica, 2018, 55(6): 593-601.

[27] Wong S L, Demers M, Martinod K, et al. Diabetes primes neutrophils to undergo NETosis, which impairs wound healing[J]. Nature Medicine, 2015, 21(7): 815-819.

[28] Metformin and liraglutide ameliorate high glucose-induced oxidative stress via inhibition of PKC-NAD(P)H oxidase pathway in human aortic endothelial cells[J]. Atherosclerosis, 2014, 232(1): 156-164.

[29] Pernicova I, Korbonits M. Metformin-mode of action and clinical implications for diabetes and cancer[J]. Nat Rew Endocrinol, 2014, 10: 143-156.

[30] Peixoto L G, Teixeira R R, Vilela D D, et al. Metformin attenuates the TLR-4 inflammatory pathway in skeletal muscle of diabetic rats[J]. Acta Diabetologica, 2017, 54(10): 943-951.

[31] Rena G, Lang C C. Repurposing metformin for cardiovascular disease[J]. Circulation, 2018, 137(5): 422-424.

[32] Madiraju A K, Erion D M, Rahimi Y, et al. Metformin suppresses gluconeogenesis by inhibiting mitochondrial glycerophosphate dehydrogenase[J]. Nature, 2014, 510: 542-546.

[33] Roberts S, Barry E, Craig D, et al. Preventing type 2 diabetes: systematic review of studies of cost-effectiveness of lifestyle programmes and metformin, with and without screening, for pre-diabetes [J]. BMJ Open, 2017, 7(11): e017184.

[34] Mulherin A J, Oh A H, Kim H, et al. Mechanisms underlying metformin-induces secretion of glucagon-like peptide-1 from the intestinal L cell[J]. Endocrinology, 2011, 152: 4610-4619.

[35] Duca F A, Cote C D, Rasmussen B A, et al. Metformin activates a duodenal Ampk-dependent pathway to lower hepatic glucose production in rats[J]. Nature Medicine, 2015, 21: 506-511.

[36] Diabetes Prevention Program Research Group, Knowler W C, Fowler S E, et al. 10-year follow-up of diabetes incidence and weight loss in the diabetes prevention program outcomes study[J]. Lancet, 2009, 374: 1677-1686.

[37] Perreault L, Pan Q, Aroda V R, et al. Exploring residual risk for diabetes and microvascular disease in the Diabetes Prevention Program Outcomes Study(DPPOS)[J]. Diabetic Medicine, 2017, 34(12): 1747-1755.

[38] Ramachandran A, Snehalatha C, Mary S, et al. The Indian diabetes prevention programme shows that lifestyle modification and metformin prevent type 2 diabetes in Asian Indian subjects with impaired glucose tolerance(IDPP-1)[J]. Diabetologia, 2006, 49(2): 289-297.

[39] Celestino S, Gorizio P, Nunzia D, et al. Inflammatory cytokines and SIRT1 levels in subcutaneous abdominal fat: relationship with cardiac performance in overweight pre-diabetics patients[J]. Frontiers in Physiology, 2018, 21(9): 1030.

[40] Ige A O, Iwaloye O I, Adewoye E O. Metformin effects are augmented by chronic intermittent cold stress in high fat diet fed male wistar rats[J]. Niger J Physiol Sci, 2017, 32(1): 47-54.

[41] ADA. Standards of medical care in diabetesd 2016[J]. Diabetes Care, 2016(39): S1-S108.

[42] 中国 2 型糖尿病防治指南:2017 年版[J]. 中国实用内科杂志, 2018, 38(4): 34-86.

［43］中华医学会糖尿病学分会. 中国 2 型糖尿病防治指南［M］. 北京：北京大学医学出版社，2014.

［44］中华医学会内分泌学分会. 中国成人 2 型糖尿病预防的专家共识［J］. 中华内分泌代谢杂志，2014，30(4)：277-283.

［45］International Diabetes Federation. Global guideline for type 2 diabetes.［2016-08-10］http：//www. idf. org/guideline-type-2-diabetes. 2012.

第十六章　二甲双胍和乳酸酸中毒

二甲双胍是一种双胍类的口服抗糖尿病药物,是 2 型糖尿病患者一线治疗用药和联合治疗的基础药物,其严重副作用为乳酸酸中毒(LA)。回顾近年的文献及研究,治疗剂量二甲双胍相关性乳酸酸中毒(MALA)发生率很低,但临床如使用不当,也可能导致 MALA 的发生。

二甲双胍是一种双胍类的口服抗糖尿病药物,自 1957 年上市以来,其临床应用价值逐渐被发现。目前许多学术组织如欧洲糖尿病研究学协会(EASD)、美国糖尿病协会(ADA)和中华医学会糖尿病学分会(CDS)等制定的共识或指南均将二甲双胍作为 2 型糖尿病治疗的一线用药,即推荐 2 型糖尿病患者一经确诊应即刻接受生活方式干预和二甲双胍治疗,并建议在无禁忌证的情况下应一直保留在治疗方案中。乳酸酸中毒(LA)是与双胍类药物使用相关的严重不良反应,但近年研究认为治疗剂量的二甲双胍导致的 LA 很罕见,但如临床使用不当也可能导致血乳酸升高,甚至 LA 发生,其中主要与患者肾功能不全、心功能不全、缺氧状态、高龄和合并使用造影剂等有关。

第一节　乳 酸 代 谢

乳酸是糖酵解中间代谢产物,由丙酮酸在乳酸脱氢酶的催化下还原而来,当丙酮酸生成后若因缺氧而未及时氧化,便还原为乳酸。乳酸的产生和代谢过程如图 16.1 所示。

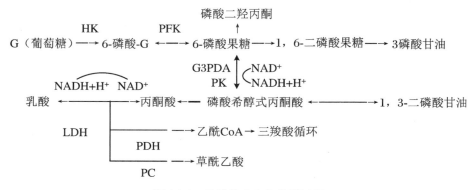

图 16.1　乳酸的产生和代谢过程

HK 为己糖激酶;PFK 为 6 磷酸果糖激酶;G3PDH 为 3-磷酸甘油醛脱氢酶;
PK 为丙酮酸激酶;LDH 为乳酸脱氢酶;PC 为丙酮酸羧化酶;PDH 为丙酮酸脱氢酶。

由上述反应式可见,乳酸与丙酮酸处于动态平衡之中,血乳酸的浓度取决于下式

$$血乳酸 = K\frac{(丙酮酸)(NADH)(H^+)}{(NAD^+)}$$

K 为一平衡常数,血乳酸浓度与(NADH)(H$^+$)成正比,与(NAD$^+$)成反比。NADH/NAD 比值反应线粒体内氧化还原过程。正常情况下,NADH/NAD 高比值有利于丙酮酸形成乳酸,健康成人空腹状态下的基础血乳酸水平为 0.75～1.0 mmol/L(9 mg/L),约为丙酮酸浓度(约 0.1 mmol/L)的 10 倍。基础状态健康成人乳酸产生速度平均约为 0.8 mmol/(Kg·h)或约为 1 300 mmol/(Kg·24h)。乳酸主要产自皮肤、红细胞、大脑、骨骼肌和肠黏膜等。乳酸仅从丙酮酸产生,因此与丙酮酸代谢有关的途径可能会影响乳酸产生。细胞内丙酮酸主要来自下述三个途径:① 乳酸经 LDH 氧化而成;② 蛋白通过各种脱氢反应和转氨反应分解而成;③ 糖酵解而成,这是产生丙酮酸的最主要途径。

正常状态时,丙酮酸大部分在脂肪、肌肉和大脑等组织经三羧酸循环氧化,小部分在丙酮酸羧化酶催化下经草酰乙酸而进入糖异生过程,在肝肾等组织再生成糖。丙酮酸进入三羧酸循环需 PDH 在辅酶 1(NAD)辅助催化。糖尿病控制不良及饥饿时,线粒体内 PDH 受抑制加之 NAD 不足,丙酮酸进入三羧酸循环减少,于是还原为乳酸增多;由于 ATP 产生不足,PC 活性降低,结果糖异生亦减少,乳酸产生增加;当运动时或惊厥抽搐时,由于肌肉收缩加强,肌糖原分解加速,乳酸生成速度可达 10～20 mmol/(Kg·min),可使血乳酸浓度上升至 8～10 mmol/L,但为时很短,乳酸可迅速进入肝肾经糖异生而转化为糖,加之在有氧状态下,乳酸可通过氧化而被消耗,故不至于发生高乳酸血症或乳酸酸中毒。

在休息状态,约 50% 血乳酸由肝脏清除,肾皮质约摄取 30% 的血乳酸。乳酸或被还原为葡萄糖(糖异生)或被氧化为 CO$_2$ 和水。在空腹状态,糖异生是乳酸消耗的主要途径,肝肾乳酸摄取与血乳酸浓度有关,高乳酸血症时,其摄取乳酸的速度增加,可达基础状态的 7 倍以上。另外,当血乳酸达到或超过肾糖阈(6～10 mmol/L)时,乳酸经肾排泄增加亦是乳酸清除的机制之一,从而不至于使血乳酸水平很高。如果血乳酸产生增加,同时伴清除减少,将致血乳酸堆积。

临床上当血乳酸浓度≥2 mmol/L,血 pH<7.35,HCO$_3^-$ 浓度≤10 mmol/L,而无其他酸中毒原因时,可诊断为 LA,但有作者认为动脉血乳酸浓度≥5 mmol/L,pH<7.35 为 LA。乳酸为有机酸,酸度较强,等电点为 3.8。每 1 分子乳酸有 1 分子 H$^+$ 浓度释放,血浓度明显增加可致代谢性酸中毒。但有时高乳酸血症不一定产生酸中毒,取决于:① 高乳酸血症的程度;② 机体缓冲酸的能力;③ 合并存在其他的疾病如肝病、肾脏病或败血症等。因此高乳酸血症可伴酸中毒、正常 pH 或碱血症。

第二节　病因和发病机制

一、分型

LA 大部分是获得性,先天性由于遗传缺陷(PDH、三羧酸循环或呼吸链缺陷)所致的

"先天性 LA"甚为罕见。以下主要讨论获得性 LA。常见的获得性 LA 的原因可分为以下两类：由于组织缺氧（A 型）和非组织缺氧所致（B 型），但临床上，多数 LA 是 A 型和 B 型的混合，涉及乳酸和质子的产生与清除两方面问题。

A 型：① 组织低灌注：血管通透性升高和张力异常；左心功能不全，心输出血量降低；低血压休克；② 动脉氧含量降低：窒息；低氧血症（$PaO_2 < 35$ mmHg）；一氧化碳中毒；严重贫血。

B 型：① 常见疾病：败血症、肝肾功能衰竭、糖尿病、癌症、疟疾和霍乱等；② 药物或毒素：双胍类、乙醇、甲醇、氰化物、硝普盐、烟酸、儿茶酚胺、解热镇痛药、萘啶酮酸、异烟肼、链尿霉素、山梨醇、肠外营养、乳糖、茶碱、可卡因、雌激素缺乏等；③ 遗传性疾病：G-6 磷酸脱氢酶缺乏、果糖 1、6-二磷酸酶缺乏、丙酮酸羧化酶缺乏、丙酮酸脱氢酶缺乏及氧化磷酸化缺陷；④ 其他情况：强化肌肉运动和癫痫大发作。以下举例简述。

二、LA 的常见病因与机制

（一）败血症休克与乳酸酸中毒

败血症休克时，内毒素和其他细菌产物始动一系列代谢反应导致机体炎症介质、细胞因子和血管活性物质的合成和释放，损害血管舒缩张力，升高微血管通透性，促进白细胞和血小板的聚集。液体从毛细血管渗漏使有效循环血容量和心输出量降低（循环细菌产物亦可直接损害左室功能）。最终，上述变化致系统性血压下降，继之肾上腺和交感神经活性增高导致血管收缩和选择性皮肤及内脏器官（包括肝脏和肾脏）血流量下降。上述代谢和血流动力学因素导致乳酸产生增加。肝门脉血流量的降低亦限制了肝脏对乳酸的摄取。组织低灌注降低氧的供给，结果在呼吸链功能和氧化磷酸化障碍，线粒体合成 ATP 不足时，不能有效氧化 NADH 和消耗质子。细胞浆内 ATP 水平下降，刺激 PFK 活性和糖酵解速度。ATP 缺乏和系统性 pH 下降亦抑制肝脏和肾脏耗能的糖异生，进一步抑制组织清除乳酸的能力。动物实验和临床研究显示败血症时，PDH 活性降低，丙酮酸不再转向三羧酸循环。最终败血症休克时，乳酸和 H^+ 的产生增加和清除减少，而发生 LA。

（二）癌症与乳酸酸中毒

癌症时，恶性肿瘤细胞一般存在内在的无氧糖酵解活性增强，如此在肿瘤细胞大量存在时，总体乳酸产生是增加的。大多数癌症有关的 LA 见于血液系统恶性肿瘤，或肿瘤广泛肝脏浸润。癌症患者的 LA，大多数情况是由于肿瘤细胞乳酸产生增加同时伴有肝肾功能不全或败血症，损害乳酸和质子的摄取和被利用。

（三）糖尿病和乳酸酸中毒

2 型糖尿病基础状态，常见有轻微的高乳酸血症，主要可能与乳酸的氧化缺陷有关。另外，胰岛素缺乏（绝对或相对），PDH 活性降低，线粒体丙酮酸利用减少，糖酵解作用增强，致乳酸生成增多。DKA 时，血乳酸浓度可能增高数倍，加重代谢性酸中毒，DKA 时高乳酸血症部分可能是与酮体抑制肝脏摄取以及循环血容量降低致组织灌注不足等有关。糖尿病高渗非酮症昏迷（NHK）较 DKA 更易导致严重的 LA，因 NHK 常见于老年人，继发肝肾和心肺功能不全的危险性明显增加。

（四）全胃肠外营养与乳酸酸中毒

胃肠外营养可能诱发 LA，甚至在无相关疾病情况下，通过全胃肠外营养的成分包括碳水化合物，除葡萄糖外，还有果糖或山梨醇（可被代谢为果糖）。代谢性酸中毒可能是上述糖代谢的直接结果。果糖在细胞内被磷酸化为 1-磷酸果糖，随后被转变为甘油醛和磷酸二羟丙酮，1 分子果糖被代谢，三碳中间产物消耗 2 分子 ATP。在肝脏，高能磷酸键水平的减低会抑制糖异生和刺激糖酵解，如此在代谢处于代偿状态的个体中可能导致 LA。

（五）急性乙醇中毒与乳酸酸中毒

乙醇在细胞内主要由乙醇脱氢酶催化而氧化为乙醛，乙醛进一步在醛脱氢酶催化下氧化为乙酸，上述两个反应均产生 NADH 和 H^+，升高细胞内 $NADH/NAD^+$ 比值，从而有利于丙酮酸转向乳酸；另外，乙醇尚抑制丙酮酸向葡萄糖异生，长期慢性酒精中毒可导致维生素（如 $VitB_1$-PDH 的辅助因子，生物素参与丙酮酸向草酸乙酸转化，丙酮酸糖异生的第一步）的缺乏和肝脏的损害，亦降低丙酮酸的氧化和糖异生。因此，乙醇中毒可直接通过增加乳酸生成和间接抑制乳酸清除而导致 LA。

第三节　双胍类药物和乳酸酸中毒

许多药物可引起 LA，其中最常见于双胍类药物（苯乙双胍和二甲双胍），尤其是苯乙双胍，其从 20 世纪 50 年代起被用于治疗糖尿病，由于常诱发致死性 LA，已在许多国家被停止应用。已知苯乙双胍可促进外周组织葡萄糖的利用和葡萄糖向乳酸转变，实践证实苯乙双胍的应用可使肝脏乳酸产生增加和摄取减少。苯乙双胍可抑制 ATP 合成，ATP/ADP 比值下降，氧化磷酸化及糖原异生均受抑制，故乳酸氧化减少和生成增加。虽然苯乙双胍使血乳酸水平中度升高，但临床苯乙双胍有关的 LA 绝大多数或由于剂量过大或同时合并其他疾病如严重肝肾功能衰竭、心衰及休克等。二甲双胍是又一双胍类药物，其致 LA 的机会较苯乙双胍（约为其 1/50）的机会明显减少。现在二甲双胍在国内外广泛应用，可能由于其为水溶性，不易在体内蓄积之故，其在降血糖时，升高外周组织乳酸生成的作用并不明显，治疗剂量一般不导致 LA。

第四节　二甲双胍相关性乳酸酸中毒

LA 是糖尿病患者一种较少见而严重的并发症，一旦发生，死亡率很高。既往研究认为双胍类口服药可增加 LA 风险，尤其与苯乙双胍和丁双胍的使用有关，然而近年来大量的临床研究证明，根据二甲双胍禁忌证合理用药时，二甲双胍导致 LA 的危险并不高于其他口服降糖药，但在某些情况下（如合并 CKD、心功能不全、缺氧性疾病、高龄、应用造影剂等）应用二甲双胍则可能导致血乳酸升高,甚至发生 LA。

一、临床研究

近年来,大型回顾性研究调查并未发现较多的 MALA 的病例,甚至发现二甲双胍在被广泛应用于传统认为禁忌或慎用的人群时,亦未见到 LA 发生率明显增高,二甲双胍与其他抗糖尿病药物相比较,并未增加 LA 的发生率。2006 年,Salpeter 等对 206 项有关二甲双胍的荟萃分析显示,服用二甲双胍患者 LA 年发生率为 6.3 例/10 万人,而未服用二甲双胍患者 LA 的年发生率为 7.8 例/10 万人。2010 年,Salpeter 等针对 347 个关于二甲双胍临床试验的研究进行系统分析显示,每年有 70 490 人使用二甲双胍,而未使用二甲双胍有 55 451 人,前者 LA 年发生率为 4.3 例/10 万人,后者为 5.4 例/10 万人。无论是乳酸水平的平均值还是从基线的净增加值,在二甲双胍组和非二甲双胍组之间均没有差别;在这些前瞻性比较试验和观察性队列研究中,与非二甲双胍组比较,没有证据表明二甲双胍可增加 LA 的风险或者增加血乳酸水平。Bodmer 等对瑞士 50 048 例糖尿病患者进行大样本病例对照研究,同样比较了二甲双胍和其他口服降糖药与 LA 之间的关系,研究发现,二甲双胍组 LA 风险很低(6 例)并且不高于其他口服降糖药组(年发生率分别为 3.3 例/10 万人,4.8 例/10 万人)。Bolen 等人也得出同样的结论。但最新一项病例对照研究表明,LA 在糖尿病组比非糖尿病组发病率高,相比于二甲双胍,糖尿病本身更是 LA 的危险因素,可能由于糖尿病导致的微血管病变造成的组织缺氧,进而增加 LA 的风险。作者曾对肝肾功能正常的 431 例 2 型糖尿病患者测定血乳酸水平,结果显示 2 型糖尿病组血乳酸水平明显高于非糖尿病正常对照组,但进一步分析未发现二甲双胍用药组血乳酸水平明显高于非二甲双胍用药组。

二、二甲双胍相关性 MALA 的危险因素

(一)肾功能不全

二甲双胍主要经肾脏代谢排泄,其在肾脏的平均清除率是肌酐清除率的 3.5 倍,提示肾小管排泌是其体内代谢的主要途径,随着肌酐清除率的下降,血肌酐水平轻度升高,除非存在肾功能严重受损,进而导致二甲双胍在体内大量堆积,否则二甲双胍在体内的代谢不会受到很大影响,也不会引起血乳酸水平的增高。

Rachmani 等研究了 393 例 CKD 患者,平均血肌酐水平为 1.49～2.49 mg/mL,其中 198 例随机分到继续二甲双胍治疗组,195 例终止二甲双胍治疗;随访 2 年后,服用二甲双胍组血肌酐基线水平为 1.84 mg/mL,终止二甲双胍组肌酐基线水平为 1.8 mg/mL;一年后监测空腹血乳酸均较基线水平(1.5 mmol/L)升高,其中二甲双胍组为 1.61 mmol/L,停用二甲双胍组为 1.63 mmol/L,最终研究无一例 LA 发生,研究者认为随访期间血乳酸水平增高的原因为糖尿病本身而非二甲双胍,这项研究表明二甲双胍应用于肌酐超过正常上限是安全的,尽管血乳酸水平有所增加,但两组之间无明显差异。Reitman 等报道 3 例肾功能正常的患者服用二甲双胍后出现 LA,二甲双胍剂量为 1.5～3.0g/d,检测血 pH 明显降低(6.7～6.98)、血乳酸水平升高(11.7～18.4 mmol/L),导致 LA 发生的原因尚未明确。这两项研究表明,当患者不存在心肺缺氧性疾病时,二甲双胍是可以应用于 CKD 患者的,而对于肾功

能正常但存在心肺疾病和缺氧状态时,使用二甲双胍则需定期检测血乳酸水平,防止出现 LA。

Lalau 等回顾性研究了 49 例服用二甲双胍发生 LA 的患者(幸存者 27 例)的空腹血乳酸水平和二甲双胍浓度,并检测其与死亡率之间的相关性,研究表明,每位患者至少存在一种严重的二甲双胍治疗禁忌证,主要是急性或慢性肾功能衰竭(比例为 73%),幸存者与死亡患者相比较,平均血乳酸水平没有显著性差异(13 mmol/L vs 14.3 mmol/L),幸存者血浆二甲双胍浓度比死亡者浓度高出约 3 倍(20.6 mmol/L vs 6.3 mmol/L),结果证实二甲双胍浓度与死亡率关系是不确定的。Stades 等人的研究也支持这项观点,他观察了 47 例 LA 的患者,其中 19 例幸存者平均二甲双胍浓度高于死亡患者(37.4mg/L vs 4.9mg/L)。而且,升高的血乳酸水平(9~39 mmol/L)与死亡率的增加没有显著相关性($P = 0.19$),这项研究的不足是服用二甲双胍的患者不到 50%,根据这两项研究结果,说明二甲双胍浓度与 LA 死亡率之间无明显相关性。

Duong 等将 22 例 CKD(肌酐清除率在 15~40 mL/min)和 2 例血液透析患者规定服用不同剂量的二甲双胍(250~2 000 mg/d),对照组($n = 15$)二甲双胍剂量为 1 500 mg/d,检测其二甲双胍浓度和血浆乳酸水平,其中 2 例患者二甲双胍浓度升高(3~5 mg/L),3 例患者存在高乳酸浓度(>2.7 mmol/L),1 例患者乳酸浓度超过 5.5 mmol/L,多次检测未发现 1 例患者发生 LA,提示二甲双胍浓度与血乳酸水平之间没有相关性,在肾功能稳定时,定期检测二甲双胍浓度是允许其应用于 CKD 患者。英国学者对 12 482 例使用二甲双胍的 2 型糖尿病患者进行研究认为,当患者估算的肾小球滤过率(eGFR)在 30~59 mL/(min·1.73 m²)时,二甲双胍为相对禁忌证,当 eGFR<30 mL/(min·1.73 m²)时为绝对禁忌证;但同时需评估其他相关的危险因素(如缺氧、肝功能不全等)。同样,Warren 等人提议将肾小球滤过率 36~40 mL/(min·1.73 m²)作为二甲双胍使用的切点。鉴于 MALA 一旦发生会有较高的死亡率,尤其在肾功能不全的患者中,有关二甲双胍使用的 eGFR 切点问题尚存在一些不同意见(有人认为当 eGFR<30 mL/(min·1.73 m²)时可谨慎使用,但证据不足),还需要进一步进行大样本的观察研究。

(二) 缺氧状态与 MALA

1. 心功能不全与 MALA

单独把二甲双胍堆积作为 LA 的原因报道的较少,大多数情况下,组织缺氧可能是 LA 的启动因素。与正常人群相比,糖尿病患者罹患心衰的危险性更高,当机体发生急性心衰、心肌梗死等容易诱发组织缺氧的疾病时,二甲双胍的使用可能会增加血乳酸水平,使 LA 的发生风险增加,因而将其列为心衰患者的禁忌药物,但对稳定期的慢性心衰患者,二甲双胍的使用不是禁忌证。1998 年,UKPDS 研究结果提示,糖化血红蛋白(HbA1c)每增加一个单位,发生心衰的危险性将增加 10%~15%,与采用饮食控制的对照组相比,二甲双胍治疗组可以使糖尿病相关的任何终点事件、全因死亡率、心肌梗死发生率等显著降低;与磺脲类药物和胰岛素治疗组相比,二甲双胍可以降低心肌梗死发生率为 39%,降低全因死亡率为 36%,降低卒中率为 41%。2005 年,一项回顾性队列研究包括了 16 417 例新诊断心衰的糖尿病患者,在随访的一年中,二甲双胍组与胰岛素增敏剂组相比,死亡率和心衰再发风险减低,酸中毒事件(包括酮症酸中毒、LA)在两组均无显著性差异。同年,Eurich 等随访了 1 833 例心衰患者,同样得出二甲双胍组相比较于磺脲类单药治疗组全因死亡率降低。以上研究提示,在糖尿病合并有充血性心力衰竭的患者中,二甲双胍能使心血管疾病的转归得到改善。2009 年,Eurich 等再次调查指出,在加拿大,超过一半的糖尿病合并心衰的患者仍然服用二甲双胍,可能因为二甲双胍使用的历史悠久,而 LA 的潜在风险缺乏确定性。

2004 年,美国食品药品监督管理局(FDA)的 Rbbert 指出,依照药品说明书使用二甲双胍时,LA 增加的风险要么为"零",要么接近于"零"。2008 年,加拿大糖尿病协会临床实践指南推荐二甲双胍可作为 2 型糖尿病和慢性心脏功能衰竭患者的一线治疗药物。

2010 年,一项大型回顾性队列研究入选 1997~2006 年因心衰住院的糖尿病患者($n = 10\ 920$),这些患者接受二甲双胍、磺脲类或者胰岛素治疗,并对每个患者进行随访至 2006 年结束,平均随访 844 天,一共 6 187(57%)例患者死亡。将磺脲类药物治疗作为对照组,调整不同治疗组全因死亡率的危险比为:二甲双胍组:0.85($P = 0.02$),二甲双胍 + 磺脲类:0.89($P = 0.003$),二甲双胍 + 胰岛素:0.96($P = 0.6$),二甲双胍 + 胰岛素 + 磺脲类:0.94($P = 0.5$),磺脲类 + 胰岛素:0.97($P = 0.5$),胰岛素组:1.14($P = 0.000\ 1$),该研究中无一例因 LA 导致的住院或者死亡事件发生。同年,Evans 等、Roussel 等也得出同样的结论。Shah 等研究了急性心衰患者,87% 为纽约心脏协会(NYHA)心功能 III-IV 级,平均射分数为 $24 \pm 7\%$,与其他未使用二甲双胍的患者相比,二甲双胍可提高患者的生存时间(1 年),这是第一个使用二甲双胍在糖尿病患者尤其是合并收缩性心力衰竭研究报告的数据。

虽然二甲双胍能否应用于心衰患者仍然是备受争论的,但二甲双胍仍然是目前被随机对照研究证明具有心血管保护作用的抗糖尿病药物。当机体不存在急性心衰或者心肌梗死等易导致 LA 风险的缺氧状态时,二甲双胍是允许应用于心功能不全的患者,但尚需进一步进行前瞻性随机对照研究以明确。

2. 酒精摄入与 MALA

2013 年,Krzymień 等研究表明,在 29 例确诊 LA 患者中,8 例服用二甲双胍,21 例应用胰岛素或者未治疗,12 例为酒精中毒患者;5 例致命病例中,3 例口服二甲双胍治疗,得出结论:糖尿病患者发生乳酸性酸中毒更主要的原因为酒精滥用。因小肠产生的过多乳酸需在肝脏代谢,对于酒精性肝病和酒精中毒者,乙醇在肝细胞内的氧化过程有利于丙酮酸向乳酸转化,同时也能抑制丙酮酸向葡萄糖异生。故长期慢性酒精中毒可导致肝脏损害,降低肝内糖异生作用。因此,酗酒、乙醇中毒可增加 MALA 发生。

3. 缺氧性疾病与 MALA

一项前瞻性研究指出,110 例接受二甲双胍治疗(单一或者联合使用)并且肌酐水平正常的患者(男性<1.5 mg/dL,女性<1.4 mg/dL),长达两年的随访研究显示,血乳酸浓度正常的有 47 例(平均 1.053 ± 0.194 mmol/L),乳酸升高的有 63 例(2.208 ± 0.569 mmol/L;$P < 0.001$,19 例有临床症状,44 例没有临床表现)。研究结果显示,当患者同时患有呼衰、心衰等可以导致低氧血症或者减少组织灌注的疾病时,高乳酸血症也可以出现在肾功能正常并应用二甲双胍的 2 型糖尿病患者中,提示当患者存在慢性呼吸功能不全、体内缺氧状态、组织供氧不足,疑诊有严重的组织缺氧性疾病(如慢支发作期、肺心病、心衰、脑卒中、脑出血、血管栓塞)时,因组织缺氧造成的乳酸生成增多进而导致 LA 风险明显增加,应及时停用二甲双胍。

4. 年龄与 MALA

林宜春等研究了 145 例服用二甲双胍治疗的糖尿病患者,分为老年组($n = 66$,平均年龄 83.6 ± 2.8 岁)和相对年轻对照组($n = 79$,平均年龄 59.6 ± 9.6 岁),结果显示,与年轻组比较,老年组有更低的二甲双胍服用剂量和体重指数(BMI),有高血肌酐和低肌酐清除率,老年组和年轻对照组的血乳酸水平无显著差异(13.2±5.2 mg/dL vs 13.5±4.8 mg/dL),研究中没有一例患者达到 LA 标准。国内杨光等研究 122 例老年患者应用二甲双胍治疗前后血乳酸水平时发现,用药剂量在 1 500 mg/d 以下,使用不同剂量时,乳酸水平无显著性差异;随着肌酐清除率的下降,血肌酐水平轻度升高,在不伴有明显缺氧状态的心肺疾病时,也无血乳酸水平的增高及 LA 事件发生。上述研究提示老年患者应用二甲双胍是相对安全的,但鉴于老年人随年龄增加肾功能逐渐下降,同时老年糖尿病患者合并缺氧性疾病时,易造成二甲双胍及乳酸蓄积,故老年患者尤其合并缺氧性疾病时,临床应用二甲双胍时应定期检测血乳酸水平,一旦发现血乳酸明显升高,应停药。

5. 造影剂肾病与 MALA

造影剂肾病是指排除其他原因后,血管内使用含碘 X 线造影剂后发生的急性肾功能损害。随着介入技术的广泛开展,造影剂肾病日益成为不可忽视的疾病。当机体发生造影剂肾病时,肾小球滤过率下降,导致肾脏不能及时清除的物质在体内蓄积,而产生严重的不良后果。研究表明,当机体并存下列危险因素如应用造影前机体已存在 CKD、脱水状态、心衰、糖尿病、肾毒性等相关药物的应用,会使造影剂肾病发病率升高,这些因素同时也是MALA 的危险因素,故临床上建议应用造影剂前需检测血肌酐水平。对肾功能正常者,使用造影剂之前可不停用二甲双胍,但在使用造影剂之后应停用二甲双胍并复查肾功能,正常者 48 h 后可恢复使用,但对肾功能异常者,使用造影剂前需停用二甲双胍,必要时改用其他降低血糖的药物。

(三) 双胍类药物升高血乳酸的机制

乳酸是糖酵解中间的代谢产物,由丙酮酸在乳酸脱氢酶的催化下还原而来,当丙酮酸生成后若因缺氧而未及时氧化,便还原为乳酸。二甲双胍通过抑制线粒体内乳酸向葡萄糖转化,可引起体内乳酸水平增加。二甲双胍在肝脏抑制糖异生酶,使乳酸代谢通路受阻。通过上述机制,二甲双胍一方面增加乳酸生成,一方面阻止乳酸代谢,导致在某些特定情况下可引起血乳酸水平的升高,当血乳酸>5 mmol/L、pH<7.3、阴离子间隙>18 mmol/L、乳酸：丙酮酸>10：1,无其他酸中毒原因时可诊断为 MALA。

综上所述,二甲双胍导致的 LA 相比其他抗糖尿病药物未见明显增加,且大量的研究表明,二甲双胍和 LA 之间没有明确的因果关系。为了在临床上最大限度发挥二甲双胍的效益,必须对患者评估有无 LA 的易患因素(控制不佳的糖尿病,酮症,大量饮酒,肝功能不全,心衰、呼衰,心肌梗死)等,当出现导致机体容易缺氧的疾病时,应慎用或禁用二甲双胍;同时,老年患者、存在 CKD 患者(eGFR>30 mL/(min·1.73 m²))、稳定期心功能不全患者,可适量应用二甲双胍,但需定期检测血乳酸水平。

参 考 文 献

[1] American Diabetes Association. Standards of medical care in diabetes-2011[J]. Diabetes Care,2011, 34(5):11-60.

［2］ Nathan D M，Buse J B，Davidson M B，et al. Medical management of hyperglycaemia in type 2 diabetes mellitus：a consensus algorithm for the initiation and adjustment of therapy：a consensus statement from the American Diabetes Association and the European Association for the Study of Diabetes［J］. Diabetolgia，2009，52(1)：17-30.

［3］ 杨文英. 中国2型糖尿病防治指南［M］. 北京：北京大学医学出版社，2010：21.

［4］ McAlister F A，Majumdar S R，Eurich D T，et al. The effect of specialist care within the first year on subsequent outcomes in 24，232 adults with new-onset diabetes mellitus：population-based cohort study［J］. Qual Saf Health Care，2007，16(1)：6-11.

［5］ Salpeter S R，Greyber E，Pasternak G A，et al. Risk of fatal and nonfatal lactic acidosis with metformin use in type 2 diabetes mellitus［J］. Cochrane Database Syst Rev，2010，14(4)：002967.

［6］ Bodmer M，Meier C，Krahenbuhl S，et al. Metformin，sulfonylureas，or other anti-diabêtes drugs and the risk of lactic acidosis or hypoglycemia：a nested case-control analysis［J］. Diabetes Care，2008，31(11)：2086-2091.

［7］ Bolen S，Feldman L，Vassy J，et al. Systematic review：comparative effectivene and safety of oral medications for type 2 diabetes mellitus［J］. Ann Intern Med，2007，147(6)：386-399.

［8］ Scale T，Harvey J N. Diabetes，metformin and lactic acidosis［J］. Clin Endocrinol(Oxf)，2011，74(2)：191-196.

［9］ Rachmani R，Slavacheski I，Levi Z，et al. Metformin in patients with type 2 diabetes mellitus：reconsideration of traditional contraindications［J］. Eur J Intern Med，2002，13(7)：428-433.

［10］ Reitman M L，Schadt E E. Pharmacogenetics of metformin response：a step in the path toward personalized medicine［J］. Journal Clin Invest，2007，117(5)：1226-1229.

［11］ Lalau J D，Race J M. Lactic acidosis in metformin-treated patients. Prognostic value of arterial lactate levels and plasma meiformin concentrations［J］. Drug Saf，1999，20(4)：377-384.

［12］ Stades A M，Heikens T J，Erkelens D W，et al. Metformin and lactid acidosis：cause or coincidence? A review of case reports［J］. Intern Med，2004，255(2)：179-187.

［13］ Duong J K，Roberts D M，Furlong T J，et al. Metformin therapy in patients with chronic kidney disease［J］. Diabetes Obes Metab，2012，14(10)：963-965.

［14］ Shaw J S，Wilmot R L，Kilpatrick E S，et al. Establishing pragmatic estimated GFR thresholds to guide metformin prescribing［J］. Diabet Med，2007，24(10)：1160-1163.

［15］ Warren R E，Strachan M，Wild S，et al. Introducing estimated glomerular filtration rate(eGFR) into clinical practice in the UK：implications forthe use of metformin［J］. Diabetic Medicine，2007，24(5)：494-497.

［16］ UK Prospective Diabetes Study(UKPDS) Group. Effect of intensive blood glucose control with metformin on complications in overweight patients with type 2 diabetes(UKPDS34)［J］. Lancet，1998，352(9131)：854-865.

［17］ Masoudi F A，Inzucchi S E，Wang Y，et al. Thiazolidinediones，metformin，and outcomes in older patients with diabetes and heart failure：an observational study［J］. Circulation，2005，111(5)：583-590.

［18］ Eurich D T，Majumdar S R，McAlister F A，et al. Improved clinical outcomes associated with metformin in patients with diabetes and heart failure［J］. Diabetes Care，2005，28(10)：2345-2351.

［19］ Eurich D T，Tsuyuki R T，Majumdar S R，et al. Metformin treatment in diabetes and heart failure：when academic equipoise meets clinical reality［J］. Trials，2009，10：12.

［20］ Misbin R I. Evaluating the safety of diabetes drugs：perspective of a food and drug administration insider［J］. Diabetes Care，2005，28(10)：2573-2576.

［21］Canadian Diabetes Association Clinical Practice Guidelines Expert Committee. Canadian diabetes association 2008 clinical practice guidelines for the prevention and management of diabetes in Canada ［J］. Can J Diabetes，2008，32(1)：S1-S201.

［22］Andersson C，Olesen J B，Hansen P R，et al. Metformin treatment is associated with a low risk of mortality in diabetic patients with heart failure：a retrospective nationwide cohort study［J］. Diabetologia，2010，53(12)：2546-2553.

［23］Evans J M，Doney A S，AlZadjali M A，et al. Effect of metformin on mortality in patients with heart failure and type 2 diabetes mellitus［J］. Am J Cardiol，2010，106(7)：1006-1010.

［24］Roussel R，Travert F，Pasquet B，et al. Reduction of atherothrombosis for continued health (REACH) registry investigators. Metformin use and mortality among patients with diabetes and atherothrombosis［J］. Arch Intern Med，2010，170(21)：1892-1899.

［25］Shah D D，Fonarow G C，Horwich T B. Metformin therapy and outcomes in patients with advanced systolic heart failure and diabetes［J］. J Card Fail，2010，16(3)：200-206.

［26］Krzymień J，Karnafel W. Lactic acidosis in patients with diabetes［J］. Pol Arch Med Wewn，2013，123(3)：91-97.

［27］Abbasi A A，Kasmikha R，Sotingeanu D G. Metformin induced lacticacidemia in patients with type 2 diabetes mellitus［J］. Endocr Pract，2000，6(6)：442-446.

［29］Rhee C M，Kovesdy C P，Kalantar-Zadeh K. Risks of metformin in type 2 diabetesand chronic kidney disease：lessons learned from Taiwanese data［J］. Nephron，2017，135(2)：147-153.

［28］Lin Y C，Lin L Y，Wang H F，et al. Fasting plasma lactate concentrations in ambulatory elderly patients with type 2 diabetes receiving metformin therapy：a retrospective cross-sectional study［J］. J Chin Med Assoc，2010，73(12)：617-622.

［29］杨光，李春霖，田慧，等. 老年 2 型糖尿病患者使用二甲双胍后血乳酸水平的变化［J］. 中国药物应用与监测，2008，5(2)：12-15.

［30］吴晓松，陈文平，冯烈. 二甲双胍与造影剂肾病及乳酸酸中毒的关系［J］. 今日药学，2010，20(5)：4-6.

［31］Wong G T，Irwin M G. Contrast-induced nephropathy［J］. Br J Anaesth，2007，99(4)：474-483.

［32］Utramari F T，Bueno R R，da Cunha，et al. Contrast media-induced nephropathy following diagnostic and therapeutic cardia catheterization［J］. Arq Bras Cardio，2006，87(3)：378-390.

第十七章　二甲双胍和维生素 B_{12} 缺乏

维生素 B_{12} 在人体中具有十分重要的生理作用，比如，维持血液及神经等系统的稳态，参与三大营养物质的合成与代谢，维生素 B_{12} 缺乏目前是一个全球性的营养缺乏问题，其发病率远比预计的高。近年来，随着大量多中心、大规模研究的开展，人们对维生素 B_{12} 缺乏在贫血、神经系统疾病、出生缺陷等方面有了更加清晰的认识，但是，仍有很多方面未能达成共识。

第一节　维生素 B_{12} 缺乏的危害

维生素 B_{12} 又叫钴胺素（cobalamin），是唯一含金属元素的维生素，是一类含钴（Co）元素、咕啉环、3-磷酸-5、6-二甲基苯并咪唑核苷酸及氨基丙醇的类咕啉化合物。维生素 B_{12} 易溶于水、乙醇，在 pH 4.5～5.0 的弱酸环境中最稳定，在强酸（pH＜2）和碱性环境中易分解，遇热会受到一定程度的破坏，但短时间的高温消毒损失小，普通烹调过程损失量约为 30%。

一、流行病学

维生素 B_{12} 缺乏是一类全球性的营养素缺乏病，无论是发展中国家，还是发达国家，维生素 B_{12} 缺乏的发病率均远比预计的高，并且在不同年龄层均可发生。有研究发现人群中维生素 B_{12} 的缺乏率为 3%～29%。肯尼亚某地区的调查显示，40% 的学龄儿童血清维生素 B_{12} 水平＜148 pmol/L。印度农村 60% 的成年人血清维生素 B_{12} 水平＜150 pg/mL（110 pmol/L）。英国全国膳食和营养调查显示，6% 的成年男性和 10% 的成年女性血清维生素 B_{12} 水平＜150 pmol/L，31% 的老年人血清维生素 B_{12} 水平＜130 pmol/L。我国关于维生素 B_{12} 营养状况的大规模的调查研究较少。郝玲等对我国南北方有代表性的城市和农村进行的一项调查研究显示，2 459 名 35～64 岁的调查对象中，有 5.5% 的人血浆维生素 B_{12} 水平＜110 pmol/L。高美哲等对重庆市 351 名 2～7 岁儿童的调查发现，4.5% 的儿童血清维生素 B_{12} 水平＜200 pg/mL（148 pmol/L），10.7% 的儿童血清维生素 B_{12} 水平在 200～300 pg/mL（148～221 pmol/L）之间。但是，由于各个调查研究在抽样的人群以及对维生素 B_{12} 的缺乏的判断标准等方面存在差异，文献所报道的人群中维生素 B_{12} 的营养状况在各地区的差异很大。

二、维生素 B_{12} 的吸收与代谢

成人每日维生素 B_{12} 的需要量为 1 μg 左右，主要来源于动物肝、肾、肉、鱼、蛋等食品。植物性食物中基本不含有维生素 B_{12}。人体内维生素 B_{12} 的存储量为 2~5 mg，其中 50%~90% 存在于肝脏中。维生素 B_{12} 主要经粪便、尿排出体外，每天丢失 0.1%~0.2%，若停止膳食摄入维生素 B_{12}，则发生明显缺乏需要 3~6 年时间。

维生素 B_{12} 是唯一一种需要肠道分泌物帮助才能吸收的维生素。食物中的维生素 B_{12} 与蛋白结合，在胃部经胃酸和胃蛋白酶的消化，与蛋白分离，再与胃黏膜 B 细胞合成的 R 蛋白结合，形成 R-维生素 B_{12} 复合物（R-B_{12}），R-B_{12} 复合物进入十二指肠，在胰蛋白酶的作用下，R 蛋白被降解，两分子维生素 B_{12} 又与同样来自胃黏膜上皮细胞的内因子（intrinsic factor，IF）结合，形成 IF-B_{12} 复合物，IF 保护维生素 B_{12} 免受胃肠道消化液的破坏。到达回肠末端与该处肠黏膜上皮细胞刷状缘的 IF-B_{12} 受体结合，被内吞入细胞，内吞入细胞内的步骤是 Ca^{2+} 依赖的。大约 60% 的食物中的维生素 B_{12} 通过该途径被吸收。

在肠细胞内，内因子被降解并与维生素 B_{12} 分离，通过回肠壁的膜进入血液循环。人体内有两种与维生素 B_{12} 结合的转钴胺素（transcobalamin，TC），TC-Ⅰ主要分布在肝脏中，与维生素 B_{12} 结合后储存于肝脏中。TC-Ⅱ存在于血液中，血液中的维生素 B_{12} 与 TC-Ⅱ连接，形成复合体维生素 B_{12}-TC-Ⅱ，称为全反钴胺素（holotranscobalamin，holoTC），它代表有生物活性的维生素 B_{12}。holoTC 进入血液循环，发挥相应的生理功能。

维生素 B_{12} 在肠道内停留时间长，大约需要 3 h 才能被吸收，因此，只有在胃黏膜、内因子、胰腺和回肠末端等结构及功能正常的情况下，来自膳食中的维生素 B_{12} 才能被吸收利用。没有研究显示维生素 B_{12} 的吸收与其体内水平相关，但口服剂量的增加会导致其吸收率降低。

三、维生素 B_{12} 的生理功能

根据维生素 B_{12} 钴原子 β 位上配位体的不同，维生素 B_{12} 有各种不同的钴胺素类型，其中最重要的 β 配位体分别为氰基、甲基、5′脱氧腺苷基和羟基四种，因而分别被称为氰钴胺、甲钴胺、腺苷钴胺和羟钴胺。其中，氰钴胺和羟钴胺进入人体细胞后被转化为腺苷钴胺和甲钴胺，在细胞内主要以腺苷钴胺和甲钴胺两种形式存在并发挥生理作用，腺苷钴胺和甲钴胺是维生素 B_{12} 的代谢活性型（又称辅酶型）。

腺苷钴胺是 L-甲基丙二酰辅酶 A 变构酶的辅酶，参与 L-甲基丙二酸辅酶 A 向琥珀酰 4-磷酸泛酰巯基乙胺辅酶 A 的转化。维生素 B_{12} 缺乏时，使琥珀酰 4-磷酸泛酰巯基乙胺辅酶 A 缺乏，并使 L-甲基丙二酰辅酶 A 蓄积，血液中甲基丙二酸（methylmalonic acid，MMA）浓度升高，可能会导致线粒体功能障碍、神经元细胞凋亡、髓鞘形成障碍、神经节苷脂和突触可塑性异常等。

甲钴胺是 N5-甲基四氢叶酸转甲基酶（也叫甲硫氨酸合成酶）的辅酶，参与甲硫氨酸-同型半胱氨酸代谢。在甲硫氨酸循环中，同型半胱氨酸转变为甲硫氨酸的反应，需要以维生素 B_{12} 作为辅酶的 N5-甲基四氢叶酸转甲基酶的催化。若体内维生素 B_{12} 缺乏，甲硫氨酸循环则不能正常进行，据统计，体内约 50 种生物活性物质需要甲硫氨酸循环中生成的 S-腺苷甲硫

氨酸(SAM,也称活性甲硫氨酸)提供甲基,生成甲基复合物,包括 DNA、RNA 的甲基化和单胺类神经递质的合成等,同时导致高同型半胱氨酸血症、四氢叶酸的再生障碍等。

四、维生素 B_{12} 缺乏的病因及机制

人体维生素 B_{12} 的来源主要依靠动物性食物,肠道细菌可少量合成,正常饮食结构的健康成年人每日摄入量足以满足机体需要,但由于维生素 B_{12} 吸收过程复杂,任一代谢环节异常,均可引起维生素 B_{12} 的缺乏。

1. 膳食摄入不足

人体不能合成维生素 B_{12},膳食中维生素 B_{12} 的来源主要依靠动物性食物,乳及乳制品中含量较少,植物性食物中基本不含维生素 B_{12},故摄入不足是各经济落后地区及素食主义者维生素 B_{12} 缺乏的主要原因。哺乳期女性的维生素 B_{12} 缺乏,可能会导致其乳汁中维生素 B_{12} 含量低,进而导致婴儿的维生素 B_{12} 缺乏。

2. 吸收障碍

(1)胃酸及胃蛋白酶缺乏:维生素 B_{12} 的吸收需要胃酸及胃蛋白酶参与,对于萎缩性胃炎、长期服用质子泵抑制剂、组胺 H_2 受体抑制剂、胃切除术后等患者,胃酸和胃蛋白酶分泌减少,食物中的维生素 B_{12} 与蛋白分离减慢。60 岁以上老人容易发生维生素 B_{12} 吸收障碍,因为老年人中萎缩性胃炎发生率高达 30%。

(2)胰蛋白酶缺乏:R 蛋白与维生素 B_{12} 在胰蛋白酶的作用下分解,因此,慢性胰腺炎等可造成胰蛋白酶分泌不足的疾病,均可影响维生素 B_{12} 的吸收。

(3)肠道疾病:维生素 B_{12} 的吸收主要在回肠,热带口炎性腹泻、乳糜泻、肠切除术后等可引起肠道吸收异常的疾病,会导致维生素 B_{12} 吸收障碍。

(4)内因子缺乏:维生素 B_{12} 需与内因子结合才能免遭消化液的破坏,恶性贫血患者产生的内因子自身免疫抗体,可导致维生素 B_{12} 严重缺乏,同时胃切除术后及萎缩性胃炎会导致内因子分泌减少,影响维生素 B_{12} 吸收。

(5)药物相关:二甲双胍、抗癫痫药物、秋水仙碱等药物可引起维生素 B_{12} 吸收障碍。

(6)肠道寄生虫病(如阔节裂头绦虫病)及细菌大量繁殖等消耗维生素 B_{12}。

3. 遗传因素

如先天性钴胺素转运蛋白Ⅱ缺乏,表现为血清 TC-Ⅱ低水平,导致维生素 B_{12} 运输障碍,婴幼儿期即出现不可逆的神经系统损害,随着年龄增长,会出现巨幼细胞性贫血及亚急性脊髓变性等典型症状。先天性 R 蛋白缺乏是一种常染色体显性遗传病,可影响维生素 B_{12} 在胃和小肠的转运,导致人体内维生素 B_{12} 缺乏。

五、维生素 B_{12} 缺乏的诊断

目前,检测体内维生素 B_{12} 水平的方法主要有血清维生素 B_{12}、血清同型半胱氨酸、血清甲基丙二酸、尿甲基丙二酸、血全反钴胺素的测定,每种方法的优势及局限性不同,且具体的应用范围仍有待进一步研究。

1. 血清维生素 B_{12} 水平测定

从 1950 年开始,学者们便开始测定血清维生素 B_{12} 水平,直到目前,因血清维生素 B_{12} 水

平测定方法简单方便,成本低,仍是判断维生素 B_{12} 缺乏症的重要指标,目前各个实验室的参考标准尚未统一。据血清维生素 B_{12} 水平对维生素 B_{12} 缺乏的诊断特异性较差,并不能反映体内维生素 B_{12} 的总量,也不能真实反映细胞内可有效利用的维生素 B_{12} 的水平。血清维生素 B_{12} 测定值低于临界值并不等同于维生素 B_{12} 缺乏症,测定值正常也不能完全排除维生素 B_{12} 缺乏。据报道,有 5% 维生素 B_{12} 缺乏患者虽有典型临床症状,但血清维生素 B_{12} 测定水平正常,可能是由于组织中维生素 B_{12} 水平降低或功能性维生素 B_{12} 缺乏所致。此外,肝功能不全、骨髓增生异常综合征、肾功能不全、溶血等均可导致血清维生素 B_{12} 浓度增高。严重叶酸缺乏、缺铁性贫血、怀孕、HIV 感染和口服避孕药等可导致血清维生素 B_{12} 水平偏低。

2. 血清同型半胱氨酸水平测定

近年来,HCY 逐渐作为筛查维生素 B_{12} 缺乏的早中期指标。HCY 检测方法可靠,成本也在逐年降低,尽管叶酸缺乏同样会导致 HCY 升高,缺乏特异性,但在无叶酸缺乏人群中,不失为提示维生素 B_{12} 缺乏的一项敏感而有用的指标。

3. 血清甲基丙二酸和尿甲基丙二酸水平测定

维生素 B_{12} 缺乏的患者血 MMA 及尿 MMA 均会有不同程度的升高,接受维生素 B_{12} 治疗后这两个指标会很快降低。血 MMA 可反映组织中或功能性维生素 B_{12} 缺乏,通常血清 MMA 值低于 $0.30~\mu mol/L$ 时提示无维生素 B_{12} 缺乏。而 MMA 升高仅见于维生素 B_{12} 缺乏患者,故在判断维生素 B_{12} 缺乏时,MMA 的特异性优于 HCY。但目前血 MMA 检测成本高,临床上尚未大范围推广,MMA 经肾脏排泄,尿中浓度高,尿 MMA 对维生素 B_{12} 缺乏的诊断敏感性和特异性可达到 81.25%、83.75%,且标本收集方便、无创。但当患者出现肾功能不全时也会出现 MMA 堆积,不建议在老年人及肾功能不全的人群中使用 MMA 判断维生素 B_{12} 缺乏。

4. 全反钴胺素

holoTC 的检测比 HCY 和 MMA 特异性高,它的下降甚至比 HCY 和 MMA 水平升高发生得更早,是诊断维生素 B_{12} 缺乏最敏感的指标。以色列的一项老年人调查资料显示,此指标优于其他指标,能更早地检测出维生素 B_{12} 缺乏,并且与临床症状有更好的相关性。缺点是检测方法多,成本高,检测结果的质量不易控制,容易受肾功能损害、肝病和女性激素等因素的影响。

六、维生素 B_{12} 缺乏的危害

维生素 B_{12} 缺乏轻重不一,早期多无症状,表现为亚临床维生素 B_{12} 缺乏,严重者可多系统受累,临床表现复杂。

1. 血液系统

维生素 B_{12} 缺乏可直接影响 DNA 的合成和复制,但对 RNA 的合成影响不大,细胞内 RNA/DNA 比值增大,造成细胞体积增大,细胞核成熟受阻,胞核发育落后于胞质,形成巨幼变。骨髓中红系、粒系及巨核系细胞发生巨幼变,分化成熟异常,在骨髓中过早死亡,会导致全血细胞减少、外周血涂片见巨幼红细胞、外周血粒细胞分叶过多等。

2. 高同型半胱氨酸血症

维生素 B_{12} 参与体内甲硫氨酸循环,若体内维生素 B_{12} 缺乏,甲硫氨酸循环不能正常进行,会导致同型半胱氨酸不能被降解,并且影响四氢叶酸的再生,引起高同型半胱氨酸血症,

血液中同型半胱氨酸浓度超过 10 μmol/L 时即可增加动脉粥样硬化危险性。在印度素食人群中,冠状动脉硬化疾病的发病率增高与维生素 B_{12} 缺乏存在相关。

3. 神经精神疾病

在维生素 B_{12} 缺乏导致的甲基化的失衡、高同型半胱氨酸血症、甲基丙二酸蓄积等多种因素的共同作用下,会引起广泛的神经系统病变,涉及中枢神经系统、脊髓病变、周围神经系统、精神症状等,最常见表现为感觉异常、共济失调,亚急性联合系统病变、周围神经病变等,精神病学方面常表现为人格改变、痴呆、记忆缺陷、精神错乱等。

4. 生育与出生缺陷

维生素 B_{12} 参与叶酸代谢,叶酸是神经管缺陷的一个保护因素,同时,维生素 B_{12} 缺乏也是怀孕早期流产、反复流产的危险因素之一。

5. 消化系统

维生素 B_{12} 缺乏导致的 DNA 合成异常,也会累及黏膜上皮组织,影响口腔及胃肠功能,常表现为口腔黏膜、舌乳头萎缩,舌面呈"牛肉样舌",食欲不振、恶心、腹胀等。

6. 其他

维生素 B_{12} 缺乏可能会增加一些癌症发生的概率。

第二节　二甲双胍使用和维生素 B_{12} 缺乏

一、糖尿病与维生素 B_{12} 的缺乏

糖尿病患者体内存在多种维生素代谢紊乱,其中,糖尿病相关的维生素 B_{12} 缺乏主要原因有以下几点:

(1) 饮食结构异常:维生素 B_{12} 主要存在于动物性食物中,糖尿病患者因多合并脂质代谢异常及心血管疾病风险增加,且饮食中需控制能量的摄入,在没有正确饮食指导的情况下,糖尿病患者会刻意减少甚至限制动物性食物的摄入,因此,饮食控制导致维生素 B_{12} 摄入不足可能是糖尿病患者维生素 B_{12} 缺乏的原因之一。

(2) 消耗过多:研究发现,糖尿病患者较正常人更容易发生高同型半胱氨酸血症,同型半胱氨酸的代谢需要维生素 B_{12} 的参与,故同型半胱氨酸代谢增加会导致维生素 B_{12} 消耗过多,可能是导致维生素 B_{12} 缺乏的原因之一。

(3) 药物相关:有研究发现二甲双胍、磺脲类药物的使用会加重维生素 B_{12} 的缺乏。

(4) 糖尿病患者合并幽门螺旋杆菌感染、慢性胃炎、胃肠功能紊乱等风险增高:服用抑酸剂概率增高等原因,均可导致维生素 B_{12} 的缺乏。

二、二甲双胍使用和维生素 B_{12} 缺乏

双胍类药物自 1957 年被发现存在降糖作用后,便开始逐渐广泛用于糖尿病患者的血糖控制。1969 年,首次有研究报道糖尿病患者口服二甲双胍降糖治疗后出现维生素 B_{12} 吸收

障碍,二甲双胍可能导致维生素 B_{12} 缺乏受到了广泛关注,随后越来越多的学者致力于研究二甲双胍的使用与维生素 B_{12} 缺乏的相关性,但结果并不一致。

　　Tomkin 等的一项研究中,在饮食指导的基础上,71 例糖尿病患者使用二甲双胍治疗超过 2 年(平均 4.6 年)后,其中 30%(21 例)发生维生素 B_{12} 吸收障碍,这 21 例维生素 B_{12} 吸收障碍的患者血清维生素 B_{12} 水平较吸收对照组明显下降,其中 4 例发生维生素 B_{12} 缺乏,甚至有 1 例患者出现了大细胞性贫血;其中 7 例维生素 B_{12} 吸收障碍者在换用其他降糖药物 28 天后,有 6 例患者维生素 B_{12} 吸收恢复正常。Reinstatler 等对 1999~2006 年《美国国家健康与营养调查》结果进行了回顾性的数据分析,从该调查中大于等于 50 岁的成年人中筛选出 1 621 例 2 型糖尿病患者和 6 867 例非 2 型糖尿病患者,其中 2 型糖尿病患者根据近期是否使用二甲双胍分为二甲双胍治疗组(575 例,中位治疗时间为 5 年)和非二甲双胍治疗组(1 046 例),对血清维生素 B_{12} 测定结果进行分析显示,二甲双胍治疗的 2 型糖尿病组有 5.8% 的患者存在血清维生素 B_{12} 水平减低,明显高于非二甲双胍治疗的 2 型糖尿病组(2.2%)及非 2 型糖尿病组(3.3%),该调查结果提示,二甲双胍的使用与维生素 B_{12} 缺乏存在相关性。而药物研究所(institute of medicine,IOM)推荐的每日补充维生素 B_{12} 2.4μg 或复合维生素 6μg 尚不足以纠正这些患者因服用二甲双胍所致的维生素 B_{12} 缺乏。

　　Jager 等进行了一项多中心前瞻性随机对照试验,共纳入 390 例年龄在 30~80 岁范围接受胰岛素治疗的 2 型糖尿病患者,实验组在胰岛素治疗基础上给予二甲双胍每天 3 次,每次 850 mg 口服,对照组则给予胰岛素及安慰剂治疗,进行了长达 4.3 年的观察研究,结果显示,实验组患者的血清维生素 B_{12} 水平平均下降 19%,叶酸水平平均下降 5%,同型半胱氨酸浓度平均增加 5%。黄荷花等的一篇论文,纳入了包括 Jager 等的 5 个研究,结果均显示,使用二甲双胍会影响维生素 B_{12} 吸收、增加维生素 B_{12} 缺乏的风险,并且与使用二甲双胍的剂量及时间相关,会导致不同程度的高同型半胱氨酸血症。另外,一些长期使用二甲双胍导致维生素 B_{12} 缺乏从而引起巨幼细胞贫血、周围神经病变、认知障碍等的病例报告也支持该观点。

　　以上多项研究均表明,二甲双胍的使用可能与血清维生素 B_{12} 水平降低或缺乏有关,但具体的机制尚不明确,目前有以下几个观点:① 二甲双胍最常见的不良反应是胃肠道症状,可表现为消化不良、厌食、恶心、腹胀等,影响了患者食欲和食量,同时可能增加抑酸剂等药物的使用,减少了胃酸和内因子分泌,从而影响了维生素 B_{12} 的吸收;② 二甲双胍竞争性抑制维生素 B_{12} 在回肠末端的吸收,或使介导维生素 B_{12} 吸收的酶失活;③ IF-B_{12} 复合物在肠黏膜上皮细胞刷状缘的 IF-B_{12} 受体结合的过程依赖于肠腔内 Ca^{2+},二甲双胍可使肠腔黏膜表面带正电荷,使肠腔内 Ca^{2+} 的有效利用率降低,从而使 Ca^{2+} 依赖性的维生素 B_{12} 吸收过程受阻。

　　然而,仍有部分研究结果并不支持二甲双胍的使用会导致维生素 B_{12} 缺乏,血清维生素 B_{12} 水平的测定并不能代表体内总维生素 B_{12} 的水平,也不能反映体内活性维生素 B_{12} 的状态。在 Leung 等的研究中,除测定血清维生素 B_{12} 水平外,还测定了活性维生素 B_{12} holoTC 的水平,结果显示,二甲双胍治疗组血清维生素 B_{12} 较非二甲双胍治疗组明显降低,而 holoTC 下降与非二甲双胍治疗组并无明显差异。另外,Greibe 等的动物实验结果显示,二甲双胍治疗的 SD 大鼠血清和肾脏中维生素 B_{12} 水平下降,但肝脏储存的维生素 B_{12} 含量增加,故证实体内维生素 B_{12} 总量其实并未减少。因此,这些学者认为二甲双胍治疗虽然可降低血清维生素 B_{12} 水平,但活性维生素 B_{12} 水平及体内维生素 B_{12} 总量并未降低,并未导致真性维生素 B_{12} 缺乏,二甲双胍仅改变了体内维生素 B_{12} 的组织分布。然而 Greibe 等的研究对象是健康的 SD 大鼠,并非糖尿病患者,且大鼠二甲双胍的给药方式为皮下注射,因此二甲双胍导致维生素 B_{12} 组织分布改变的观点尚有待进一步研究。

尽管目前关于二甲双胍导致维生素 B_{12} 缺乏的观点尚不统一,并且在使用二甲双胍期间是否进行维生素 B_{12} 的检测尚有待研究,但是,尽早识别并干预维生素 B_{12} 的缺乏,避免引起恶性贫血、神经损伤等发生是很重要的,尤其是对于老年糖尿病患者。

三、二甲双胍所致维生素 B_{12} 缺乏的干预

目前观点认为,二甲双胍所致的维生素 B_{12} 缺乏,以补充维生素 B_{12} 治疗为主,但补充的方式、剂量、频率、疗程等目前尚未统一。有学者认为大剂量的维生素 B_{12} 注射可纠正二甲双胍所致的维生素 B_{12} 缺乏。也有研究证实,口服补充维生素 B_{12} 或甲钴胺也可纠正二甲双胍导致的维生素 B_{12} 缺乏。因为口服的维生素 B_{12} 制剂为晶体状,无需蛋白分离过程,可直接与内因子结合,并且仍有 1% 的维生素 B_{12} 可通过非内因子依赖途径被吸收,因此,即使是恶性贫血,体内存在内因子抗体等患者,口服维生素也可达到治疗的效果,并且口服给药简单、安全、便宜。王宇卉等发现,对于容易存在维生素 B_{12} 吸收不良的老年人,口服治疗与肌肉注射的疗效也并无差异。另有一些研究发现,因二甲双胍导致维生素 B_{12} 缺乏,与肠黏膜细胞上钙离子依赖的 IF-B_{12} 受体受到抑制有关,补充钙剂可逆转二甲双胍所致的维生素 B_{12} 吸收障碍。也有研究表明,甲钴胺联合钙剂治疗,效果更佳。

2017 年,美国糖尿病协会(ADA)建议长期使用二甲双胍,尤其是出现贫血、周围神经病变的糖尿病患者应定期评估维生素 B_{12} 水平,并根据情况进行补充治疗。

第三节　维生素 B_{12} 缺乏的预防

临床或亚临床的维生素 B_{12} 缺乏的发病率远比预计的高,且致病原因多,临床症状不典型,出现神经精神症状或巨细胞性贫血时往往已处于疾病晚期,危害较大,尽管目前还没有诊断的金标准,但是,多指标联合检测,结合临床症状、危险度评估等,做到早诊断、早治疗是非常关键的。

维生素 B_{12} 的推荐膳食营养素供给量为儿童早期每天 0.9 μg,成人期每天 2.4 μg,孕妇每天 6 μg。尽管没有提高老年人的推荐量,但是老年人容易存在维生素 B_{12} 吸收不良,建议增加维生素 B_{12} 强化食品或者补充剂的摄入。

一、纠正偏食及烹饪习惯

动物性食物是人体维生素 B_{12} 的主要来源,动物的肌肉组织、内脏、海产品等均富含维生素 B_{12},正常饮食结构及吸收良好的成年人一般不会出现维生素 B_{12} 的缺乏。加强饮食教育,尤其对于糖尿病、高脂血症等需饮食控制的患者,维持正常的饮食结构是保证摄入足量维生素 B_{12} 的关键。维生素 B_{12} 遇热会受到一定程度的破坏,但短时间的高温消毒损失小,普通烹调过程损失量约 30%,因此,避免长时间高温烹煮食物,减少食物中维生素 B_{12} 的流失。

二、增加富含维生素 B$_{12}$食物的摄入

对于维生素 B$_{12}$缺乏的高危人群,可增加富含维生素 B$_{12}$食物或强化食物的摄入,例如,婴幼儿及时添加辅食;对于存在维生素 B$_{12}$吸收障碍的人群,如老年人,亦可通过增加维生素 B$_{12}$强化食物的摄入来预防维生素 B$_{12}$缺乏;但对于素食主义者则难以通过膳食摄取足够机体所需的维生素 B$_{12}$。

三、口服或注射维生素 B$_{12}$制剂

对于临床维生素 B$_{12}$缺乏,如出现巨幼细胞性贫血、典型的神经系统症状等,可通过口服或注射的方式补充维生素 B$_{12}$。饮食因素引起的维生素 B$_{12}$缺乏,可口服一般剂量的维生素 B$_{12}$或甲钴胺。非饮食原因引起的缺乏,需口服高剂量维生素 B$_{12}$或者肌注维生素 B$_{12}$。口服高剂量维生素 B$_{12}$在治疗贫血和神经症状上与肌肉注射有同等的效果,可降低 MMA 和 HCY 水平。但是,对于亚临床维生素 B$_{12}$缺乏是否需进行干预,目前尚无统一观点。

从众多的研究及临床治疗经验中发现,人体对维生素 B$_{12}$的耐受性良好,没有证据表明摄入过量的维生素 B$_{12}$会发生损害作用。美国国家科学院医学研究所的食品与营养委员会没有设定维生素 B$_{12}$的摄入上限。

目前,国内尚无大规模关于维生素 B$_{12}$缺乏的流行病学研究,也缺少相关指南对维生素 B$_{12}$缺乏的风险评估、预防及治疗进行指导。

参 考 文 献

[1] Sharabi A, Coben E, Sulkes J, et al. Replacement therapy for vitamin B$_{12}$ deficiency: comparision between the sublingual and oral route[J]. Br J Clin Pharmacol, 2003, 56(6): 635-638.

[2] Siekmann J H, Allen L H, Bwibo N O, et al. Kenyan school children have multiple micronutrient deficiencies, but increased plasma vitamin B$_{12}$ is the only detectable micronutrient response to meat or milk supplementation[J]. J Nutr, 2003, 133(11): 3972-3980.

[3] Refsum H, Yajnik C S, Gadkari M, et al. Hyperhomocysteinemia and elevated methylmalonic acid indicate a high prevalence of cobalamin deficiency in Asian Indians[J]. Am J Clin Nutr, 2001, 74(2): 233-241.

[4] 郝玲, 田熠华, 唐仪, 等. 我国部分地区成人血浆维生素 B$_{12}$水平比较研究[J]. 营养学报, 2004, 26(1): 19-22.

[5] 高美哲, 黎海芪. 重庆地区学龄前儿童血清维生素 B$_{12}$营养状况调查[J]. 中华儿科杂志, 2006, 44(1): 7-10.

[6] Chatthanaware W. Biomarkers of cobalamin(vitamin B$_{12}$) deficiency and its application[J]. J Nutr Health Aging, 2011, 15(3): 227-231.

[7] 中国营养学会. 中国居民膳食营养素参考摄入量速查手册[M]. 北京:中国标准出版社, 2014: 22-23.

［8］ Nielsen M J，Rasmussen M R，Andersen C B F，et al. Vitamin B$_{12}$ transport from food to the body's cells-a sophisticated，multistep pathway［J］. Nat Rev Gastroenterol Hepatol，2012，9：345-354.

［9］ Allen L H. Impact of vitamin B-12 deficiency during lactation on maternal and infant health［J］. Adv Exp Med Biol，2002，503：57-67.

［10］ 戴一青，刘艳. 维生素 B$_{12}$ 联合叶酸治疗胃癌术后巨幼细胞贫血 36 例体会［J］. 全科医学临床与教育，2012，10(5)：582-583.

［11］ Watanabe F. Vitamin B$_{12}$ sources and bioavailability［J］. Exp Biol Med(Maywood)，2007，232(10)：1266-1274.

［12］ Linnebank M，Moskau S，Semmler A，et al. Antiepileptic drugs interact with folate and vitamin B$_{12}$ serum levels［J］. Ann Neurol，2011，69(2)：352-359.

［13］ Langan R C，Zawistoski K J. Update on vitamin B$_{12}$ deficiency［J］. Am Fam Physician，2011，83(12)：1425-1430.

［14］ Green R. Indicators for assessing folate and vitamin B$_{12}$ status and for monitoring the efficacy of intervention strategies［J］. Food Nutr Bull，2008，29(2)：52-63.

［15］ Lindenbaum J，Savage D G，Stabler S P，et al. Diagnosis of cobalamin deficiency：Ⅱ. Relative sensitivities of serum cobalamin，methylmalonic acid，and total homocysteine concentrations［J］. Am J Hemato，1990，34(2)：99-107.

［16］ 孙爱丽，刘元涛，倪一虹，等. 维生素 B$_{12}$ 与甲基丙二酸水平在糖尿病二甲双胍治疗中的变化［J］. 中华内分泌代谢杂志，2013，29(1)：24-25.

［17］ Valente E，Scott J M，Ueland P M，et al. Diagnostic accuracy of holotranscobalamin，methylamalonic acid，serum cobalamin，and other indicators of tissue vitamin B$_{12}$ status in the elderly［J］. Clin Chem，2011，57：856-863.

［18］ Kumar J，Garg G，Sundaramoorthy E，et al. Vitamin B$_{12}$ deficiency is associated with coronary artery disease in an Indian population［J］. Clin Chem Lab Med，2009，47(3)：334-338.

［19］ Tong S Y，Kim M K，Lee J K，et al. Common polymorphisms in methylenetetrahydrofolate reductase gene are associated with risks of cervical intraepithelial neoplasia and cervical cancer in women with low serum folate and vitamin B$_{12}$［J］. Cancer Causes Control，2010，22(1)：63-72.

［20］ Van d D M，Pellis E P M，Keijer J，et al. The role of folic acid and vitamin B$_{12}$ in colorectal carcinogenesis in genetically different individuals-design of a study［J］. IARC，2002，156：499-500.

［21］ Nix W A，Zirwes R，Bangert V，et al. Vitamin B status in patients with type 2 diabetes mellitus with and without incipient nephropathy［J］. Diabetes Res Clin Pract，2015，107(1)：157-165.

［22］ 何玉玲，李勇杰，苏宏业. 2 型糖尿病患者血浆同型半胱氨酸水平的变化及其相关因素分析［J］. 广西医科大学学报，2014，31(4)：621-623.

［23］ Kang D，Yun J S，Ko S H，et al. Higher prevalence of metformin induced vitamin B$_{12}$ deficiency in sulfonylurea combination compared with insulin combination in patients with type 2 diabetes：a cross-sectional study［J］. PLoS One，2014，9(10)：E109878.

［24］ Tomkin G H，Hadden D R，Weaver J A，et al. Vitamin B$_{12}$ status of patients on long-term metformin therapy［J］. Br Med J，1971，2：685-687.

［25］ Reinstatler L，Qi Y P，Williamson R S，et al. Association of biochemical B$_{12}$ deficiency with metformin therapy and vitamin B$_{12}$ supplements. The national health and nutrition examination survey，1999-2006［J］. Diabetes Care，2012，35(2)：327-333.

［26］ Jager J D，Kooy A，Lehert P，et al. Long term treatment with metformin in patients with type 2 diabetes and risk of vitamin B-12 deficiency：randomized placebo controlled trial［J］. BMJ，2010，20(340)：340：c2181.

[27] 黄河花，刘瑛，赵豫梅，等. 二甲双胍对 2 型糖尿病患者血清维生素 B_{12} 水平影响的 Meta 分析[J]. 重庆医学，2017，46(25)：3551-3555.

[28] Sugrue A，Egan A，O'Regan A. A woman with macrocytic anaemia and confusion[J]. BMJ，2014，349：g4388.

[29] Singh A K，Kumar A，Karmakar D，et al. Association of B_{12} deficiency and clinical neuropathy with metformin use in type 2 diabetes patients[J]. J Postgrad Med，2013，59(4)：253-257.

[30] Ting R Z，Szeto C C，Chan M H，et al. Risk factors of vitamin B_{12} deficiency in patients receiving metformin[J]. Arch Intern Med. 2006，166(18)：1975-1979.

[31] Leung S，Mattman A，Snyder F，et al. Metformin induces reductions in plasma cobalamin and haptocorrin bound cobalamin levels in elderly diabetic patients[J]. Clin Biochem，2010，43(9)：759-760.

[32] Greibe E，Miller J W，Foutouhi S H，et al. Metformin increases liver accumulation of vitamin B_{12}-an experimental study in rats[J]. Biochimie，2013，95(5)：1062-1065.

[33] Greibe E，Trolle B，Bor M V，et al. Metformin lowers serum cobalamin without changing other markers of cobalamin status：a study on women with polycystic ovary syndrome[J]. Nutrients，2013，5(7)：2475-2482.

[34] Groot-Kamphuis D M D，Dijk P R V，Groenier K H，et al. Vitamin B_{12} deficiency and the lack of its consequences in type 2 diabetes patients using metformin[J]. Neth J Med，2013，71(7)：386-390.

[35] Vidal-Alaball J，Butler C C. Reduced serum vitamin B_{12} in patients taking metformin[J]. BMJ，2010，340：c2198.

[36] Jawa A A，Akram J，Sultan M，et al. Nutrition-related vitamin B_{12} deficiency in patients in Pakistan with type 2 diabetes mellitus not taking metformin[J]. Endocr Pract，2010，16(2)：205-208.

[37] 罗玮，姚勇利，范培云，等. 甲钴胺对糖尿病口服二甲双胍患者的临床意义[J]. 中国糖尿病杂志，2013，21(12)：1119-1121.

[38] 王宇卉，严芳，张文波，等. 肌肉注射与口服甲钴胺对老年维生素 B_{12} 缺乏患者的疗效观察[J]. 中国综合临床，2012，28(7)：685-688.

[39] Bauman W A，Shaw S，Jayatilleke E，et al. Increased intake of calcium reverses vitamin B_{12} malabsorption induced by metformin[J]. Diabetes Care，2000，23(9)：1227-1231.

[40] 沈知行，赵进，史佳. 甲钴胺和钙剂治疗二甲双胍相关性维生素 B_{12} 缺乏的效果[J]. 中国医药导报，2017，14(8)：147-151.

[41] American Diabetes Association. Standards of medicalcare in diabetes-2007[J]. Diabetes Care，2017，30：S4-S41.

[42] Eldridge A L. Comparison of 1989 RDAs and DRIs for water-soluble vitamins[J]. Nutr Today，2004，39(2)：88-93.

[43] Institute of Medicine. Dietary Reference Intakes：thiamin，riboflavin，niacin，vitamin B6，folate，vitamin B_{12}，pantothenic acid，biotin，and choline[M]. Washington，DC：National Academies Press，2000.

[44] Favrat B，Vaucher P，Herzig L，et al. Oral vitamin B_{12} for patients suspected of subtle cobalamin deficiency：a multicentre pragmatic randomized controlled trial[J]. BMC Fam Pract，2011，12：2.

附录 本书常用英汉缩写对照表

缩写	英文全称	中文全称
ADA	American Diabetes Association	美国糖尿病协会
AGE	advanced glycation end product	糖基化终末产物
AACE	American Association of Clinical Endocrinologists	美国临床内分泌医师协会
ACP	American College of Physicians	美国医师协会
ACC	acetyl CoA carboxylase	乙酰辅酶 A 羧化酶
AC	adenylate cyclase	激活腺苷酸环化酶
AD	Alzheimer's disease	阿尔兹海默病
ADRβ3	adrenergic receptor β3	β3-肾上腺素能受体
ALT	alanine transaminase	丙氨酸转氨酶
ASCVD	atherosclerotic cardiovascular disease	动脉粥样硬化性心血管病
ApoE	apolipoprotein E	载脂蛋白 E
ApoB	apolipoprotein B	载脂蛋白 B
AMPK	AMP-activated protein kinase	AMP 活化的蛋白激酶
cAMP	cyclic adenosine monophosphate	环磷酸腺苷
AST	aspartate transaminase	天冬氨酸转氨酶
AES	Androgen Excess Society	美国雄激素过多协会
ASRM	American Society for Reproductive Medicine	美国生殖医学协会
A2	androstenedione	雄烯二酮
BMI	body mass index	体重指数
BPD-DS	biliopancreatic diversion duodenal switch	胆胰分流并十二指肠转位术
BMP	bone morphogenetic protein	骨形态发生蛋白
Bsp	bone sialoprotein	骨唾液蛋白

缩写	英文全称	中文全称
BMSC	bone marrow derived stroma cell	骨髓源基质细胞
BA	bile acid	胆汁酸
CBP	CREB binding protein	CREB 结合蛋白
CDS	Chinese Diabetes Society	中华医学会糖尿病学分会
CaMPK	Ca^{2+}/calmodulin-dependent protein kinase	钙调蛋白依赖性蛋白激酶
CKD	chronic kidney disease	慢性肾脏疾病
CRP	C-reactive protein	C-反应蛋白
CREB	carbohydrate response element binding protein	环磷腺苷效应元件结合蛋白
CRTC2	CREB regulated transcription coactivator 2	CREB 转录共激活因子 2
CTX	C-terminal telopep-tides of type Ⅰ collagen	Ⅰ型胶原 C 端肽
CKI	cyclin-dependent kinase inhibitor	周期蛋白依赖激酶抑制因子
DKD	diabetic kidney disease	糖尿病肾脏疾病
DN	diabetic nephropathy	糖尿病肾病
DPP-4	dipeptidyl peptidase-4	二肽基肽酶-4
DPP	Diabetes Prevention Program	糖尿病预防计划
DMARDs	disease modifying antirheumatic drugs	改变病情的抗风湿药
ECM	extracellular matrix	细胞外基质
EASD	European Association for the Study of Diabetes	欧洲糖尿病研究协会
ERK	extracellular signal-regulated kinase	细胞外信号调节激酶
ESHRE	European Society of Human Reproduction and Embryology	欧洲人类生殖与胚胎学协会
FFA	free fatty acids	游离脂肪酸
FAS	fatty acid synthetase	脂肪酸合成酶
Fas	factor associated suicide	凋亡相关因子
FDA	Food and Drug Administration	美国食品药品监督管理局
FPG	fasting plasma glucose	静脉空腹血糖
FoxO1	forkhead transcription factors 1	叉头转录因子 1
FLS	fibroblast-like synoviocytes	成纤维细胞样滑膜细胞
Glut-1	glucose transporter-1	葡萄糖转运蛋白-1
GLP-1RA	glucagon-like peptide-1 receptor agonists	胰高糖素肽-1 受体激动剂
eGFR	estimated glomerular filtration rate	估算的肾小球滤过率
GDM	gestational diabetes mellitus	妊娠糖尿病

缩写	英文全称	中文全称
G6Pase	glucose-6-phosphatase	葡萄糖-6-磷酸酶
GSK3β	glycogen synthase kinase-3β	糖原合成酶激酶 3β
GM-CSF	granulocyte-macrophage colony stimulating factor	细胞集落刺激因子
HbA1c	glycated hemoglobin A1c	糖化血红蛋白
HIF-1α	hypoxia-inducible factor-1α	缺氧诱导因子-1α
HCC	hepatocellular carcinoma	肝细胞癌
2hPG	2 h plasma glucose	2 h 血浆葡萄糖
HOMA-IR	homeostasis model assessment-IR	胰岛素抵抗指数
HOMA-β	homeostasis model assessment-β	胰岛 β 细胞功能指数
HDL	high density lipoprotein	高密度脂蛋白
HGF	hepatocyte growth factor	肝细胞生长因子
HNF-4α	hepatic nuclear factor-4α	肝细胞核因子-4α
IDF	International Diabetes Federation	国际糖尿病联盟
IGT	impaired glucose tolerance	糖耐量受损
IGR	impaired glucose regulation	葡萄糖调节受损
IFG	impaired fasting glucose	空腹血糖受损
IHD	ischaemic heart disease	缺血性心脏病
IR	insulin resistance	胰岛素抵抗
ICAM-1	intercellular adhesion molecule-1	细胞间黏附分子-1
IL-6	interleukin-6	白介素-6
IDPP	Indian Diabetes Prevention Program	印度糖尿病预防计划
IBW	ideal weight	理想体重
IGF	insulin-like growth factor	胰岛素样生长因子
IVF-ET	in vitro fertilization-embryo transfer	体外受精-胚胎移植
TIMP	matrix metalloproteinases inhibitor	MMPs 组织抑制物
IMT	intima-media thickness	颈动脉内膜中层厚度
LADA	latent autoimmune diabetes in adults	成人隐匿性自身免疫性糖尿病
LEPR	leptin receptor	瘦素受体
TLR	Toll-like receptors	Toll 样受体
LH	luteinizing hormone	黄体生成素
LSG	sleeve gastrectomy	胃袖状切除术

续表

缩写	英文全称	中文全称
LAGB	adjustable gastric bandage	可调节式胃绑带术
LRP	LDH receptor related protein	低密度脂蛋白受体相关蛋白
MC4R	melanocortin 4 receptor	黑皮质素 4 受体
MI	myocardial infarction	心肌梗死
MCP-1	monocyte chemoattractant protein-1	单核细胞趋化蛋白-1
MDA	malondialdehyde	丙二醛
mRNA	messenger ribonucleic acid	信使核糖核酸
MMP	matrix metalloproteinases	基质金属蛋白酶
mTOR	mammalian target of rapamycin	雷帕霉素靶蛋白
mtDNA	mitochondrial DNA	线粒体 DNA
NAFL	non-alcoholic fatty liver	非酒精性脂肪肝
NAFLD	non-alcoholic fatty liver disease	非酒精性脂肪性肝病
NASH	non-alcoholicsteatohepatitis	非酒精性脂肪肝炎
NICE	National Institute of Clinical Excellence	英国国家临床高标准研究所
NO	nitric oxide	一氧化氮
NF-κB	nuclear factor-kappa B	核转录因子 κB
NPY	neuropeptide Y	神经肽 Y
NGT	normal glucose tolerance	正常耐糖量
NETs	neutrophil extracellular traps	中性粒细胞胞外网状陷阱
NIH	National Institutes of Health	美国国立卫生研究院
NETs	neutrophil extracellular traps	中性粒细胞胞外诱捕网
OCT1	organic cation transporter 1	有机阳离子转运体 1
OGTT	oral glucose tolerance test	口服葡萄糖耐量试验
OPN	osteopontin	骨桥蛋白
OPG	osteoprotegerin	骨保护素
8-OHdG	8-hydroxy-deoxyguanosine	8-羟基脱氧鸟苷
PCOS	polycystic ovary syndrome	多囊卵巢综合征
PGC-1α	peroxisome proliferator-activated receptor γ coactivator-1α	过氧化物酶体增殖物激活受体 γ 辅助激活因子-1α
PKA	protein kinase A	蛋白激酶 A
PINP	procollagen type Ⅰ N-propeptide	Ⅰ 型前胶原氨基末端肽

缩写	英文全称	中文全称
PPARγ	peroxidase proliferative activated receptorγ	过氧化物酶增殖活化受体 γ
PI3K	phosphatidylinositol 3 kinase	磷脂酰肌醇-3 激酶
POMC	proopiomelanocortin	阿黑皮素原
PEPCK	phosphoenolpyruvate carboxykinase	磷酸烯醇丙酮酸羧激酶
PCO	polycystic ovary	卵巢多囊样改变
PCOS	polycystic ovary syndrome	多囊卵巢综合征
PKM	pyruvate kinase	丙酮酸激酶
pDCs	plasmacytoid dendritic cells	浆细胞样树突状细胞
RA	rheumatoid arthritis	类风湿关节炎
ROS	reactive oxygen species	活性氧
RYGB	roux-en-Y gastric bypass	胃旁路术
ROR-γt	retinoic acid-related orphan receptor-γt	维甲酸相关孤独核受体-γt
SOD	superoxide dismutase	超氧化物歧化酶
SGLT-2	sodium glucose cotransporter-2	钠-葡萄糖共转运蛋白-2
STK	serine/threonine kinase	丝氨酸/苏氨酸激酶
SU	sulfonylureas	磺酰脲类药物
SREBP	sterolregulaor-binding protein	固醇调节元件结合蛋白
sCD40L	soluble CD40 ligand	血浆可溶性 CD40 配体
SIK	salt-induced kinase	盐诱导激酶
SIRT1	silent information regulator 1	沉默信息调节因子 1
SHBG	sex hormone binding globulin	性激素结合球蛋白
SCFAs	short-chain fatty acids	短链脂肪酸
SLE	systemic lupus erythematosus	系统性红斑狼疮
TGF-β1	transforming growth factor-β1	转化生长因子-β1
TNF-α	tumor necrosis factor-α	肿瘤坏死因子-α
TRAFs	TNFR associated factors	肿瘤坏死因子受体关联因子
2 型糖尿病	type 2 diabetes mellitus	2 型糖尿病
TIMP	matrix metalloproteinases inhibitor	MMPs 组织抑制物
VCAM-1	vascular cell adhesion molecule-1	血管细胞黏附分子-1
VD	vascular dementia	血管性痴呆

缩写	英文全称	中文全称
VMH	ventromedial hypothalamic nucleus	下丘脑腹内侧核
UCP2	uncoupling protein 2	解偶联蛋白 2
UKPDS	United Kingdom Prospective Diabetes Study	英国前瞻性糖尿病研究
USF-1	upstream stimulatory factor-1	上游调节因子-1
UGDP	University Group Diabetes Program	美国大学糖尿病研究
WHO	World Health Organization	世界卫生组织
WC	waist circumference	腰围
WHR	waist-hip ratio	腰臀比